人体发育学

主　编　徐冬晨
副主编　范亚蓓　刘　鹏　王　尊
编　者（以姓氏笔画为序）

丁晓晶（天津市北辰医院康复科）
王　尊（南京中医药大学）
刘　鹏（徐州市中心医院康复医学科）
范亚蓓（南京医科大学第一附属医院康复医学中心）
徐冬晨（南京特殊教育师范学院康复科学学院）
夏宝妹（南京特殊教育师范学院康复科学学院）
葛盼丽（南京医科大学第一附属医院康复医学中心）
潘　威（南京特殊教育师范学院康复科学学院）

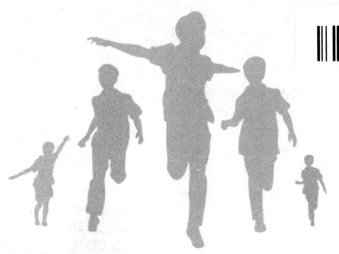

南京大学出版社

图书在版编目(CIP)数据

人体发育学 / 徐冬晨主编. — 南京：南京大学出
版社，2020.7
ISBN 978 - 7 - 305 - 23024 - 0

Ⅰ. ①人… Ⅱ. ①徐… Ⅲ. ①发育－人体生理学－高
等职业教育－教材 Ⅳ. ①R339.3

中国版本图书馆 CIP 数据核字(2020)第 037234 号

出 版 发 行　南京大学出版社
社　　　址　南京市汉口路 22 号　　　　邮　编　210093
出 版 人　金鑫荣
书　　　名　**人体发育学**
主　　编　徐冬晨
责任编辑　丁　群　　　　　　　编辑热线　025 - 83597482
照　　排　南京南琳图文制作有限公司
印　　刷　南京京新印刷有限公司
开　　本　787×1092　1/16　印张 17.25　字数 420 千
版　　次　2020 年 7 月第 1 版　2020 年 7 月第 1 次印刷
ISBN 978 - 7 - 305 - 23024 - 0
定　　价　46.50 元

网址：http://www.njupco.com
官方微博：http://weibo.com/njupco
微信服务号：NJUyuexue
销售咨询热线：(025) 83594756

在线课程

前　言

随着社会的发展，人们对健康需求的提高，国家日益重视人民的健康。中共中央、国务院于 2016 年 10 月印发了《"健康中国 2030"规划纲要》；习近平总书记在十九大明确提出，实施健康中国战略；国务院于 2019 年 7 月印发了《国务院关于实施健康中国行动的意见》(国发〔2019〕13 号)和《健康中国行动(2019—2030年)》。康复事业在此背景下得以更快速的发展，"人体发育学"的地位日益凸显。《普通高等学校本科专业类教学质量国家标准》(2018 年)明确提出，康复治疗学专业课程建议包括"人体发育学"。我们编写《人体发育学》的目的是希望与现有版本的内容有所互补，进而为我国康复事业，尤其是儿童康复事业的发展做出一点贡献。

"人体发育学"是研究人体发生、发育全过程及其变化规律的科学，包括对人生各个阶段的生理功能、运动功能、心理功能、社会功能等方面的研究。《人体发育学》作为康复治疗学专业的教材，也可为相关学科学生及专业工作者的学习或临床工作提供参考。我们希望本书能在 ICF 理念下准确反映最新成果，理论联系实际，语言简洁明晰，内容更全面、更贴近临床康复需求。在编写过程中，我们力图实现这些目标，力求编写一部逻辑严谨、应用性强的教材，可以为学生临床康复的分析思考奠定必要的基础。

在编写过程中，我们参考了国内外相关著作和培训资料，在此表示诚挚的感谢。由于时间和水平所限，难免有不妥或疏漏之处，敬请各位读者和专家不吝赐教，以便日后修订和完善。

编者
2020 年 5 月

目　　录

第一章 概 论

案例引导

王某,女,4岁1个月,早产儿(30周),出生时体重1 700 g,8个月大时因"出生后发现全身紧张5个月"来我院康复医学科就诊。

功能检查:全身肌张力明显增高,整体呈屈曲模式;躯干四肢运动障碍明显,联合反应和共同运动明显;不能独坐和四爬,无法完成体位转移;抓物时全手抓握,不能抓起花生米大小的物体;扶持坐位,躯干屈曲,双肩内收,肘屈曲,拇指少许内收,髋内收,膝过伸,足外翻扁平,尖足。神经系统检查:Babinski征(+),膝反射亢进,跟腱反射轻度亢进。日常反应较迟钝,吃半流质饮食,能理解简单的语言和姿势,言语欠清晰,视听觉正常。

头颅CT示:大脑发育不良。

思考:

1. 儿童生理、感觉、运动、言语等功能的正常发育规律是怎样的?
2. 该儿童存在哪些功能发育问题?
3. 怎样早期诊断儿童发育障碍?
4. 该儿童的康复目标如何制定?

知识导图

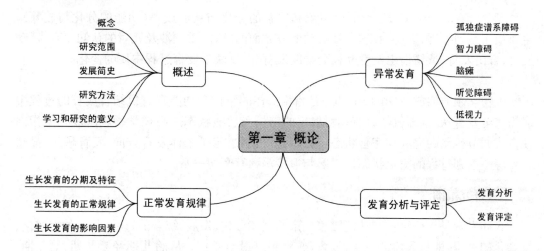

||||学习目标

1. 掌握人体发育学的定义和生长发育的正常规律。
2. 熟悉人体发育学的研究范围、学习和研究的意义以及发育分析的步骤。
3. 了解人体发育学的发展简史、研究方法,了解生长发育的影响因素、常见的异常发育和发育评定。

第一节　概　述

一、概念

人体发育学(human development science,亦称人类发展学),属于发展学(development science,研究事物发生、发展及其变化规律的科学,研究对象是伴随时间过程而发生变化的物体,研究手段大多采用历史的方法)的领域,涉及生物学、基因学、医学、心理学、社会学、人类学、家政学、教育学、历史学等学科,是一门交叉学科,是研究人体发生、发展全过程及其变化规律的科学,包括对人生各个阶段的生理功能、运动功能、心理功能、社会功能等方面的研究。它不同于组织胚胎学或细胞发育学,后者是从生物学角度研究人体某一阶段细胞或脏器的发育过程及其相应的生理功能状态。

人体发育学是研究人生的发展全过程的科学,主要相关术语如下:

1. 生长

生长(growth)是指体格形态上的变化,通常以身高(身长)、体重、头围、胸围、身体质量指数(BMI)等测量指标来衡量,反映了发育过程中量的变化。

2. 发育

发育(development)是指细胞、组织和器官的分化与功能成熟(功能的分化与成熟),主要指一系列生理、运动、心理和社会功能等方面的发育,重点涉及儿童的认知发育、运动发育、言语发育、情绪情感发育和社会功能发育等,反映了发育过程中质的变化。

3. 成熟

生物学领域的成熟(maturation)是指生命体的结构和功能在有机结合成长的过程中成为完全发育状态(即机体具有相对稳定的结构和功能状态);心理学领域的成熟是指内在自我调节机制的完成和完善状态,自我调节机制决定了个体发育方向、发育顺序、显露时期等一系列过程的完全状态。成熟与遗传基因有密切关系。

二、研究范围

人体发育是人体结构和功能按着一定的规律分化、发展、统合的过程,是一种多样化、复杂化的过程,即从人体的发生、发育、成熟到衰退至死亡。从胎儿期经婴儿期、幼儿期、学龄前期、学龄期到青春期是人体生长发育过程中功能逐渐成熟的阶段,是个体发育的过程,也是人体发育学研究的重点。然而,青年期后直至老年期逐渐出现了各方面功能的衰退,虽然难以用发育的术语理解(可以从细胞组织更新、经验不断积累等方面来理解;用"发展"一词更易理解),但仍属于人生过程中的一部分,也是人体发育学研究的内容。所以从时间视角来看,人体发育学研究范围跨度大,从受精卵形成开始至生命结束。

从功能视角来看,人体发育学研究范围涉及多个不同的功能,主要内容如下:

(一)生理功能

主要研究人体发育的生物学因素,包括遗传因素、各种生理功能形成和发展的过程与变化规律等。例如,考察身体各部分的结构以及发育中所需的饮食和睡眠等如何决定行为(如考虑营养不良对儿童生长速度的影响),考察婴儿的运动功能是如何发育的,等等。针对生理功能,我国早在《黄帝内经·素问》中就有分男、女生理发育的论述:"女子七岁,肾气盛,齿更发长;二七而天癸至,任脉通,太冲脉盛,月事以时下,故有子;三七,肾气平均,故真牙生而长极;四七,筋骨坚,发长极,身体盛壮;五七,阳明脉衰,面始焦,发始堕;六七,三阳脉衰于上,面皆焦,发始白;七七,任脉虚,太冲脉衰少,天癸竭,地道不通,故形坏而无子也。丈夫八岁,肾气实,发长齿更;二八,肾气盛,天癸至,精气溢泻,阴阳和,故能有子;三八,肾气平均,筋骨劲强,故真牙生而长极;四八,筋骨隆盛,肌肉满壮;五八,肾气衰,发堕齿槁;六八,阳气衰竭于上,面焦,发鬓颁白;七八,肝气衰,筋不能动,天癸竭,精少,肾脏衰,形体皆极;八八,则齿发去。"

(二)运动功能

主要研究人的运动功能形成和发展的过程与变化规律等。如考察中枢神经系统发育对运动发育的影响,考察婴幼儿躯干控制能力的发展过程,考察完成爬行动作(见图1-1)的必备能力,考察知觉与动作发育的关系,等等。

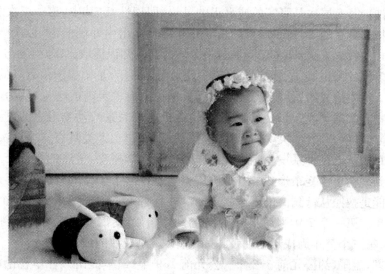

图 1-1 爬行

(三)心理功能

主要研究人的认知功能、言语功能、人格特征、情绪情感功能等的形成、稳定和衰退过程与变化规律。其中,认知功能主要考察学习、记忆、问题解决和智力等方面;人格特征主要考察发育过程中涉及将个体和其他人区分出来的独有特性的变化和稳定性,如是否存在一生稳定、持续的人格特质。

（四）社会功能

主要研究发育过程中社会知觉、个体与他人互动,以及他们的社会关系发展、变化和保持稳定的方式等。如考察种族偏见、家庭经济状况或离婚对社会功能发育的影响。

三、发展简史

人体发育学是在发育心理学与发育行为学的基础上发展而来,回顾人体发育学的相关历史,有助于我们理解发育理论的发展和内涵。

（一）形成初期（19 世纪前）——哲学起源

早在春秋时期,老子(约公元前 571 年—公元前 471 年)就认为道是万物之母,《老子》曰:"道生一,一生二,二生三,三生万物。万物负阴而抱阳,冲气以为和","人法地,地法天,天法道,道法自然"。道即是气,气即是道。所以万事万物的产生、变化与区别在"气",人也不例外,由精气化生。

春秋末期,孔子(公元前 551 年—公元前 479 年)提出人的天赋素质相近,个性差异主要是因为后天教育与社会环境影响("性相近也,习相远也")。因而人人都可能受教育,人人都应该受教育。

古希腊时期,哲学家柏拉图(Plato,公元前 427 年—公元前 347 年)认为人类不需要学习知识,提出天赋理念,人类灵魂是一种与生俱来的现象,可以划分为三个层次,最底层是欲望(相当于后来弗洛伊德提出的人格结构中的"本我"),第二层次是激情(即勇气、隐忍和进取精神),第三层次是真实的或真正的灵魂(即理性)。其中,第一层次和第二层次是人类和动物都具有的,但每一层次的属性并非自个体出生即刻产生,必须接受训练(来自苏格拉底式的教育方法,即基于问答法将个体内在的知识提取出来)引发出来。

亚里士多德(Aristotle,公元前 384 年—公元前 322 年)是柏拉图最著名的学生,认为发育是由先天特质造成的(预成论)。他修正了柏拉图有关灵魂的理论,认为灵魂有三个层次——植物层次的灵魂(与繁殖和养育的生命机能相联系)、动物层次的灵魂(与运动、感觉、知觉等相联系)和人的灵魂(与思考和推理相联系)。人类具有三个层次的机能,因此提出的发育的概念是种系发生学概念而非个体发生学概念,关注的是一个或更多物种从低级形式到现在更为复杂形式的发展历史。他还提出了个体发育的观点,认为灵魂每一层次的机能是按照从低到高的顺序出现的。并且将人类的成熟划分为三个阶段,每个阶段包括 7 年。第一个 7 年为幼儿期,认为与动物相似,受欲望和情绪的控制。第二个 7 年为少年期,第三个 7 年为成年初期,21 岁的个体就是成熟的成年人了。

战国时期,孟子(约公元前 372 年—公元前 289 年)最早提出人性本善论,《孟子·告子上》:"恻隐之心,人皆有之;羞恶之心,人皆有之;恭敬之心,人皆有之;是非之心,人皆有之。"上述观点认为人从出生开始本性是善的,这可谓是朴素的心理领域研究。

东汉唯物主义思想家王充(公元 27—约 97 年)认为"气"是万物的本源,《论衡·气寿》曰:"人之禀气,或充实而坚强,或虚劣而软弱。充实坚强,其年寿;虚劣软弱,失弃其身。"强调人的禀赋厚薄和体质强弱是决定寿夭的关键,同时认为生、长、壮、老、已是人类不可避免的自然规律,取决于"元气"。

魏晋时期王叔和(201—280 年)在《脉经》中首先提出小儿变蒸说,认为小儿在出生后两周岁以内的生长过程中,每隔一定时间,即有一定变化,可以出现身热、脉乱、汗出等症而无病者。

唐代孙思邈(541—682 年)指出:"凡小儿自生,三十二日为一变,再变为一蒸,凡十变而至五小蒸,又三大蒸,积五百七十六日,大小蒸都毕乃成人。"所以,变蒸是小儿生长发育过程中的一种生理现象。

唐末宋初(作者及成书年代难以确切考据)的儿科著作《颅囟经·脉经》首先提出"纯阳"学说,"凡孩子三岁以下,呼纯阳,元气未散。"该学说概括了小儿在生长发育、阳充阴长过程中,表现为生机旺盛、发育迅速的特点,对于致病因素具有潜在的反应强烈、泛化的特点,以及患病易趋康复的特点。

南宋王应麟(1223—1296 年)是著名学者、教育家、政治家,在《三字经》中开篇就提到"人之初,性本善。性相近,习相远……人不学,不知义",也认为人从出生开始本性是善的,并强调了教育和学习对儿童成长的重要性。

中世纪基督教时代,尽管基督教观点代表了一种不同于亚里士多德的发育概念,但仍旧是一种天性观,信奉创世的微型人(homunculus)理论,即人一出生原罪就存在其头脑之中,人生来就是邪恶的,人类本性堕落,先天的犯罪倾向将加剧他们与生俱来的恶。根据这一观点,父母应该使用严厉的规则和惩罚来管教他们的孩子。因此儿童做坏事时,并不是因为他们不知道什么是好的(仅仅大小上不同于成人——预成的大人,任何成人都知道应该怎样做),而是"恶魔"使他们做坏事。

英国洛克(John, Locke, 1632—1704 年)是经验主义学派的代表,重视经验和观察,这促进了对科学的关注。他认为人生来就是白板(tabula rasa),所获取的任何知识都来源于经验。他有关个体发展的哲学论述强调了后天因素的作用,发展就是知识的改变,通过学习获得发展,发展以后天经验为基础。

法国哲学家卢梭(Jean Jacques Rousseau, 1712—1778 年)受洛克观点的影响,整合了先天论和环境论,明确提出人类发展的基础是天性-教养交互作用这一观点,认为所有的孩子天生禀性良好(先天论),然而在与社会文化(他们的经验或是教育)的交互作用中变坏了,因此,主张"回归自然"就是为了避免环境经验的不良影响。

(二)形成期(19 世纪至 20 世纪 80 年代)——科学根源

出现大量的测验研究,各类量表越来越多,研究不断进展,不仅深入研究儿童早期的发育,而且广泛探讨人生的全过程。研究范围大致包括以下几个方面:动物研究、儿童学习的研究、儿童智力测试研究、儿童精神分析的研究、儿童认知的研究等。

洛克的经验主义强化了科学的影响作用,同时也为达尔文主义的影响奠定了一个基础。

英国达尔文(Charles Robert Darwin, 1809—1882 年)1859 年出版了《物种起源》(*The Origin of Species: By Means of Natural Selection*),代表了发育理论从哲学观到科学观的过渡。他的进化论强调的是自然环境决定物种可以存活还是死亡,这就是自然选择,或适者生存。他的理论是一种种系发生学的天性观,对探讨个体发育甚至人类发展均有重要意义。他也被认为是发育和行为儿科学的奠基人。

德国生理学家和实验心理学家普莱尔(W. T. Preyer,1841—1897 年),于 1882 年出版的《儿童心理》著作被公认是第一部科学的、系统的儿童心理学著作。

美国斯坦利·霍尔(Granville Stanley Hall,1844—1924 年)是美国心理学会的第一任主席、发展心理学的创始人,他提出了第一个人类发展的科学理论。他采用问卷法对儿童心理进行了大量研究,将实验法引入儿童心理学领域,开展儿童情绪条件反射实验研究,对推动儿童心理学的发展做出重要贡献。他认为人类由进化而来的先天禀赋,推动个体通过青春期的发展进入人类进化的最高阶段——文明,然后同时很难摆脱动物性行为特征,所以青春期是一个"狂风暴雨"时期。他培养的学生有格塞尔(编制了《Gesell 发育诊断量表》)、特尔曼(被称为"智商之父",修订了比奈-西蒙智力量表,使它符合于美国的文化,修订后的量表被称为斯坦福-比奈量表)等。

苏联生理学家巴甫洛夫(Иван Петрович Павлов,1849—1936 年)是儿童学习研究的典型代表人物,通过实验研究(见图 1-2)提出了条件反射学说。

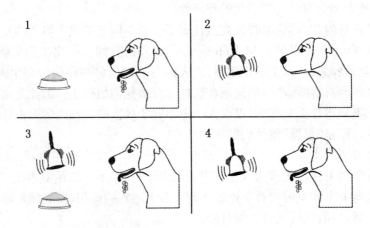

图 1-2　巴甫洛夫条件反射实验

奥地利西格蒙德·弗洛伊德(Sigmund Freud,1856—1939 年)是著名的精神病学医师和心理学家,他认为人是由内部和外部力量组成的一个复杂网络所推动的,第一次承认了人的本性并不总是理性的,行为有可能被意识觉知之外的动机所驱使。他通过临床实践产生了两个结果,即精神分析与精神分析发展理论,提出心理性欲发展阶段有 5 个。他还将一个人的精神世界分为三个方面,即"本我""自我"和"超我":① "本我"是与生俱来的,包含各种欲望和冲动,是无意识的、非道德的,服从于"快乐原则";② "自我"是从"本我"中发展而来,代表人们在满足外部现实制约的同时,满足本我的基本冲动的努力,是有意识的、理性的,按"现实原则"行事;③ "超我"代表着社会的伦理道德,按"至善原则"行动,限制"自我"对"本我"的满足。这三个方面有时会发生冲突,"本我""自我"和"超我"之间的矛盾实际上反映了人格发展中人的本能、现实环境和社会道德之间的矛盾。

知识拓展

弗洛伊德的心理性欲发展阶段理论

弗洛伊德以个体 libido(一种心理能量)主导部位(libido 所主导的部位为"性欲区")为主线,提出心理性欲发展阶段理论,把人的性心理发展划分为 5 个阶段:

1. 口唇期(大约在生命的第一年)

libido 集中在口唇部位,性欲区是口唇部位,儿童主要通过吮吸、咬物等作用于口唇部位的刺激获得满足。若得不到满足,可以导致成人期总是想要获取什么,如试图获得财富或者权利,或者获取过量的事物,也可能大一些的儿童不断地吮吸自己的大拇指,或者成人不停地抽烟,或者不断用口进行攻击。

2. 肛门期(出生后的第一年末至第三年)

libido 集中在肛门区,肛门周围成为快感的中心,儿童从排泄获得快感。父母在这一时期开始培养孩子大小便习惯,若排泄习惯不当,则会形成肛门性格,表现为邋遢、浪费、无条理、放肆,或是过分爱干净、过分注意条理和小节、小气、固执等。

3. 性器期(3~6 岁)

libido 集中在性器官,性器官成了儿童获得满足的主要来源,通过抚摸或显示生殖器官以及性幻想来获得快感,儿童在行为上开始出现性别之分。出现了爱恋异性父母,对同性父母产生嫉妒和憎恨。儿童模仿同性父母,并使之内化为自己人格的一部分,男孩将来形成男子气的性格,女孩形成女子气的性格。

4. 潜伏期(6~12 岁)

libido 潜伏起来,不固定地停留在身体的任何部位。快乐来自外界,如学习、体育以及与同辈人的集体活动中,儿童的注意力也集中在这些方面。通过学校的教育和学习,不断获取文化和社会的价值观,自我和超我继续发展。

5. 生殖期(12~20 岁)

随着青春期的到来,libido 以成熟的方式又一次集中在生殖器区域,开始出现性冲动,性的冲动面向异性对象。青少年要学会以社会可接受的方式表达冲动,逐渐摆脱父母,建立起自己的生活。如积极参加社会活动,寻求异性的爱,最终成为现实的和社会化的成人。

在这些阶段中,欲望和动机满足过多或过少,都可能产生固着现象,即发育停滞在某个阶段,或延迟甚至倒退,也可能产生病理现象。

华生(John B. Watson,1878—1958 年),美国 20 世纪早期美国著名的心理学家,行为主义的创始人。受巴甫洛夫条件反射学说的影响,华生认为心理本质是行为。他认为学习是以一种刺激替代另一种刺激建立条件反射的过程。在他看来,人类出生时只有几个简单的反射(如打喷嚏、膝腱反射)和情绪反应(如爱、惧、怒等),其他行为都是通过建立新的刺激-反应联结而形成的。所以儿童的行为发育依赖生长环境,被当作一系列客观的、经验性刺激-反应关系的累积结果。他还系统阐释了人类是怎样社会化的,即怎样获

得与社会规则相一致的行为。

美国心理学家利塔·S·霍林沃思(Leta Stetter Hollingworth，1886—1939年)利用研究数据挑战关于性别差异的主张，尤其攻击了女性的创造力和智力水平在遗传上劣于男性的主张。她还最早开展了测试儿童极端智力的研究，包括智力障碍儿童和天才儿童，创建了一项课程以帮助培养天才儿童的才能，并得以在纽约的学校体系中实施。

美国心理学家格塞尔(Arnold Lucius Gesell，1880—1961年)是儿童智力测试研究的代表人物。他提出遗传学的程序可能决定了生长发育的整体顺序，首先使用成熟(maturation)一词描述这种方式。以格塞尔为代表的成熟理论认为，从受孕到死亡的过程中，不论是形态结构、激素水平还是神经系统的变化，都具有相应的发育程序。认为年龄是成熟理论中衡量人类发育成熟度的一个核心变量。格塞尔发明了一系列测试方法，用以反映儿童的智力、学习与个性，编制了《Gesell发育诊断量表》，应用广泛。

陈鹤琴(1892—1982年)开创了我国儿童心理学研究。于1919年留学回国后，他在南京高等师范学校讲授儿童心理学课程，所著《儿童心理之研究》是我国第一部儿童心理学教科书。

苏联心理学家维果斯基(Lev S. Vygotsky，1896—1934年)是文化历史发展理论的创始人，强调个体发展中的社会和文化起源。在教学与发展的关系上，他提出了最近发展区的概念，指出了教学促进发展，教学应当走在发展的前面。

皮亚杰(Jean Piaget，1896—1980年)，瑞士心理学家、儿童认知研究代表人物、发生认识论创始人、20世纪发展心理学界最有影响的权威。由于他所学专业是动物学，他的理论具有显著的生物学风味。他认为人类婴儿带着一组先天图式(感官图式或运动图式)进入这个世界，他们通过感知和运动活动建立并改进了心理结构——了解其更有效地适应环境的经验的有组织的方式。具体来说，认知发育涉及图式(scheme)、同化(assimilation)、顺应(accommodation)、平衡(equilibration)四个基本概念，核心概念是图式。在他看来，图式就是动作的结构和组织。每个个体具有不同的图式，因此不同个体对外界刺激做出不同的反应。图式最初来源于先天遗传，但在个体适应环境的过程中，图式不断得到改变和丰富。图式的形成和变化是认知发育的实质。同化是指个体接受刺激时，把刺激纳入机体已有的图式之中，以加强和丰富主题的动作。顺应是指改变个体动作以适应客观变化。当个体遇到不能用原有图式来适应特定刺激时，就需要对原有图式加以修改或重建，采取新的动作，以适应环境。如幼儿把手指伸进冒热气的开水被烫伤引起疼痛后，就会意识到原来的图式"把手指伸进水里"需要修改为"不要把手指伸进还在冒热气的水里"。这样，个体就通过同化和顺应这两种形式来达到机体与环境的平衡。这种不断的平衡—不平衡—平衡—不平衡……的过程，即适应的过程，也是认知发育的本质和原因，并形成了心理发展的不同阶段。他还提出了认知的起源、思维的结构和机制发展存在四个阶段，揭示了儿童认知的特点，强调发育是一个从自我中心性向社会性发展的社会化过程。

20世纪30年代，黄翼(1903—1944年)重复了皮亚杰的实验，并提出自己的看法，著有《儿童心理学》《儿童绘画之心理》《儿童语言之功用》《神仙故事与儿童心理》等，还对儿童言语发育及儿童性格评定等进行了研究。

美国斯金纳(B. F. Skinner，1904—1990 年)在巴甫洛夫条件反射学说基础上，提出了操作性条件反射学说，认为操作性条件反射会改变行为再次发生的概率。若行为之后伴随着奖励刺激，则这种行为可能再次出现；若行为之后伴随着惩罚刺激，则这种行为发生的概率会减小。在他看来，发展的关键是行为，而不是思维和感觉。发展由行为改变模式组成，这种模式是由奖励和惩罚引起的，即行为的结果塑造了行为。他还提出了强化理论，十分强调强化在学习中的重要性。

埃里克森(Erik H. Erikson，1902—1994 年)出生于德国，20 世纪 30 年代早期移居美国，是儿童精神分析研究的代表人物，继承了弗洛伊德的思想，但修正了其理论，倡导新的心理社会理论，认为人体的发育是个人的欲望和能力与社会的期待和要求相互作用的结果，发育持续整个人生，即从幼儿至老年人，并提出了心理社会发展理论。

知识拓展

埃里克森的心理社会发展理论

埃里克森提出心理社会发展分为八个阶段：

1. 口唇-感觉阶段(0～1 岁)

主要任务是满足生理上的需要，发展信任感，克服不信任感，体验着希望的实现。婴儿若能得到稳定的照顾，生理需要得到满足，就会感到周围世界是可信任的，否则易形成不信任感。

2. 肛门肌肉组织阶段(1～3 岁)

主要任务是形成自主感，克服羞怯和怀疑。幼儿开始有独立做事的愿望，如学会自己独立地跑、跳、控制和排泄大小便、吃饭、穿衣、说话等，更重要的是开始有意志地决定做什么或不做什么。如果过分溺爱或受到不公正的体罚，幼儿很难获得自信、独立性或自律性，并且易产生羞愧感等。

3. 生殖运动阶段(3～6 岁)

主要任务是获得主动感，克服内疚感。这一阶段儿童对很多事物都感兴趣，喜欢寻根问底或主动探究。此时，父母对儿童的好奇心应导向社会认可的活动，鼓励儿童的独创性行为和想象力。若要求过高、较多禁忌或受到讥笑，儿童易产生内疚感或罪恶感。

4. 潜伏期(6～12 岁)

主要任务是获得勤奋感，克服自卑感。儿童要适应社会和学习技能，与同伴建立关系，喜欢与同伴进行比较。若通过勤奋不断取得好成绩，就会获得自信，且越来越勤奋。反之，就易产生自卑感，如残疾儿童由于不易学习掌握技能，"弱能"的体验越多，越容易产生劣等感。

5. 青春期(12～18 岁)

主要任务是建立自我认同感，防止混乱感。从青春期开始，青少年会提出"我是谁？我过去是怎样的？我在社会上能干什么？"等问题，考虑自己在过去、现在和将来的社会角色。如果能正确认识和评价自己，接受自己的过去和现在，规划自己的未来，形成明确的目标和理想，就能获得自我认同感。否则，就易产生角色混乱感，迷失自我。

6. 成年早期(18～25岁)

主要任务是获得亲密感以避免孤独感。开始独立生活,承担社会责任、义务等。具有与他人建立友谊,追求爱和建立家庭生活的动机。如果与他人不能发展起友谊和爱,则容易产生孤独。

7. 成年期(25～50岁)

主要任务是获得繁殖感而避免停滞感。若能胜任社会职务、家庭角色等,就能获得繁殖感。反之,就易产生停滞感,感到生活像一潭死水。

8. 成熟期(50岁以上)

主要任务是获得自我完善感而避免失望和厌恶感。如果认为自己这一生是成功的、有价值的,就会获得自我完善感。若感到虚度一生,毫无作为,但人生已到尽头,无法挽回,则易感到悲观、绝望,害怕死亡。

由此可见,各个阶段都有其固有的社会心理危机,如果解决了危机,完成了每个阶段的任务,就能形成积极的个性品质。否则将形成消极的品质,以致产生心理障碍。

20世纪60年代,朱智贤(1908—1991年)编写的《儿童心理学》对中国儿童心理学的研究和教学起到积极作用。

美国班杜拉(Albert Bandura,1925—)是社会学习理论的创始人,早期非常关注观察学习在行为发展中的作用,认为儿童通过观察他人的行为而发生学习。如儿童目睹家长愤怒地大叫、充满敌意地对待别人后,他就可能对同伴更具攻击性。21世纪初班杜拉学习与发展的新模型包括三个要素——行为、人格或认知、环境,三者可以相互影响。

20世纪70年代和80年代,美国学者布朗芬·布伦纳(Urie Bronferbrenner,1917—2005年)作为主要构建者,提出了生态系统理论,强调研究应该从一开始就关注儿童是怎样在真实环境中得以发育的,提出了发育的五个环境系统——微系统、内部系统、外部系统、宏观系统和历时系统,五个系统相互联系,共同影响着儿童心理的发展,且儿童与环境之间是相互作用的;毕生发展观主要创立者德国巴尔特斯(Paul B. Baltes,1939—2006年)和美国沙依(K. Warner Schaie,1928—)、内塞尔罗德(John R. Nesselroade,1936—)、里斯(Hayne W. Reese,1931—)和布里姆(Orville G. Brim,Jr.,1923—2016年)等认为个体在生命全程中的变化是个体所处的多种情景水平的产物和建构者,具有潜在的多向性和必然的多维度性。此期包括以上两个主要理论在内的情境论得以发展应用的基础之一是有关个体-情境关系的实证研究发现。

(三) 发展期(20世纪90年代至今)——系统观的出现

学者对理解个体与情境间动态关系的兴趣始于20世纪80年代,到了90年代,对于这一问题的关注达到更高层次,体现在结构如何起作用以及机能如何随时间被结构化的过程这一交互或动态概念之中,提出的理论模型主要是为了阐明个体-情境(关系的、整合的)发展系统的特点。

1992年美国戈特利布(Gilbert Gottlieb,1929—2006年)对人类发展提出了深刻的理论分析和天才的实验依据,提出了一种发展系统观点——渐成论观点,认为发展和进化分析的核心在于变化中的基因-情境或生物-情境间的关系,遗传因素或基因与许多不同环境因素的共同作用决定了发展过程表现型的表达,其结果是每一代的个体发展。并指出种系发展不是原因,而是一系列不同的个体发展的产物(1992)。

1992 年我国成立了中国残疾人康复协会小儿脑瘫康复专业委员会,开展了儿童运动功能障碍,特别是小儿脑瘫形成机制、防治及康复的研究。

1998 年美国心理学家泰伦(Esther Thelen,1941—2004 年)和史密斯(Linda B. Smith,1951—)提出了动态系统理论,认为事物随时间而发生的改变是系统的、相互关联的。

瑞典发展心理学家马格努森(David Magnusson,1925—2017 年)的整体性人-情境互动理论强调人-情境系统的整合或融合。

美国心理学家瓦普纳(Seymour Wapner,1917—2003 年)试图整合有机论和情境论,融合了整体论、发展和从系统出发。

美国心理学家福特(Donald H. Ford)和勒纳(R. M. Lerner,1946—)认为人类发展的特征是开发、自我调控和自我构建的系统。

2004 年中国康复医学会成立了儿童康复专业委员会,从更广泛的角度关注各类生长发育障碍儿童,组织协调全国儿童康复医学工作者以及其他相关学科领域的专业工作者,积极推广国际功能、残疾和健康分类(International Classification of Function,ICF)理念,开展对发育障碍及各种原因所致残疾儿童进行预防、治疗和康复研究。

四、研究方法

(一) 研究设计类型

有关发育的研究,就非历史-历史维度,分为非历史的研究(ahistorical)和历史研究。

非历史的研究是指仅在一个时间点上的研究行为。例如,某项研究关注家庭功能对广州市 5 岁儿童口腔健康行为的影响。这种研究关注个体发育过程中特定时间上的行为,研究者并不关注该发育时间点上该行为如何成为现在这种形式的,也不关注该行为以后会以什么形式出现。

随着研究的深入,研究者越来越关注行为的起源与未来发展历程,注重发育的连续性,不仅关注发育的某一点上两个甚至更多变量之间的关系,而且关注变量之间关系的基础,以及变量之间未来的关系状况。历史研究者想知道,5 岁儿童的发育史中哪些变量为家庭功能和口腔健康行为间的关系提供了基础,同时在 5 岁时发现的家庭功能与口腔健康行为间的关系对青少年晚期和成人期家庭功能与口腔健康行为间的关系有什么意义。即历史研究者关注行为随时间而发生的变化。

没有历史研究,就不能对发育的基本主题进行实证研究,也不可能确定行为的连续性/非连续性或稳定性/非稳定性。因此历史研究非常重要。

发育研究者常用的历史设计方式有三种类型,即纵向设计、横向设计和时滞设计。这三种类型都有其重要作用,同时也有一些局限性,具体见表 1-1。

表 1-1 传统的研究设计

研究设计	纵向设计 (longitudinal design)	横向设计 (cross-sectional design)	时滞设计 (timelag design)
描述	在多个时间点对同一出生队列进行重复测量	在同一时间点对不同出生队列进行测量	只关注一个年龄水平,并在不同历史时期考察与特定年龄相关的特征
主要优点	可以直接观察到行为随时间变化而表现出来相似性和差异,从而系统了解其发育过程及规律	代价低,费时少	可以看到过去不同时间点上与特定年龄相关的行为差异
局限性	需要相对较长的时间,样本通常较小,有些参与者会流失,导致可能缺乏代表性;由于时间长,参与者可能学会了"如何反应",测量结果会有偏差	不能反映自然成长过程中的变化,带有拼凑的痕迹;难以控制代表不同年龄群体的样本中的无关变量,所以不能提供较好的与年龄相关的变化指标	不知道在两个时间点上研究所得的是与特定测查时间点上影响所有人的事件有关,还是与特定队列身份有关的历史事件有关

注:在某一时间段(如某一年)出生的人构成一个特殊的出生队列。

1965 年美国沙依提出了发展研究的序列设计。他认为序列设计可以解决纵向设计、横向设计和时滞设计中存在的混淆问题。研究者可以考察某一研究中年龄、队列以及时间的相对贡献,并且知道组间差异中(或差异的一部分)哪些是由年龄差异造成的,哪些是由队列(历史)差异导致的,以及哪些是由测量时间造成的,还能使研究者在相对较短的时间内判断出这些差异源。

例如,美国内塞尔罗德和德国巴尔特斯分别于 1970 年、1971 年、1972 年对约 1800 名西弗吉尼亚州男女青少年进行测查(见表 1-2、图 1-3),向这些参与者施测人格问卷和智力测验。

表 1-2 序列研究设计

出生队列 (年)	测量时间 1 (年)	时间 1 时的年龄 (年)	测量时间 2 (年)	时间 2 时的年龄 (年)	测量时间 3 (年)	时间 3 时的年龄 (年)	控制组重测时间 (年)	控制组的年龄 (年)
1957	1970	13	1971	14	1972	15	1972	15
1956	1970	14	1971	15	1972	16	1972	16
1955	1970	15	1971	16	1972	17	1972	17
1954	1970	16	1971	17	1972	18	1972	18

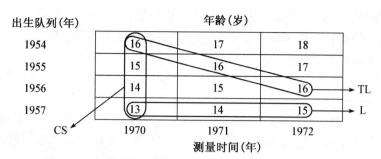

注："L"表示该研究设计中的四个短期纵向研究之一；"TL"表示该研究设计中的四个时滞研究之一；"CS"表示该研究设计中的三个横向研究之一。

图 1-3 序列研究设计矩阵

该研究发现，这一时期人格的变化易受社会文化-历史的影响。事实上，年龄本身对人格变化的影响力并不大。相反，对这些不同队列的青少年而言，这两年内文化变迁对人格发展变化的影响要大于年龄序列的影响。例如不管年龄和出生队列如何，1970 年至1972 年，总体而言，青少年的"超我力量""社会-情绪性焦虑"以及学业成绩在逐渐下降，且不管年龄和出生队列如何，在此时期内，多数青少年的独立性逐渐提高。

（二）常用的研究方法

1. 观察法

观察法是指研究者根据一定的研究目的、研究提纲或观察表，用自己的感官和辅助工具去直接观察研究对象，从而获得资料的一种方法，可以分为自然观察法和实验室观察法。

自然观察法是指在自然环境中观察研究对象的行为和举止，缺点是日常生活中某些特殊的行为并不一定能被观察到，如有些行为是不被社会赞许的，且在自然环境中，很多事情经常同时发生，会相互影响，很难查明研究对象行为的原因。而实验室观察法是指人为地改变某些条件，有目的地引发某些行为，以便更好地观察记录研究对象的行为表现，缺点是研究对象在实验环境下的行为不一定与日常行为相符合。

2. 调查法

为了达到设想的目的，研究者制定某一计划全面或比较全面地收集研究对象的某一方面情况的各种材料，并做出分析、综合，得到某一结论，收集材料主要采用访谈、问卷调查等方法。

访谈法、问卷调查法，是指研究者向研究对象提出相关问题，要求研究对象口头回答研究者的问题是访谈法，而要求研究对象把答案写在纸上，就是问卷调查法。

3. 实验法

主要是操纵一个自变量来观察其在因变量上产生的效果，但有时会有混淆变量，包括期望效应、安慰剂效应等，就导致研究者对数据的解释会冒风险，所以可以考虑一些补救措施，如双盲控制、随机取样、随机分配等。

4. 个案研究法

适用于研究数量极少但特征迥异的某些类型的个体的发展特点，以上几种方法都可以应用于个案研究。该法可以为发展的多样性提供颇有价值的见解,但研究结论不具备普遍推广性,即不能将少数个体身上获得的研究结论应用到多数人身上。

（三）伦理问题

尊重人类和动物研究被试的基本权利是所有研究者的基本义务,要确保被试受到合乎道德的、人道的对待。

人类作为被试时,参与者要知情同意,需要被告知将要经历的程序以及可能的风险和参与的权益,需要确保他们的隐私得到保护,实验结束后给参与者做事后解释,公开发表的涉及他们的内容必须得到他们的同意,研究开始前要求签署同意书。

动物作为被试时,应改善研究方案,减少所需动物数量,优化实验步骤,以降低疼痛和不适至最小,从事动物实验的一线人员需有实验动物从业人员岗位证书,并严格依据研究方案和动物实验规范要求开展实验工作。

（四）统计分析

要运用统计学来解释收集的数据,为得出的研究结论提供量化基础,统计分析是关键环节。使研究者发现他们的预测是否正确或做出可靠的结论,这个过程可采用描述统计（descriptive statistics）或推论统计（inferential statistics）等。

五、学习和研究的意义

近年来,健康越来越受到社会、政府和个人的重视。根据世界卫生组织的定义,所谓健康是指一种躯体、精神和社会的完美的状态,而不仅仅是没有疾病或不适。它是一种珍贵资源,使人们能在个体、家庭和社会等层面过上有意义的生活,如自由地自理、学习、就业、休闲,主动投入到家庭、学校和社区生活。而发育正常是健康的重要标志,从促进正常发育、防治各类发育异常与疾病及相关功能障碍的视角看,学习和研究人体发育学具有重要意义,具体如下:

1. 正确理解正常发育和全面康复理念

立足整体理念（如中医的整体观念和辨证论治、健康和康复领域的 ICF 理念）,从参与、活动、身体功能和结构三个层次,兼顾背景因素（包括环境因素和个人因素）,系统了解和探索人生不同阶段的生长发育特征及规律,有助于更科学地理解人体正常发育过程,更深入地理解全面康复,更有效地开展康复工作。

2. 促进正常发育

依据发育规律及特点、发育与影响因素的关系等,可以对人生各阶段生长发育进行正确指导,从而促进正常发育,提高健康水平,预防发育异常。

3. 早期发现与干预异常发育

通过个体发育过程与正常发育规律的比较,可以及早了解个体发育的异常与否。对于有异常发育的,可以做到早期干预。由于脑组织等发育缺陷或损伤的早期可塑性较大,所以越早干预效果就越好。

4. 促进康复技术的发展

康复技术的建立与发展都是以人体的各种功能发育为基础的,与人体发育学密切相关。运用人体发育学中生理功能发育、运动功能发育、言语发育、认知功能发育、情绪情感发育、社会功能发育等的规律，积极开展各亚专科，并结合整体康复的治疗，有利于提高康复评定和治疗技术的水平，更好地促使患者提高生活质量，回归社会。如果不了解这些正常发育规律，就不可能正确应用神经发育疗法、进行合理的步行训练、选择合适的作业治疗内容与手段、实施正确有效的言语治疗等。

第二节　正常发育规律

一、生长发育的分期及特征

我国古代就有关于生长发育的分期或阶段的划分，如不满周岁为襁褓，2～3 岁为孩提，10 岁以下为黄口，13 岁（女）为豆蔻年华，15 岁（男）为志学之年，16 岁（女）为碧玉年华，20 岁（男）为弱冠，30 岁（女）为半老徐娘，三十而立，四十不惑，五十知天命，六十花甲（耳顺），七十古来稀，八十、九十为耄耋之年，百岁之人为期颐。

目前我国根据生理发展、种系演化、智力与思维水平、个性特征或活动特点等划分标准，再结合我国现行学制，将人生全过程划分为以下几个阶段：

（一）胎儿期

指自受精卵形成至胎儿娩出前。此阶段是个体身体功能和结构发育的重要时期，对一生有着重要意义。孕妇若受自身或外界不利因素，如遗传因素、年龄因素、营养缺乏、放射线、化学物质、外伤、感染、疾病或心理创伤等的影响，可能会干扰胎儿的正常生长发育，导致畸形、发育障碍等。

（二）婴儿期

指自胎儿娩出脐带结扎至 1 周岁之前。此阶段为个体生长发育最迅速的时期，对营养的需求量相对较高，但各器官系统生长发育不够成熟和完善，尤其是消化系统的功能不完善，容易发生营养和消化紊乱；自身免疫系统发育尚未完全成熟，来自母体的抗体逐渐减少（尤其在出生后 6 个月左右以后），抗感染能力较弱，易发生感染，出现感冒、咳嗽、肺炎、麻疹、腹泻等；感觉和运动功能发育迅速；言语功能的发育是从出生就能发出哭声，到 1 岁末时大部分婴儿能说几个有意义的词；开始产生最初的思维过程，自我意识萌芽，情绪有所发育；可以接受大小便控制训练。

婴儿期中自胎儿娩出脐带结扎至出生后 28 天称为新生儿期，此时的小儿脱离母体而独立生存，所处的内外环境发生了根本性变化，需要逐步适应子宫外生活。由于适应能力较弱，加之可能的出生前和出生时的不利因素的影响，发病率和死亡率都很高，可能发生新生儿呼吸暂停、缺血缺氧脑病、宫外生长发育迟缓等。

（三）幼儿期

指 1 周岁至 3 周岁之前。此阶段个体体格发育速度较前稍减慢；消化系统功能仍不完善，营养的需求量仍然相对较高，适宜的喂养很重要；开始会走，活动范围增大，接触社会事物渐多；智能发育迅速；言语、思维和社交能力的发育日渐增速；对于危险事物识别能力和自身保护能力有限，意外伤害的发生率较高；易发生水痘、腮腺炎等疾病。

（四）学龄前期

指 3 周岁至 6～7 岁入小学前，通常儿童会上幼儿园，又称学前期。此阶段个体体格发育处于稳步增长状态；容易发生上呼吸道感染和消化系统等疾病；各类感觉功能已渐趋完善，空间知觉和时间知觉逐渐发育；智能发育更加迅速，理解力逐渐加强，好奇、好模仿；可用语言表达自己的思维和感情，思维活动主要是直观形象活动；神经系统兴奋过程占优势，抑制力量相对较弱，容易激动，喜欢喧闹，动作过多，注意力易分散；与同龄儿童和社会事物有了广泛的接触，知识面扩大，有一定自理能力和初步社交能力；初步对自己的性别有所认识。

（五）学龄期

指入小学前即 6～7 岁至青春期前。此阶段个体体格生长速度相对缓慢，除生殖器官外各器官系统外形均已接近成人；对疾病的抵抗能力有所增强，龋病、屈光不正等为常见问题；认知功能继续发育，智能发育更加成熟，可接受系统的科学文化教育；思维过程开始由具体形象思维向抽象逻辑思维过渡；情感的广度、深度和稳定性都较前提高，道德感、理智感和美感等情感开始发展；意志方面开始有了一定程度的自觉性、坚持性和自制力，但还很不稳定；个性逐渐形成，带着个人特征的气质倾向已逐渐显露，性格特征也开始显露。

（六）青春期

一般为 10～20 岁，女孩的青春期开始和结束的年龄都比男孩早 2 年左右。青春期开始和结束的年龄还存在较大的个体差异，可相差约 2～4 年。此阶段个体体格生长发育再次加速，出现第二次高峰，女孩由于耻骨和髂骨下部的生长及脂肪堆积，臀围加大，男孩肩部增宽，下肢较长，肌肉强健，免疫水平较高，抵抗力强，一般疾病的发病率及死亡率明显下降；认知功能继续发育，知觉、注意、记忆和思维能力都有长足的进步，思维活动已能摆脱具体事物的束缚，进入抽象逻辑思维的阶段；个性形成，自我探索、自我发现和个人价值观念逐渐形成，人生观和世界观初步形成；生殖系统发育加速并渐趋成熟；随着性的成熟、身材的陡长和第二性征的出现，心理上变化较大。

（七）成人期

指 18 岁以后，可以分为青年期（18～25 岁）、成年期（26～60 岁）和老年期（60 岁以后）。进入青年期，标志着个体生理、心理功能发育基本成熟，富于激情，想象力丰富，喜欢探讨理想、信念、价值等，面临学习、就业、恋爱等方面的一系列问题，会产生心理纠葛或矛盾，若能妥善解决这些问题，就能适应这一过程的生活，顺利地进入成年期，反之则会带来许多心理问题，引发各种精神心理疾病。成年期各个系统、器官、组织的生理功能发育成熟，然后开始逐渐衰退，其中中年期（45～59 岁）个体心理能力最成熟、工作能力最强。通常女性从 45～50 岁、男性在 50 岁以后开始出现更年期，女性比男性反应更明显。老年期各系统、器官、组织的生理功能及身体的运动功能、心理功能全面衰退，社会功能减弱，常伴有各种慢性疾病。

二、生长发育的正常规律

人的生长发育是连续、渐进的，又有阶段性，不同年龄阶段有着不同的发育里程碑。虽呈现其固有的规律，但又有发育的不均衡性和个体性，具体如下：

（一）渐进性

主要表现为生长发育的程序呈现出由头到尾（头尾规律）、由近到远（近远规律）、由粗到细（粗细规律）、由单向到双向、由简单到复杂、由动到静的规律。头尾规律若体现在生长次序上，表现为头部先生长，最后为下肢；也可体现在动作发育上，表现为先抬头，继而抬胸、坐起、站立。近远规律若体现在生长次序上，表现为躯干的生长先于四肢，肢体近端的生长先于远端；也可体现在动作发育上，表现为以躯干为中心，活动是先臂后手、先腿后脚。粗细规律若体现于用手拿物，表现为先会用全掌握持，继而才会用手指取物。由单向到双向规律可表现为先学会抓握、站起、往前走，后学会放下、坐下及往后走等。由简单到复杂规律若体现于言语发育，表现为从咿呀作声发展到字、词至句。由动到静规律若体现于走路，表现为先学会往前走，后学会停步。

（二）不平衡性

主要表现为不以同一速度生长发育和停止生长发育，即有先有后，快慢不一。一般来说，年龄越小，生长发育的速度越快。但体格发育有两个高峰期，分别是婴儿期和青春期。人体各器官系统发育不等速，但遵循一定规律，与功能的需要相适应。如神经系统发育较早，脑在生后2年内发育较快，5岁左右脑的重量已接近成人；而性器官则要到青春期才迅速发育。

（三）个体性

生长发育总的来说虽然遵循上述规律，但由于受多种因素（遗传、环境等）的影响，其所达到的指标则呈现出很大的个体差异，这种差异随年龄的增长而更加明显。例如，有的儿童说话早，有的儿童该爬的时候还不会爬，这可能也属于正常情况。因此各年龄阶段发育的里程碑也不是绝对的。

三、生长发育的影响因素

通过观察、分析，可以发现生长发育是一种固有的变化过程，是身体结构与生理、运动、言语认知、情绪情感和社会性等各种功能有机统合并伴随时间变化而表现出相应特征，与后期的不断学习也分不开，所以生长发育是遗传因素与环境因素相互作用的结果。

（一）遗传因素

细胞染色体所载基因是遗传的物质基础。遗传是指基因信息从亲代传递到子代，经过表达，形成具有一定相似性状的子代个体的过程，在寿命、健康和患某些疾病的可能性方面起到部分的决定作用。研究表明，种族、家族的遗传信息影响深远，如肤色、发色、发型、肤纹、面型特征、体型、躯干和四肢的比例、性成熟的迟早、身高、体重、血压、对传染病的易感性、对食物的消化吸收等，不同的种族、家族之间差异性较大。产前的各类致畸因素、染色体畸形、遗传代谢缺陷病、内分泌障碍等，均与遗传有关，并可导致生长发育障碍。近年来的研究认为，遗传因素对脑瘫、孤独症谱系障碍等的影响越来越重要。如瑞典的调查表明，有明显产前因素的脑瘫患者中1/6为遗传因素所致。

（二）环境因素

个体的实际发育会受更多的环境影响，环境是复杂的，覆盖的范围很广，可以分为3

个时段来考虑：

1. 出生前因素

胎儿在宫内的发育受胎教以及孕母生活环境、营养、情绪、疾病等因素的影响。如科学合理的胎教可以促进胎儿神经系统功能、感觉功能以及运动功能等更充分地发育，而孕母宫内感染、药物滥用、营养不良、酗酒、饮咖啡、吸毒、痛觉缺失、子宫过小、胎盘功能不良、脐带异常等对胎儿发育可能会产生不良影响。

2. 出生时因素

出生时胎龄、体重、胎位、胎盘位置、胎盘剥离时间、助产技术、产程时长、呼吸状况等可能会影响到个体的发育。如早产、过熟儿、低 Apgar 评分、体重过轻、巨大儿（8000g 以上）、臀位分娩、前置胎盘、胎盘早期剥离、产伤（产钳助产）、胎头吸引、胎粪吸入、难产或产程过长、脐带绕颈、窒息等，可能会对个体发育产生不良影响。

3. 出生后因素

出生后个人行为和生活方式（饮食、活动、吸烟、喝酒以及如何应付生活中的压力等）、疾病（如脑炎、脑膜炎、头颅外伤、发烧、黄疸、癫痫、吃果冻致窒息、煤气中毒、CO_2 中毒、脑血管障碍、新生儿低血糖症等）、家庭环境（主要指教养）、物理环境（水源、空气、学习场所、工作场所、家居、社区和道路等）、政策制度、经济状况和社会状态、就业和工作状况、社会支持网络（来自家庭、朋友和社区的支持）、文化（习俗和传统以及家庭和社区的信仰等）、教育、医疗保健服务、社会福利，等等，这些因素都有可能影响个体的发育。如娱乐媒体（电视、电影、电子游戏、MP3 播放器、电脑、智能手机等），有的项目对身心发展不利，有的项目对身心发展有积极影响作用。

（三）遗传因素和环境因素的交互作用

每个人生长发育的"轨迹"，或特征、潜力、趋向，与其他人不会完全相同，即使在一对同卵双生子之间也存在着微小的差别，多少是受遗传因素影响，多少是受环境因素影响，研究者们运用多种策略进行动物和人类本身的研究，发现几乎所有特质、特征和行为都是先天与后天共同交互作用的结果，也就是遗传与环境因素交互作用的结果，即综合因素。其中有些影响因素是可以调控的，如一个人可以选择健康或不健康的行为，但有些因素是不可调控的，如基因。还有许多病例的影响因素不明，有待进一步研究。

如果儿童的发育情况与相应年龄阶段的里程碑有出入，要及时咨询当地医生或者教育工作者，排除落后。若是落后，主要表现为功能减弱或丧失，这是人类的一种生存状态，几乎每个人在生命的某一阶段都有暂时或永久的损伤，而步入老龄的人将经历不断增加的功能障碍。功能减弱或丧失是复杂的，必须及时查明原因，为了克服其带来的不利情况而及时采取的各种干预措施也是多样的和系统的，并且会随着情境的变化而变化。因损伤早期器官组织的可塑性强，往往康复的效果也相对较好。

第三节　异常发育

生长发育受各种因素的影响,包括出生前、出生时、出生后的因素,结果可能是正常发育、超常发育或异常发育,本节主要介绍异常发育。

当生长发育违背正常规律时,就会发生形态及功能发育的异常。依据功能障碍,临床较为常见类型包括运动功能发育异常(先天性运动功能障碍,如脑瘫、先天性中枢神经系统畸形、肢体缺如、脊柱裂、髋关节脱位、进行性肌营养不良和遗传性脊髓性肌萎缩症等;后天性运动功能障碍,如脑瘫、急性脊髓灰质炎、颅脑损伤、脑炎及脑膜炎后遗症、脊髓损伤、骨关节损伤和少年类风湿性关节炎等)、行为发育异常(生物功能行为异常,如遗尿、多梦、睡眠不安、食欲不佳及过分挑剔饮食等;运动行为问题,如儿童擦腿综合征、咬指甲、磨牙、吸吮手指、咬或吸衣物、挖鼻孔及活动过多等问题;社会行为问题,如破坏、偷窃、说谎及攻击性行为等;性格行为问题,如惊恐、忧郁、社交退缩、交往不良、违拗、易激动、烦闹、胆怯、过分依赖、过分敏感、嫉妒以及发脾气等;注意缺陷多动障碍;口吃)、视听发育异常(如听觉障碍、盲、低视力等)、言语发育异常(如构音异常、嗓音问题、流利性问题、语言发育迟缓等)、学习障碍、精神发育迟滞(即智力障碍)、孤独症谱系障碍等。

结合临床实际,本节将重点介绍孤独症谱系障碍、智力障碍、脑瘫、听觉障碍、低视力。

一、孤独症谱系障碍

（一）概念

孤独症谱系障碍(autism spectrum disorder,ASD),又称自闭症谱系障碍,以前称为孤独症或自闭症(autism),是一组起源于儿童早期,以社会交往障碍、语言交流障碍和兴趣狭窄,以及刻板性、重复性行为等核心症状为主要特征的发育障碍,并常常伴随感知觉异常。特发于婴幼儿早期,多起病于3岁前,男孩多于女孩。约有3/4的患者伴有明显的精神发育迟滞,部分患儿在一般性智力落后的背景下某方面具有较好的能力。我国还未进行过全国性孤独症谱系障碍的发生率调查,根据部分地区调查,发生率约为1.64%,并呈现递增趋势。

（二）病因

病因尚未有定论。目前研究者比较倾向认为孤独症谱系障碍的形成与中枢神经系统损伤有关。孤独症谱系障碍儿童异常的脑区有前庭中枢、小脑及边缘系统颞叶、额叶、杏仁核、网状结构组织等。也有研究指出遗传和神经递质、病毒感染以及围产期的高危因素,也可能与孤独症谱系障碍的形成有关。

（三）诊断

1. 诊断标准

可采用《精神疾病诊断与统计手册(第5版)》(DSM-5)关于ASD的诊断标准。

DSM-5将DSM-4中关于ASD诊断的三大领域12项标准缩减为两大领域7项标准,即:将长期以来的孤独症谱系障碍三大核心障碍中的社会互动和语言沟通合并成为

"社会交往",与原"行为和兴趣异常"一起构成了的两大诊断领域。DSM－5中孤独症谱系障碍的具体诊断标准见表1－3。

表1－3　DSM－5孤独症谱系障碍诊断标准

孤独症谱系障碍(autism spectrum disorder)　　　　　　　　　　　　　　299.00(F84.0)
A. 现在或过去在多种情景内的社会沟通和社会互动方面表现出质的损伤： 　　1. 缺乏社交或情绪互动； 　　2. 非口语沟通行为的应用有显著损伤； 　　3. 无法发展、维持并理解符合其发展水平的社会关系；
B. 行为、兴趣或活动的模式相当局限，重复刻板，表现为下列各项中的至少两项： 　　1. 表现出刻板重复的动作行为、沉迷于某一物体或重复性语言； 　　2. 表现出对惯例的同一性坚持，固执于一些仪式性的言语或非言语动作； 　　3. 表现出对少数兴趣异乎寻常的高度集中； 　　4. 表现出对环境中的感觉刺激反应过度/反应不足或是对某种感觉刺激表现出异常的兴趣；
C. 以上症状一定是在发育早期就表现出来的；
D. 以上症状的出现严重影响了社交、工作或是其他重要领域的正常功能；
E. 此障碍无法以智力障碍或整体发展迟缓作更佳解释。由于智力障碍常常作为孤独症谱系障碍并发症,在做孤独症谱系障碍同智力障碍的共病诊断时,患者的社会沟通能力应低于正常发展水平。

2. DSM－5孤独症谱系障碍程度

相对于DSM－4,DSM－5加入了对孤独症谱系障碍的障碍程度的描述,对应新划分的孤独症障碍两大诊断领域划分为三级:需要极大支持(Ⅲ级)、需要较多支持(Ⅱ级)、需要支持(Ⅰ级),见表1－4。

表1－4　DSM－5孤独症谱系障碍障碍程度分类

障碍程度	社会交往 (social communication，SC)	刻板/重复性行为 (rigid and repetitive behaviors，RRBs)
Ⅲ级：需要极大支持	言语或非言语社会沟通表现出严重损伤，导致社会功能严重受损；很少主动发起社交行为，对他人发起的社交行为也极少回应。	行为模式刻板，对环境中的改变极度不适应；重复刻板的行为显著影响各方面的功能；很难改变其对事物或兴趣的专注性。
Ⅱ级：需要较多支持	言语或非言语社会沟通表现出明显损伤；即使在有支持情况下仍表现出社会功能的损伤；很少主动发起社交行为，对他人发起的社交行为也极少或异常回应。	行为模式刻板，对环境中的改变很难适应；常表现出明显重复刻板行为并影响着多种情景中的功能；很难改变其对事物或兴趣的专注性。
Ⅰ级：需要支持	在无支持的情况下表现出明显的社会沟通损伤；较难主动发起社交行为，对他人发起的社交行为表现出明显的异常；可能表现出对社交行为较少的兴趣。	行为模式的刻板显著影响单一或多情景中的功能；不同活动之间的转换表现出困难；组织和计划问题影响独立性。

二、智力障碍

(一) 概念

智力障碍(intellectual disability，ID)，简称智障，医学界多用精神发育迟滞(mental retardation，MR)，教育界以前多称智力落后、智力低下、弱智、智能不足等，残联系统多称智力残疾，如我国于 2006 年 4 月 1 日开始的第二次全国残疾人抽样调查中就采用"智力残疾"进行命名。2010 年美国智力与发展障碍协会(American Association on Intellectual and Development Disability，AAIDD)最新的第 11 版的定义把智力障碍概括为在智力功能和适应行为两方面明显受限而表现出来的一种障碍，其中适应行为表现在概念、社会和实践性适应技能方面的落后，障碍发生在 18 岁以前。2011 年我国发布《残疾人残疾分类和分级》，将智力残疾界定为智力显著低于一般人水平，并伴有适应行为的障碍；此类残疾是由于神经系统结构、功能障碍，使个体活动和参与受到限制，需要环境提供全面、广泛、有限和间歇的支持；智力残疾包括在智力发育期间(18 岁之前)，由于各种有害因素导致的精神发育不全或智力迟滞；或者智力发育成熟以后，由于各种有害因素导致智力损害或智力明显衰退。

(二) 病因

智力障碍往往是多种原因引起的发育时期脑功能异常，主要病因包含两方面，其一，生物学因素：指脑在发育过程中受到各种不利因素的影响，导致脑发育迟缓或障碍而影响智力；其二，社会心理文化因素：指教养不当、感觉剥夺、文化剥夺、家庭结构不完整、父母有心理障碍等因素导致后天信息输入不足或不当，没有学习机会，从而影响智力水平。

这里主要介绍几种具有代表性的原因和疾病。

1. 染色体异常

唐氏综合征(又称 Down 氏病、先天愚型、21 -三体综合征)是最常见的染色体病，其细胞遗传学特征是第 21 号染色体呈三体征，临床表现主要特征为智力落后、特殊面容和生长发育迟缓，并可伴有多种畸形。在活产婴儿中的发病率为 1/600～1/800。本病与环境污染、辐射等有关，也与母亲生育年龄有关，发病率随母亲的生育年龄的增高而增加。脆性 X 综合征是一种仅次于唐氏综合征的引起智力障碍的染色体异常病变。另外，先天性睾丸发育不全、先天性卵巢发育不全等都有可能导致智力障碍。

2. 代谢性疾病

苯丙酮尿症(phenylketonuria，PKU)是一种常见的氨基酸代谢病，是由于苯丙氨酸代谢途径中的酶缺陷，使得苯丙氨酸不能转变为酪氨酸，导致苯丙氨酸及其酮酸蓄积，并从尿中大量排出。出生时患儿表现正常，随着进奶以后，一般在 3～6 个月时出现症状，1 岁时症状开始明显，主要表现为智力低下、惊厥发作和色素减少等。其发病率随种族而异，我国为 1/16 500。氨基酸代谢病还有枫糖尿症、同型胱氨酸尿症、组氨酸血症、高赖氨酸血症、酪氨酸血症等。另外，还有神经磷脂病等脂类代谢障碍病、半乳糖血症等糖代谢障碍病，以及肝豆状核变性等其他代谢性疾病，这些代谢性疾病都有可能导致智力障碍。

3. 先天性畸形

先天性小头、大头或尖头畸形、先天性脑积水等都有可能导致智力障碍。其中先天性脑积水又称婴幼儿脑积水,因脑脊液产生、吸收间的失衡和(或)脑脊液循环受阻所致的病理状态。脑室系统内脑脊液过多,导致脑室扩大,颅腔因颅缝未闭而代偿性扩大,形成典型的颅脑及眼部病理体征,并造成脑功能损害。早期对智力没有影响,晚期病例可出现表情呆滞、智力障碍等。

4. 甲状腺功能减退

简称甲低,是由于各种不同的疾病累及下丘脑-垂体-甲状腺轴功能,以致甲状腺素缺乏,或是由于甲状腺素受体缺陷所造成的临床综合征。先天性无甲状腺或酶缺陷患儿在婴儿早期即可出现症状,甲状腺发育不良者常在生后 3~6 个月时出现症状,偶有数年之后才出现症状,其主要特点是智力障碍、生长发育迟缓、生理功能低下。

5. 地方性克汀病

地方性克汀病(endemic cretinism)又称地方性呆小病,发生在地方性甲状腺肿流行区。胎儿期缺碘和碘缺乏纠正不足,碘摄入每天小于 20 U,则会有地方性克汀病出现。该病所致智力障碍程度比较严重,有资料表明,中度和重度占 60% 以上。临床表现大多以安静、迟钝、萎靡、活动减少者为常见,少部分性情暴躁,哭笑无常,体格发育迟缓、发育不良是本病的另一特征。检查可见:血清蛋白结合碘及丁醇提取碘大多减低,甲状腺吸[131]碘率增高,呈碘饥饿曲线,血清胆固醇正常或偏低,X 线检查骨龄落后于正常年龄,颅骨脑回压迹可增多,蝶鞍偶见增大。

6. Rett 综合征

Rett 综合征(Rett syndrome, RTT)是一种广泛性发育障碍,是引起女孩智力障碍最常见的原因之一,1966 年由奥地利的雷特(Andress Rett)首次报道。临床表现早期发育正常,6~18 个月后出现进行性发育障碍,手部出现技巧性动作障碍,言语功能部分或完全丧失。患者几乎均为女性,患病率约为 1/10 000~1/15 000。

(三)诊断

1. 诊断标准

智力障碍的诊断需满足下列 3 个条件:

(1) 智力功能显著低下,在个别施测的标准化智力测验中,其智商(IQ)在 70 分以下;

(2) 有适应行为方面的缺损或障碍,即在下列十项技能中至少有两项存在缺损或障碍:沟通、生活自理、居家生活、社会技能、使用社区、自我管理、功能性学科技能、工作、休闲活动、健康与安全。

(3) 在 18 岁之前发病。

2.《残疾人残疾分类和分级》之智力残疾分级

按 0~6 岁和 7 岁及以上两个年龄段发育商、智商和适应行为分级。0~6 岁儿童发育商小于 72 的直接按发育商分级,发育商在 72~75 之间的按适应行为分级。7 岁及以上按智商、适应行为分级;当两者的分值不在同一级时,按适应行为分级。世界卫生组织残疾评定量表Ⅱ(WHO Disability Assessment Schedule Ⅱ, WHO-DASⅡ)分值反映的是 18 岁及以上各级智力残疾的活动与参与情况(见表 1-5)。

表 1-5 智力残疾分级

级别	智力发育水平		社会适应能力	
	发育商（DQ） 0～6 岁	智商（IQ） 7 岁及以上	适应行为 （AB）	WHO-DAS Ⅱ分值 18 岁及以上
一级	≤25	<20	极重度	≥116 分
二级	26～39	20～34	重度	106 分～115 分
三级	40～54	35～49	中度	96 分～105 分
四级	55～75	50～69	轻度	52 分～95 分

适应行为表现：

极重度——不能与人交流，不能自理，不能参与任何活动，身体移动能力很差；需要环境提供全面的支持，全部生活由他人照料。

重度——与人交往能力差，生活方面很难达到自理，运动能力发展较差；需要环境提供广泛的支持，大部分生活由他人照料。

中度——能以简单的方式与人交流，生活能部分自理，能做简单的家务劳动，能参与一些简单的社会活动；需要环境提供有限的支持，部分生活由他人照料。

轻度——能生活自理，能承担一般的家务劳动或工作，对周围环境有较好的辨别能力，能与人交流和交往，能比较正常地参与社会活动；需要环境提供间歇的支持，一般情况下生活不需要由他人照料。

三、脑瘫

（一）概念

脑瘫（cerebral palsy，CP），全称脑性瘫痪，中国香港地区称大脑麻痹，中国台湾地区称脑性麻痹。脑瘫是一组持续存在的中枢性运动和姿势发育障碍、活动受限症候群，这种症候群是由于发育中的胎儿或婴幼儿脑部非进行性损伤所致。它是继小儿麻痹症控制以后儿童肢体残疾的主要疾患之一，其病因复杂、临床表现多样，除了运动障碍外，常伴有感觉、知觉、认知、交流和行为障碍，以及癫痫和继发性肌肉、骨骼问题等，因此多属多重障碍。我国小儿脑瘫患病率约为 2‰。从各国及地区调查结果看，脑瘫患病率有以下特点：男性高于女性；重症越来越多；不随意运动型数量越来越少；发达国家重症多，不随意运动型明显少于发展中国家。另外，多胎随着怀孕年龄的增大以及体外受精-胚胎移植技术的应用而增多，相应的脑瘫的患病率也会增加。据报道，每次妊娠的脑瘫流行率是：单胎为 0.2%，双胞胎为 1.5%，三胞胎为 8.0%，四胞胎为 43%。

（二）病因

造成脑瘫的原因很多，直接病因是脑损伤和脑发育缺陷。根据造成脑损伤和脑发育缺陷的时间可划分为 3 个阶段。

1. 出生前

导致胚胎期脑发育异常的各种原因主要包括母体因素和遗传因素。母体因素包括孕妇感染、母儿血型不合、大量吸烟、酗酒、先兆流产、用药、接触毒物、受到辐射、外伤、风湿病、糖尿病、妊娠中毒症、高血压、子宫或胎盘功能不良、母体营养障碍、初产大于 35 岁或小于 20 岁、妊娠中手术等危险因素。母亲妊娠期 26～34 周时胎儿的脑室旁白质最易受损,形成脑室周围白质软化症,导致痉挛型双瘫。到妊娠期 38～48 周时,由于脑基底核的新陈代谢需求特别高,此阶段造成的脑部伤害中,基底核受损最常见,导致肌张力不稳定且会改变或运动障碍。

2. 出生时

存在出生体重过低、巨大儿、早产、过期产、产程缺氧、难产或产程过长、臀位分娩、脐带绕颈、羊水浑浊、吸入胎便、产伤、胎盘早期剥离、前置胎盘、多胎、颅内出血、感染、急产等危险因素。

3. 出生后

存在呼吸窘迫综合征、吸入性肺炎、新生儿低血糖症、高烧、脑外伤、脑部感染、癫痫、核黄疸、缺氧缺血性脑病、中毒(铅、CO 等)等危险因素。

还有许多病例原因不明。据有关资料显示,在我国引起脑瘫的三大高危因素为窒息、早产、黄疸(包括核黄疸和迁延性黄疸)。其中黄疸引起的脑瘫由于医疗条件的改善,患病率在明显下降。

(三) 诊断

1. 早期诊断

脑瘫早期诊断是一个难点,因为即使有高危因素存在,诊断结果正常的小儿比例仍占大多数,还有小儿本身功能发育相对少或低,容易忽视。

临床上常依据高危因素、早期症状和脑损伤的发育神经学异常(运动、姿势、反射、肌张力等发育异常)等进行早期诊断。西德学者沃伊特(Vojta)博士等通过脑瘫康复实践创立了一套独特的诊断方法——Vojta 姿势反射检查法,即检查小儿身体的位置在空间发生变化时所采取的应答反应。其中,共有七个检查方法:拉起反射、俯卧位悬垂反射、立位悬垂反射、侧位悬垂反射、Collis 水平反射、倒位悬垂反射、Collis 垂直反射,Vojta 博士将检查表现出异常的小儿统称为中枢性协调障碍(zentrale koordination störung, ZKS)。日本学者家森进一步研究发现,不同程度的 ZKS 小儿均有发生脑瘫的可能(见表 1-6)。所以 Vojta 姿势反射检查可用于 ZKS 的早期诊断和早期发现运动发育落后或异常,也可用于脑瘫儿童的轻重度及治疗效果的评价。

表 1-6　Vojta 姿势反射异常程度判定

ZKS 程度	Vojta 姿势反射异常数目	发生脑瘫百分率	诊断
极轻度	1～3	7%	ZKS
轻度	4～5	22%	ZKS
中度	6～7	80%	ZKS
重度	7＋肌张力异常	100%	CP

近年来,在早期诊断与预测脑瘫方面,我国又引进了新技术——全身运动(general movements, GMs)评估,这是由奥地利神经发育学家普雷希特尔(Prechtl)首先提出的一

种观察胎儿至 4~5 月龄婴儿自发运动以预测其神经发育结局的评估方法。其基本方法是拍摄一段适龄婴儿的运动录像,再由具有资质的评估人员对录像进行评估得出结论,作为一种无创的、观察性的早期神经发育检查工具,其安全性和有效性已得到公认。运用 GMs 评估在早期就可能识别出特异性的神经学症候,并对于"后期是否发展为脑瘫"具有很高的预测价值。因此,GMs 评估技术是一项可喜的突破。法拉利(Ferrari)等针对各种异常 GMs 模式的预测价值进行了队列研究,结果表明,痉挛-同步性对于脑瘫具有很高的预测价值。普雷希特尔等开展了由 130 例婴儿参与的大型研究,证实连贯一致的痉挛-同步性 GMs 和不安运动缺乏可预测痉挛型脑瘫。2002 年,法拉利等研究了超声提示为脑损害的 84 名早产婴儿,结果表明连贯一致的痉挛-同步性 GMs 出现得越早,则后期的运动损害越严重。同样,3 月龄时的不安运动缺乏对于脑瘫的预测价值很高,据国外系统评价报道,多个研究均显示敏感度和特异度可达到 90% 以上。国内从 2003 年开始进行 GMs 评估实践,报道其对于脑瘫的预测敏感度和特异度与国外相类似。

2. 诊断

对于脑瘫的诊断目前还没有一致的诊断标准。当一个小儿出现运动发育落后或异常,有反射发育异常,或有肌张力、肌力、姿势等明显异常时,就可以做出脑瘫的诊断。另外,高危因素、辅助检查往往也对脑瘫的诊断提供有价值的线索。在 3 岁前 80%~90% 的脑瘫能被诊断出来。脑瘫的诊断主要依靠临床表现、体征、病史、实验室检查、功能评估等。《中国脑性瘫痪康复指南(2015)》提出诊断脑瘫的必备条件和参考条件:

(1)必备条件

① 中枢性运动障碍持续存在。婴幼儿脑发育早期(不成熟期)发生抬头、翻身、坐、爬、站和走等大运动功能和精细运动功能障碍,或显著发育落后。功能障碍是持久性、非进行性的,但并非一成不变,轻症可逐渐缓解,重症可逐渐加重,最后可致肌肉、关节的继发性损伤。

② 运动和姿势发育异常。包括动态和静态,以及俯卧位、仰卧位、坐位和立位时的姿势异常,应根据不同年龄段的姿势发育而判断。运动时出现运动模式的异常。

③ 反射发育异常。主要表现有原始反射延缓消失和立直反射(如保护性伸展反射)及平衡反应的延迟出现或不出现,可有病理反射阳性。

④ 肌张力及肌力异常。大多数脑瘫患儿的肌力是降低的;痉挛型脑瘫肌张力增高,不随意运动型脑瘫肌张力变化(在兴奋或运动时增高,安静时减低)。可通过检查腱反射、静止性肌张力、姿势性肌张力和运动性肌张力来判断。主要通过检查肌肉硬度、手掌屈角、双下肢股角、腘窝角、肢体运动幅度、关节伸展度、足背屈角、围巾征和跟耳试验等确定。

(2)参考条件

① 有引起脑瘫的病因学依据。

② 可有头颅影像学佐证(52%~92%)。

诊断脑瘫应当具备上述四项必备条件,参考条件帮助寻找病因。诊断脑瘫还应排除发育落后/障碍性疾病、骨骼疾病、脊髓疾病、内分泌疾病、自身免疫性疾病和遗传性疾病等。

3. 临床分型

《中国脑性瘫痪康复指南(2015)》发布了我国脑瘫的临床分型:

(1)痉挛型四肢瘫(spastic quadriplegia)。以锥体系受损为主,包括皮质运动区损伤。牵张反射亢进是本型的特征。四肢肌张力增高,上肢背伸、内收、内旋,拇指内收,躯干前屈,下肢内收、内旋、交叉、膝关节屈曲、剪刀步、尖足、足内外翻,拱背坐,腱反射亢进、踝阵挛、折刀征和锥体束征等。

(2)痉挛型双瘫(spastic diplegia)。症状同痉挛型四肢瘫,主要表现为双下肢痉挛及功能障碍重于双上肢。

(3)痉挛型偏瘫(spastic hemiplegia)。症状同痉挛型四肢瘫,表现在一侧肢体。

(4)不随意运动型(dyskinetic)。以锥体外系受损为主,主要包括舞蹈性手足徐动(chroeo-athetosis)和肌张力障碍(dystonic)。该型最明显特征是非对称性姿势,头部和四肢出现不随意运动,即进行某种动作时常夹杂许多多余动作,四肢、头部不停地晃动,难以自我控制。该型肌张力可高可低,可随年龄改变。腱反射正常、锥体外系征TLR(+)、ATNR(+)。静止时肌张力低下,随意运动时增强,对刺激敏感,表情奇特,挤眉弄眼,颈部不稳定,构音与发音障碍,流涎、摄食困难,婴儿期多表现为肌张力低下。

(5)共济失调型(ataxia)。以小脑受损为主,以及锥体系、锥体外系损伤。主要特点是由于运动感觉和平衡感觉障碍造成不协调运动。为获得平衡,两脚左右分离较远,步态蹒跚,方向性差。运动笨拙、不协调,可有意向性震颤及眼球震颤,平衡障碍、站立时重心在足跟部、基底宽、醉汉步态、身体僵硬。肌张力可偏低、运动速度慢、头部活动少、分离动作差。闭目难立征(+)、指鼻试验(+)、腱反射正常。

(6)混合型(mixed types)。具有两型以上的特点。

四、听觉障碍

(一)概念

听觉障碍,简称听障,又称为听力残疾、聋,是指由于各种原因导致双耳不同程度的永久性听力障碍,听不到或听不清周围环境声及言语声,以致影响其日常生活和社会参与。根据发生在学习语言前后,听觉障碍可分为学语前听觉障碍和学语后听觉障碍。

全国第二次残疾人抽样调查结果表明,我国听障现残率(听力残疾人在人口中所占的比例)为2.11%,0~17岁听障儿童有58.1万,而0~6岁听障儿童有13.7万,其中单纯听障儿童为3.92万,多重障碍儿童有9.78万。0~3岁组一、二级听障占83.9%,4~6岁组一、二级听障占67.36%。每年新增听障儿童约2.3万名。其他类型障碍儿童中,也有相当一部分是有听觉障碍的多重残疾儿童。

(二)病因

引起听觉障碍的原因较多,而且大约1/3找不到病因。从言语发展的视角,确认听觉障碍是发生在语言学习前还是语言学习后是非常重要的。因此这里从学语前听觉障碍和学语后听觉障碍两个方面来分析其各自的成因。

有研究表明,约95%的聋或重听儿童的听力损失大多发生在2岁以前,为学语前听觉障碍;有5%左右的为学语后听觉障碍。学语前听觉障碍的原因较多,尽管已经识别出几百种导致儿童听力损伤的原因,但是最为常见的原因是遗传、早产、难产、德国麻疹以及先天性细胞巨化病毒等,并且还有相当比例的学语前听觉障碍儿童的致残原因不明。通常引起学语后听觉障碍的主要原因是脑膜炎和中耳炎,其他原因有药物、高烧、耳下炎、传染病和出生之后的外伤等,但也有许多学语后听觉障碍儿童的致残原因不明。

(三)诊断

1. 分类

根据病变部位,听觉障碍可分为传导性听觉障碍、感音神经性听觉障碍和混合性听觉障碍。传导性听觉障碍主要由于外耳或中耳阻塞性病变或结构破坏,感音神经性听觉障碍主要由于耳蜗内或蜗后听神经通路病变,混合性听觉障碍同时患有传导性听觉障碍和感音神经性听觉障碍。

2. 分级

以听力较好的一侧为准,按平均听力损失,及听觉系统的结构、功能,活动和参与,环境和支持等因素分级(不配戴助听放大装置),其具体分级标准见表1-7。

表1-7 中国听力残疾分级

级别	听力状况
一级	听觉系统的结构和功能极重度损伤,较好耳平均听力损失大于90 dB HL,不能依靠听觉进行言语交流,在理解、交流等活动上极重度受限,在参与社会生活方面存在极严重障碍。
二级	听觉系统的结构和功能重度损伤,较好耳平均听力损失在81~90 dB HL之间,在理解和交流等活动上重度受限,在参与社会生活方面存在严重障碍。
三级	听觉系统的结构和功能中重度损伤,较好耳平均听力损失在61~80 dB HL之间,在理解和交流等活动上中度受限,在参与社会生活方面存在中度障碍。
四级	听觉系统的结构和功能中度损伤,较好耳平均听力损失在41~60 dB HL之间,在理解和交流等活动上轻度受限,在参与社会生活方面存在轻度障碍。

注:3岁以内儿童,残疾程度一、二、三级的定为残疾人。

五、低视力

(一)概念

视觉障碍,简称视障,又称为视力残疾,是指各种原因导致双眼视力低下并且不能矫正或双眼视野缩小,以致影响其日常生活和社会参与。按视力和视野状态分级,包括盲及低视力。低视力是指较好眼的最佳矫正视力<0.3,但≥0.05,若视野半径小于10度者,不论其视力如何均属于盲。

根据流行病学调查,估计我国低视力患者为1 200万人。许多人因为低视力而日常生活、工作或阅读受到影响,更多患者生活不能自理,需要他人照顾。低视力中60岁以上的老年人约占67%,随着我国人口老龄化,低视力者数量将会进一步增加。在我国每年会出现新低视力135万人,即在我国约每分钟会出现3个低视力患者。

（二）病因

低视力的主要病因依次为：白内障（占 49.83%）、屈光不正/弱视（占 14.98%）、沙眼（占 9.55%）、角膜病（占 8.45%）、视网膜脉络膜病变（占 6.16%）及先天性遗传性眼病（占 3.69%）等。

（三）诊断

低视力为视力残疾三级和四级（盲为视力残疾一级和二级）。诊断时均指双眼而言，若双眼视力不同，则以视力较好的一眼为准。如仅有单眼为视力残疾，而另一眼的视力达到或优于 0.3，则不属于视力残疾范畴。我国视力残疾分级见表 1-8。

表 1-8 中国视力残疾分级

级别	视力、视野
一级	无光感～<0.02；或视野半径<5 度
二级	0.02～<0.05；或视野半径<10 度
三级	0.05～<0.1
四级	0.1～<0.3

2009 年世界卫生大会上通过了 WHO 盲及视力损害的新标准，用"日常生活远视力"代替既往标准中的"最佳矫正视力"，并去掉了"低视力"的提法。

知识拓展

色 盲

有人认为色盲是盲，这是一个误解，色盲不是盲。色盲是不能分辨自然光谱中的各种颜色或某种颜色，可分为全色盲和部分色盲（红色盲、绿色盲、蓝黄色盲等）。而对颜色辨别能力差的则称色弱。色盲与色弱以先天性因素为多见。男性患者远多于女性患者。

判断有无色盲、色弱，一般采用假同色表检查法（假同色表也称为色盲检查表）、彩色线团挑选法等色觉检查方法进行检查。

第四节 发育分析与评定

一、发育分析

（一）国际功能、残疾和健康分类

2001 年世界卫生组织（WHO）发布了国际功能、残疾和健康分类（International Classification of Function，ICF），即健康或功能障碍的系统性观点与分类系统，描述了健康问题如何影响一个人的生活,指出在一个人日常生活中的健康状况、活动和参与及功能和障碍都是和环境背景相关的。ICF 模式表明了个人功能、障碍、环境因素的动态关系。ICF 有两个部分组成,第一部分是功能和障碍,包括身体功能和结构、活动和参与;第二部分是背景性因素,是指构成个体生活的全部背景,包括环境因素和个人因素。

1. 功能和障碍

(1) 身体功能和结构

身体功能是指身体各系统的生理功能,包括心理功能。在 ICF 中其一级类目包括:精神功能;感觉功能和疼痛;发声和言语功能;心血管、血液、免疫和呼吸系统功能;消化、代谢和内分泌系统功能;泌尿生殖和生育功能;神经肌肉骨骼和运动相关的功能;皮肤和有关结构的功能。例如,脑瘫患儿的运动障碍常伴随有感觉、认知、交流和行为障碍等,所以针对脑瘫患儿身体功能的评估要涵盖精神功能评估、感觉功能和疼痛评估、发声和言语功能评估、神经肌肉骨骼和运动相关的功能评估等。

身体结构是指身体的解剖部位,如器官、肢体及其组成成分。在 ICF 中其一级类目包括:神经系统的结构;眼、耳和有关结构;涉及发音和言语的结构;心血管、免疫和呼吸系统的结构;与消化、代谢和内分泌系统有关的结构;与泌尿和生殖系统有关的结构;与运动有关的结构;皮肤和有关结构。例如,脑瘫患儿病变部位在脑,常伴随有言语发育障碍,因此关于脑瘫患儿身体结构的评估要素应包括颅内的脑结构变化、涉及发音和言语的结构问题等异常情况。

(2) 活动和参与

活动是指由个体执行一项任务或者动作,被概念化地看作个人水平的功能情况,如果在这个水平出现问题,就是活动受限;参与是指个体投入到一种生活情境中,是社会水平的功能情况,如果一个人在这个层面上出现了问题,就是参与受限;有些行为是同时包含在活动和参与中的。比如,拿着笔向水平方向移动 1 厘米,属于运动;写一个字或句子,属于活动;当这个任务赋予了社会意义,如给一个朋友写一封信,这就是参与。

2. 背景性因素

环境因素构成了人们生活和进行生活的自然、社会和态度环境,而个人因素是个体生活与生存的特殊背景,由不属于健康状况或健康状态的个人特征所构成,这些因素可能包括性别、种族、年龄、其他健康状况、生活方式、习惯、教养、应对方式、社会背景、教育、职业和其他类似因素、过去与现在的经历(过去的生活事件和现时发生的事件)、总的行为方式和性格类型、个人心理优势和其他特征等。

ICF 可用于发育分析和功能障碍患者的评估与康复指导。个体在特定领域的功能是健康状态和背景性因素间交互作用和复杂联系的结果(见图 1-4)。干预一个方面可能导致一个或多个方面的改变。这种交互作用是独特的,彼此间常常不是一种一对一的可预测的关系,而是双向的,残疾的存在可能改变健康状态本身。从一种损伤或多种损伤可以推断能力受限,如此推断活动表现的限制,通常似乎是合理的。然而,重要的是独立收集这些结构上的数据,并探究它们之间的关联和因果联结。若要完整地分析发育,所有成分都是有用的。

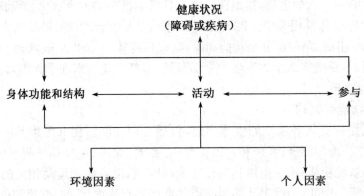

图 1-4　ICF 成分间的交互作用

（二）发育分析的步骤

发育分析一般分为 3 个步骤：

1. 活动与参与分析

根据 ICF 理念首先选择对象的"活动与参与"进行分析。依据分析目的进行不同的分析，如有些要对构成这个活动与参与的各个更基础的活动进行分析，有些要对这个活动与参与在身体结构和功能层次上的成分进行分析。

2. 顺序分析

记录随时间变化而引起的"活动与参与"各个更基础的活动或身体结构和功能层次上成分之间关系的改变。考察各阶段、各种状态下各个更基础的活动或身体结构和功能层次上成分的统合和有机化的程度及其顺序。

3. 转换分析

采用数据或可见形式的转换方法，分析个体在自我调节过程中所显示出的变化原理、特征、机制。转换各种要素如个体的成熟度、最先出现的征象、环境的变化等方法和过程是相当复杂的。

就发育分析步骤举个例子，参与用手触碰地上的大龙球（要求通过肘关节伸展来完成）。在标准的站立位姿势下，上臂自然下垂，肘关节 90°屈曲位，做伸展至伸直位运动。

在这个例子中，活动与参与是参与用手触碰地上的大龙球，身体功能和结构是肱二头肌和肱三头肌收缩（向心收缩或离心收缩），有 3 种类型：① 重力下前臂快速向下运动，这是由肱三头肌的收缩所致；② 仅靠重力引起的自由落体运动，这是由正在收缩的肱二头肌突然停止收缩所致；③ 抵抗重力引起的缓慢的前臂下落运动，这是肱二头肌收缩逐渐减弱所致。

然后进行顺序分析。分析过程中过多的背景性因素（如环境的安全性、周围人的态度以及对象的年龄、兴趣，等等）的多样性加入考虑会变得比较复杂，此处仅考虑年龄因素。儿童 3~4 岁时只能意识到前臂的快速向下运动（肱三头肌向心收缩），但在日常生活中 3 岁的儿童也能做自由落体运动（肱二头肌突然停止收缩），到了 7~8 岁时增加第 3 种运动形式——缓慢的前臂下落运动（肱二头肌离心收缩），这反映了肌肉收缩类型的发育顺序。对于感觉运动技能发育，能够通过言语或模仿随意地操作 3 岁时所获得的某些运动类型，则要在 4～5 年以后。所以随着年龄的增长,儿童会有更多的策略(运动形式)来参与完成用手触碰地上的大龙球。

最后转换分析,将用手触碰地上的大龙球中肌肉收缩通过肌电反馈装置转换成显而易见的、直观的肌电图图谱进行分析。

在发育分析过程中,若是对构成活动与参与的各个更基础的活动进行分析,只要是每个阶段的运动模式都是显而易见的,就不需要进行转换分析。

二、发育评定

发育评定根据 ICF 将常用评估方法分别归类到活动和参与、身体功能和结构、环境等领域。

(一)"活动和参与"领域评估

主要从以下几个方面进行评估。

1. 交流能力评定

主要涉及理解能力、表达能力的评定。有 Gesell 发育诊断量表(Gesell development diagnosis schedules,GDDS)(含言语行为评估)、S-S 语言发育迟缓评定等供选择。

2. 粗大运动功能评定

在本书第五章中提供的发育里程碑、粗大运动功能分级系统(gross motor function classification system,GMFCS)、粗大运动功能评定量表(gross motor function measure,GMFM)、Peabody 运动发育评定量表(PDMS)之粗大运动量表、Alberta 测试量表(Alberta infant motor scale,AIMS)、Gesell 发育诊断量表(含大运动行为评估)、Bayley 婴儿发展量表(含运动评估)等评估方法中选用评估粗大运动为主的活动。

3. 精细运动功能评定

在本书第六章中提供的发育里程碑、PDMS 之精细运动量表、脑瘫儿童手功能分级系统(manual ability classification system,MACS)、精细运动功能评定量表(fine motor function measure scale,FMFM)、上肢技能质量评定量表(quality of upper extremity skills test,QUEST)、精细运动分级(bimanual fine motor function,BFMF)、墨尔本单侧上肢功能评定量表(Melbourne assessment of unilateral upper limb function,MA)、House 上肢实用功能分级法(House classification of upper extremity functional use)、Gesell 发育诊断量表(含精细运动行为评估)等评估方法中选用评估精细运动为主的活动。

4. 日常生活活动功能评定

可在本书第六章中提供的发育里程碑、残疾儿童能力评定量表中文版(Chinese version of pediatric evaluation of disability inventory,PEDI)、儿童功能独立性评定量表(functional independence measure,FIM))等中选用。

5. 主要生活领域评定

评定包括教育评定、经济生活评定,通常可选用的有文化知识测试、象征性游戏评定(symbolic play test,SPT)、游戏测试评定(test of playfulness,TOP)等。

(二)"身体功能和结构"领域评估

1. 身体功能评估

身体功能评估包括感觉功能评定(如儿童感觉统合发展评定量表)、关节活动范围评定(婴儿的围巾征、腘窝角、股角、足背屈角、跟耳试验等评定也属于此类)、肌力评估(如Daniels and Worthingham 的肌力评级标准、功能性肌力评估)、肌张力评定、痉挛程度评定(如改良 Ashworth 量表、Tardieu 量表等)、肌耐力功能评定、运动反射功能评定、不随意运动反应功能评定、随意运动控制功能评定(包括三级平衡评定、Fugl-Meyer 平衡功能评定法、单脚站立姿势、Romberg 测试、Stork Stand Test、BOTMP 之平衡分测验、儿童动作 ABC 评量表、平衡仪、起走计时测试、Berg 平衡量表等平衡功能评定和指鼻试验、指指试验、轮替试验、握拳试验、拍膝试验、跟-膝-胫试验、旋转试验、拍地试验等协调功能评定)、自发运动功能评定、不随意运动功能评定、步态功能评定(如目测法、足印法、足开关、电子步态垫、摄像分析、三维步态分析系统等)、智力功能评定、气质和人格功能评定、痛觉评定、发声和言语功能评定等。

2. 身体结构评估

成像如电子计算机 X 射线断层扫描技术(CT)、核磁共振成像(MRI)、功能核磁共振成像(Fuctional MRI)、PET 扫描(PET Scan)等,或生理学措施,如经颅磁刺激可能会被视为在此域中。因很少干预被期待改变身体结构(如脑组织),这些类型的评估方法很少采用。

身体结构评估也可考虑应用构音障碍评定法和解剖学知识评定发声和言语结构、应用运动学和运动解剖学知识,并根据临床表现进行评定与运动功能有关的结构。

还可采用人体形态的测定,主要应用体质测量学(physical anthropometrics)方法进行,这是了解儿童少年身体结构、生长发育规律和健康监测的基本手段。

(三)"环境"领域评估

主要包括产品和技术评定(采用询问家长和观察患儿的方式进行评定)、矫形器和辅助用具评定(通过询问家长和对患儿的观察进行评定)、支持和相互联系情况评定(通过询问家长、自制调查问卷等方式评定家庭对患者支持情况;通过询问家长、卫生专业技术人员,以及观察家长和卫生专业技术人员对患儿的支持情况、治疗技术等评定卫生专业人员情况)、亲属态度评定(通过询问家长和观察进行评定)。

能力测验

思考题

1. 作为康复治疗师,学习人体发育学的意义是什么?
2. ICF 理念下发育分析如何实施?

第二章 人之初——生命的起源

孕妇李某,29岁,孕38周,孕早期经过顺利,自觉胎动12小时10次以上,行产前常规检查。B超显示:胎儿头位,双顶径8.8 cm,股骨长径7.0 cm,胎心率135次/分钟,羊水最大深径3.1 cm,胎盘主要位于后壁,胎盘成熟度Ⅱ+级,胎儿无脐带绕颈。

思考:

1. 胎儿的宫内发育进程是怎样的?
2. 如何理解胎儿期的运动功能发育?
3. 影响胎儿发育的因素有哪些?
4. 如何监测胎儿发育?

知识导图

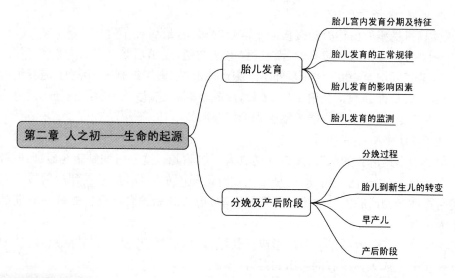

学习目标

1. 掌握胎儿期运动功能发育。
2. 熟悉胎儿宫内发育分期、胎儿期生理功能、认知行为发育。
3. 了解胎儿发育进程、胎儿发育的影响因素、胎儿发育的监测、分娩及产后阶段。

第一节　胎儿发育

　　人体发育的整个过程从受孕开始,作为人体发育最早阶段的胎儿期(fetus period)(广义的胎儿期),是母体宫内发育阶段,从受孕到分娩共 10 个月左右,约 280 天。此过程从受精卵发育成胚胎,再继续发育为成熟胎儿。其主要特征为细胞不断分裂、增殖、分化,组织与器官形态逐渐形成,各系统出现一定的生理功能。其中,神经系统的发育最早形成。

一、胎儿宫内发育分期及特征

　　胎儿在宫内的发育是其整个生理发育过程的首要环节和奠基阶段。这一时期胎儿发育的品质,将对其出生后发育产生重大影响。

　　精子和卵子的结合过程称为受精(fertilization)。受精发生在排卵后 12 小时内,整个受精过程约需 24 小时。受精的方式分为体外受精和体内受精。受精使得父系与母系的遗传物质相融合,形成了新的染色体和基因组合,促进了个体的遗传多样性。受精后形成受精卵,标志诞生新生命,它是胎儿发育的原始产物,此时新生个体的男女性别已决定;同时,受精激活了卵细胞的代谢过程,启动了受精卵的增殖分化。正常孕期为 37~42 孕周(260~293 天),从孕妇末次月经的第一天开始算起。

　　胎儿的宫内发育分为 3 个时期,即胚芽期、胚胎期和胎儿期(狭义的胎儿期)。

　　1. 胚芽期(受精后 0~2 周)

　　受精以后,受精卵由输卵管缓慢向子宫腔内移动,最后在子宫内着床,这一过程大约需要 10~14 天。受精卵经过有丝分裂过程迅速增殖,受精后第 3 日,形成桑葚胚。受精后第 4 日,桑葚胚增至 100 个细胞,外层细胞形成液腔,内层细胞突向液腔,滋养细胞形成液腔外层,形成早期胚泡。受精 11~12 日,形成晚期胚泡,最外一层细胞分化发育为胎盘和其他支撑组织,衬在空腔内层的细胞则形成胚胎。

　　2. 胚胎期(受精后 3~8 周)

　　胚胎处于迅速成长的状态,发育为初具人形的胎儿。这一时期是胎儿器官、四肢和其他生理系统分化、生成的关键期,也是胎儿发育最敏感的时期,最易受到放射线、药物、感染及代谢毒性产物或胎内某些病变因素的影响,造成胚胎发育不良。故这一时期的孕期保健尤为重要。

　　受精后第 15 天,囊胚细胞分化形成三胚层,即内胚层、中胚层和外胚层,这些原始胚层将进一步分化成人体所有的组织和器官(见表 2-1)。

表 2-1 三胚层分化的各种组织和器官一览表①

胚层	项　目
外胚层	表皮、毛发、指甲、皮脂腺、汗腺等上皮 口、鼻腔和鼻旁窦黏膜的上皮、牙釉质、味蕾、唾液腺、肛门上皮 外耳道、鼓膜外层上皮、内耳膜迷路上皮、结合膜上皮、角膜、视网膜、晶状体、虹膜括约肌与开大肌、肌上皮细胞 腺垂体、神经垂体、肾上腺髓质 男性尿道末端上皮 神经系统
中胚层	结缔组织、真皮、软骨、骨、骨膜、关节囊、肌腱 骨骼肌、心肌、平滑肌 血液、心、血管、脾、淋巴结、胸膜、腹膜、心包膜 眼球纤维膜、血管膜、脑脊髓膜 肾单位、集合管、输尿管与膀胱三角处上皮 睾丸、附睾、输精管、精囊腺的上皮 卵巢、输卵管、子宫、阴道的上皮 肾上腺皮质
内胚层	咽到直肠消化管各段的上皮，肝、胰、胆囊的上皮 喉到肺泡各段的上皮 中耳鼓室与咽鼓管的上皮、鼓膜内层上皮 甲状腺、扁桃体、甲状旁腺、胸腺的上皮 女性尿道、男性尿道近段和膀胱的上皮 前列腺和尿道球腺的上皮 阴道前庭的上皮

3. 胎儿期（受精后第 9~40 周）

胚胎器官分化大体完成，进入胎儿期。此期，胎儿由初具人形到各种组织器官发育成熟，多数器官系统具有不同程度的功能活动。第 4 个月末，孕妇可明显地感觉到胎动；第 5 个月，胎儿出现吸吮、吞咽、打嗝、Babinski 反射等；第 6~7 个月，胎儿皮肤出现多皱褶，体瘦色红；第 7~8 个月，胎儿运动系统成熟程度已接近成人。胎儿出生前的最后 2 个月，体重增长最快，皮下脂肪大量沉积，皮脂腺分泌旺盛，皮肤表面覆盖一层胎脂。

二、胎儿发育的正常规律

（一）胎儿发育进程

妊娠开始 8 周的胚体称为胚胎，是其主要器官结构完成分化的时期。自妊娠 9 周开始直至分娩前称为胎儿，是其各器官进一步发育渐趋成熟时期。一般以 4 周为一孕龄单位，阐述胚胎及胎儿发育的进程及特征。

1. 胚胎的发育进程及特征（见表 2-2）

第 3 周：背部中线处形成神经沟，神经沟关闭处形成神经管。肾脏开始形成，甲状腺组织出现，眼睛视杯和晶状凹陷形成，耳朵听凹形成一封闭组织，肝脏开始逐渐行使功能。

① 上海第一医学院. 组织胚胎学[M]. 北京：人民卫生出版社，1978：311.

最早发育完成的器官是心脏,此时胚胎体腔外侧已形成一管状心脏。

第4~5周:神经管前端关闭形成脑部,尾端关闭形成脊髓,四肢雏形出现。第28天时管状心脏开始跳动,超声波检查可见胎儿心跳。

第6周:骨基质出现,原始骨架形成,肌肉开始发育,心脏大部分特征在此时均已呈现。肝脏开始生产红细胞。

第7周:胚胎头部成圆形,几乎可以直立。视神经形成。眼睑出现,晶状体增厚。消化道和生殖泌尿道发生巨大变化,膀胱和尿道与直肠分离。此时基本内外结构均已呈现。

第8周:面部特征持续发展,唇的融合完成,外耳、中耳和内耳结构已形成。手指形成,大肌肉开始收缩,心脏发育已完成,肛门膜有了开口。外生殖器已出现,但外观无法区分。此时器官发育结束,胎盘形成,表示胚胎发育完成。

表2-2 胚胎的发育进程及特征

胚龄(周)	外形特征	长度(mm)
1	受精、卵裂、胚泡形成,开始植入	—
2	圆形两胚层胚盘,植入完成,绒毛膜形成	0.1~0.4(GL)
3	梨形三胚层胚盘,神经板和神经褶出现,体节初现	0.5~1.5(GL)
4	胚体渐形成,神经管形成,体节3~29对,鳃弓1~2对,眼鼻耳始基初现,脐带与胎盘形成	1.5~5.0(CRL)
5	胚体屈向腹侧,鳃弓5对,肢芽出现,手板明显,体节30~40对	4~8(CRL)
6	肢芽分为两节,足板明显,视网膜出现色素,耳廓突出现	7~12(CRL)
7	手足板相继出现指趾初形,体节不见,颜面形成,乳腺嵴出现	10~21(CRL)
8	手指足趾明显,指趾出现分节,眼睑开放,尿生殖膜和肛膜先后破裂,外阴可见,性别不分,脐疝明显	19~35(CRL)

注:最大长度(greatest length,GL),顶臀长(crown rump length,CRL)。

2. 胎儿的发育进程及特征

12周末:外生殖器已发育,部分可辨出性别。胎儿眼睑闭合,四肢可活动。

16周末:从外生殖器可确定胎儿性别。头皮已长出毛发。胎儿已开始出现呼吸运动。四肢活动有力,部分孕妇已能自觉胎动。皮肤菲薄呈深红色,无皮下脂肪。

20周末:皮肤暗红,出现胎脂和胎毛。开始出现吞咽、排尿功能。胎动明显。检查孕妇时可听到胎心音。视网膜形成可感应光线,听觉系统也有功能反应,已有呼吸、排尿及吞咽功能,但为无效呼吸。

24周末:胎儿各脏器已发育,皮下脂肪开始沉积,皮肤出现皱纹,出现眉毛及睫毛,指甲全出现。肺泡出现,出生后可有呼吸。

28周末:胎儿皮肤粉红,覆盖胎脂。眼睛半张开。有呼吸运动,生后能啼哭,出生后易患呼吸窘迫综合征。四肢活动好。

32周末:大脑发育迅速,四肢运动频繁。皮肤呈深红色,指甲平齐指尖,睾丸开始下降。出生后加强护理可能存活。

36周末：胎毛开始消失，皮下脂肪沉积较多，面部皱纹消失，指(趾)甲已达指(趾)端。出生后能哭啼及吸吮，基本可以存活。

40周末：胎儿发育成熟，皮肤粉红色，皮下脂肪多，哭声洪亮，吸吮力强。女胎外生殖器发育良好，男胎睾丸已下降至阴囊内。

表2-3　胎儿的发育进程及特征

胎龄(周)	外形特征	顶臀长(CRL,mm)
9	眼睑闭合，外阴性别不可辨	50
10	肠袢退回腹腔，指甲开始发生	61
12	外阴可辨性别，颈明显	87
14	头竖直，下肢发育好，趾甲开始发生	120
16	耳竖起	140
18	胎脂出现	160
20	头与躯干出现胎毛	190
22	皮肤红、皱	210
24	指甲全出现，胎体瘦	230
26	眼睑部分打开，睫毛出现	250
28	眼重新打开，头发出现，皮肤略皱	270
30	趾甲全出现，胎体平滑，睾丸开始下降	280
32	指甲平齐指尖，皮肤浅红光滑	300
36	胎体丰满，胎毛基本消失，趾甲平齐趾尖，肢体弯曲	340
38	胸部发育好，乳腺略隆起，睾丸位于阴囊或腹股沟管，指甲超过指尖	360

（二）胎儿功能的发育

1. 生理功能发育

胚胎发育后期胎儿的生理功能获得稳步发展。3个月以后，胎儿能够吞咽和排尿；6个月以后，胎儿能够呼吸和哭泣；7个月胎儿视听系统有功能反应，能伸展四肢，具备了宫外存活能力；8个月以后，胎儿皮下脂肪开始生长发育，四肢变长，肌张力加强；9个月，胎肺发育趋向成熟。孕期最后3个月，胎儿发育的速度有所变慢。

（1）神经系统

正常胎儿的神经系统在妊娠中期到出生后18个月期间发育最快。胎儿脑的重量占其体重的比例较大。

受精后第3周，神经外胚层在脊索诱导下增厚形成神经板，继而神经板凹陷形成神经沟，沟两侧边缘隆起为神经褶，神经褶在神经沟中段靠拢并融合形成神经管。胎儿神经系统主要由神经上皮细胞在神经管壁快速分裂，分裂后的成神经细胞和成胶质细胞从神经管的管壁迁移，形成中枢神经系统（central nervous system，CNS）。神经嵴细胞产生于神经褶的边缘,并从神经管迁移形成周围神经系统(peripheral nervous system,PNS)、色素细胞和头部骨骼。

脑由胚胎时期神经管的前部发展演化而来,由于神经管前部各段生长发育速度不同,逐渐形成了脑各部不同的形态。随着脑各部的分化,神经管的内腔相应发生变化,从而形成脑室系统。大脑皮层表面的脑沟与回的主要发育和增长在妊娠中期。胎儿大脑基本结构的发育在生命的最初6个月内基本完成,到第8个月初,脑回已接近成人(见图2-1)。

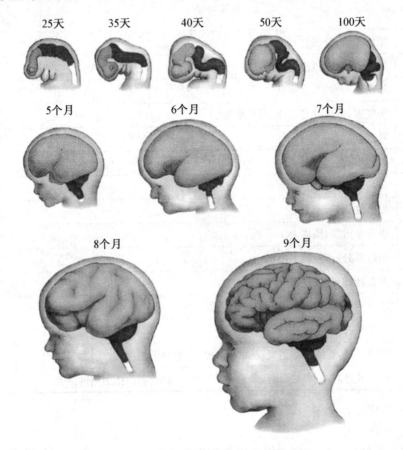

图2-1　胚胎期和胎儿期脑的发育

脊髓起源于神经管的尾部。胚胎第4个月开始,脊髓生长速度慢于脊柱,造成脊髓比椎管短,神经根丝需要在椎管内下行一段才到达相应的椎间孔,使脊髓节段与椎骨的对应关系发生变化。胎儿期末脊髓下端在第2腰椎下缘。

妊娠第8周起胎儿脑细胞开始增殖,早期主要是神经元数量增多;妊娠中晚期胎儿脑细胞增殖达到最高峰,到出生时大脑有近130～180亿个神经细胞,大脑皮层细胞数目与成人相近;后期则主要是神经细胞的增大、神经轴突分支和髓鞘的形成。此外,神经细胞增殖分化的同时伴随着细胞凋亡。妊娠中期开始形成突触,妊娠晚期出现突触小泡和神经递质,具有兴奋和抑制功能。

神经系统易受到不良因素影响,导致胎儿畸形或出生后出现功能障碍,如智力障碍等。

（2）呼吸系统

妊娠11周可观察到胎儿呼吸样运动（fetal breathing movement，FBM），如吸吮和吞咽动作。17周肺开始活动，能够不断吸入和呼出羊水。胎儿呼吸单位到28周发育完善，此时肺泡数量增多，肺泡上皮中除Ⅰ型肺泡细胞外，还分化出Ⅱ型肺泡细胞，并开始分泌表面活性物质。早产儿由于肺泡Ⅱ型细胞分化不良，不能产生足够的表面活性物质，致使肺泡表面张力增大，胎儿出生以后，因肺泡不能随呼吸运动而扩张，出现呼吸困难，易发生新生儿呼吸窘迫综合征。

（3）泌尿系统

妊娠第3个月时胎儿肾开始产生尿液，成为羊水的来源之一。肾的大体结构到36周基本发育完成，但与成人比较还有很大差距，肾小球滤过面积和肾小管容积都相对不足，尤其后者更加明显。

2. 运动功能发育

运动系统的发生来自中胚层。四肢的发生源于上肢芽和下肢芽，上肢芽发育为上臂、前臂和手，下肢芽发育为大腿、小腿和足。骨的发生开始于第5周，但要到出生后才最终完成。

胎儿的运动最初以自发性运动开始（见表2-4）。受孕后第7周出现支配头颈部骨骼肌的神经，进而出现支配躯干和四肢肌群的运动神经。胎儿初期神经系统的发育体现为快速进行的神经纤维形成，主要是体节内、体节间及脑干内形成相连接的向心性神经纤维和离心性神经纤维。第8周反射运动所必需的解剖结构已形成，接触、压迫、振动等机械刺激均可引起胎儿的反射活动。以后随着中枢神经系统的结构和功能的成熟，反射运动呈现多样化。第9周出现自发运动。最初为自主神经功能为主的运动如呼吸、摄取、排泄等，以后逐渐形成防御功能相关的运动如屈曲反射等，进一步出现抓握、表情、姿势的保持和站立反射等功能。成熟的原始运动最初都是以集合运动的形式出现，具有向全身扩展的倾向，然后出现局限于四肢的运动形式。与此同时相对应的中枢神经系统髓鞘也逐渐形成。

表2-4 胎儿的运动发育

统合水平	周龄（周）	运动形式	
延髓—脊髓	8	呼吸运动	
	9	口唇运动	集合反射放散
		肛门运动	躯体运动活动
	10～11	四肢屈曲反射	自主神经活动
	12	姿势（伸张反射）	防御反射
		手掌握持	姿势
		表情	
	15	自发运动	

（续表）

统合水平	周龄	运动形式	
中脑—桥脑—脊髓	16～24	四肢协调运动	局部的
		站立反射	站立反射、协调运动
间脑—中脑—桥脑—脊髓	32～36	各种内脏活动	

　　中枢系统的髓鞘化从解剖学上看是系统发展中古老的结构按照一定顺序发育而成。中枢神经结构的成熟是从脊髓向脑干的上位中枢进展的过程。在婴幼儿期的运动未成熟是由于上位中枢的髓鞘化不完全所致。与大脑皮质下结构比较，皮质的髓鞘化稍迟，与原始反射的出现和抑制有关。

　　（1）胎动

　　胎动（fetal movement，FM）是指胎儿在母体子宫内自发的身体活动或蠕动。胎儿8周时即可利用头部或臀部的旋转使身体弯曲避开刺激，3个月时能够动腿、脚、拇指和头，5个月时母亲就能明显感觉到胎儿的踢脚或冲撞，以后不断加强直至分娩，间或还会出现猛烈的痉挛式的活动，以后次数越来越多，活动量也越来越大。妊娠28～30周是胎动最活跃的时期，明显的胎动有3种类型：一是缓慢的蠕动或扭动，在妊娠3～4个月时最易察觉；二是剧烈的踢脚或冲撞，从6个月起增加，直至分娩；三是剧烈的痉挛动作。孕38周后胎动逐渐减少。

　　（2）反射活动

　　反射活动是指胎儿在母亲妊娠后期、婴儿出生时或出生后的一段时间内，一种避开有害刺激或保持生存状态的本能反应。3个月的胎儿，当触及其上唇或舌头时，嘴会开闭，即产生吸吮反射，这使婴儿出生后能迅速找到和吃到食物；碰其手掌时会出现最初的抓握反射；触其足底时，则拇趾背伸，其余足趾呈扇形张开，即产生Babinski反射，这一反射约到出生后6～18个月逐渐消失，最晚消失时间不超过2岁。5个月后，胎儿逐渐获得了防御反射、吞咽反射、眨眼反射和紧张性颈反射等对其生命有重要作用和价值的本能动作。

　　3. 认知行为发育

　　胎儿认知行为发育主要研究胎儿认知和行为发生发展的规律，目前主要集中在感知觉、学习、记忆、言语等方面，这些研究为科学胎教奠定了理论基础。人类的感觉系统以及相关的触觉、听觉、视觉、味觉、嗅觉、前庭觉等功能发育在出生前就开始形成，胎儿借助感觉系统与母体进行信息交流。

　　（1）触觉的发育

　　在其他感觉开始运作前，胎儿的触觉已首先发挥作用。胎儿第7周时已具有初步的触觉反应，在第8周对细尖的刺激即可产生反应活动，2个月时，唇部出现最原始的感觉细胞——末梢神经小体。如果碰触其唇，会出现规避反射。在4～5个月时已初步建立了触觉反应，触及胎儿上唇或舌头出现吸吮反射，触碰胎儿手心，出现抓握反射，触碰其脚底，脚趾会动，膝和髋关节出现屈曲动作；7个月时则会吸吮拇指。所以抚摸胎教能促进胎儿触觉的发育，培养儿童灵敏度和对外界事物的反应能力。到了第32周时，身体所有部位都对触摸很敏感。

（2）听觉的发育

胎儿听觉的发育早于视觉。胚胎第 3 周胎儿听觉就开始发育，由内胚层、中胚层和外胚层共同参与形成；第 2 个月末，外耳、中耳和内耳雏形形成；第 18 周，内耳的听觉神经及相关结构均已发育，胎儿能听到母亲体内的声音；5 个月，胎儿能听到母亲体外的声音；第 26 周，胎儿听力明显增强，可感觉母亲的声音和心跳声，对声音刺激会产生眨眼、胎心率改变、头部转动和肢体运动；妊娠 28 周，胎儿能区分声音的高低和强弱。听觉系统是胎儿与环境保持联系的主要器官，也是进行音乐胎教的物质基础。

（3）视觉的发育

与眼球和眼附属器有关的组织结构由外胚层分化发育而来。视觉器官在胎儿时期已基本发育成熟，双眼的光学性质已形成，包括瞳孔和晶状体曲度的调节、眼球转动和视觉传导通路。4～5 个月的胎儿已能对视觉刺激产生灵敏反应。超声检查时发现光照会使胎儿出现闭眼或转头等运动，因此光照胎教具有可行性。

（4）味觉、嗅觉的发育

妊娠 14 周左右，胎儿的味觉感受器发育较为成熟，可感受甜、咸、酸、苦等多种刺激，并出现吞咽活动的增加或抑制。胎儿发育后期嗅黏膜及嗅觉传导通路已发育成熟，具备嗅觉认知功能。

（5）前庭觉的发育

前庭系统是所有感觉系统中最早发展的，约在妊娠 1 个月就开始发展。胎儿 2 个月内耳半规管已大约成形，神经纤维开始连接，部分展开运作；5 个月时神经髓鞘开始生长，此为神经逐渐成熟的指标；6 个月时半规管已有成人的尺寸，前庭核也开始与小脑连接。

（6）学习和记忆

学习和记忆是脑的重要功能之一。学习活动是通过神经系统获得外界信息的过程。胎儿在妊娠末期可接受言语、音乐等外界刺激并获得经验，且该经验能被保持到出生后并对其行为产生明显的影响。记忆是人脑的高级功能，是在脑内储存和提取信息，从而使用信息的过程。孕 5 月时，胎儿的记忆功能开始工作，能记住母亲的声音并产生安全感。孕 7～8 月时，胎儿大脑皮质已相当发达。随着触觉、视觉和听觉的发育，胎儿的学习和记忆能力逐渐形成。

三、胎儿发育的影响因素

（一）遗传因素

由遗传物质发生改变而引起的或者是由致病基因所控制的疾病，称为遗传病，具有先天性、家庭性、终身性的特点。人类遗传疾病分为三大类：单基因遗传病、多基因遗传病和染色体异常遗传病。遗传因素导致的胎儿异常包括红绿色盲、地中海贫血、唇腭裂、神经管缺陷等。

（二）母体因素

1. 体重

孕妇孕前体重与巨大儿有关，当体重指数 BMI（体重/身高^2）大于 30 kg/m^2，巨大儿的发生率明显增加；孕期营养过剩、肥胖、体重过重等可发生巨大儿、妊娠期糖尿病、妊娠期高血压等；孕妇体重过轻，易患贫血、甲状腺肿大等疾病，从而影响胎儿的体格与智力发育。

2. 身高

孕妇身高低于 145 cm 易合并骨盆狭窄，既影响胎儿的发育，又给分娩带来困难，容易导致异常分娩。

3. 孕产史

原因不明的流产、死产、畸胎、新生儿死亡、遗传性家族史及近亲婚配史的孕妇，易导致缺陷儿的出生。对本人或家族中有不良孕产史者，应尽可能查明原因。染色体遗传是导致不良孕产史的重要因素之一，对有不良孕产史的夫妇进行细胞遗传学检查可及时检出携带者。

4. 营养

孕妇营养与胎儿密切相关。孕期营养应该均衡丰富，保证蛋白质、维生素、碳水化合物、维生素及微量元素的充足。孕早期叶酸缺乏，易导致胎儿神经管缺陷。孕前及孕早期补充叶酸可明显降低神经管畸形风险，也可减少脐膨出、先天性心脏病等发病风险。孕期铁缺乏可致胎儿宫内生长受限。蛋白质摄入不足会影响胎儿的神经系统发育，导致低出生体重儿、早产儿、死胎以及认知障碍等。孕期营养过度也可导致胎儿发育异常，如巨大儿或生长受限、胎儿畸形甚至死亡。

5. 年龄

一般来说，24～29 岁是女性最佳生育年龄。年龄过小，自身生理与心理的不成熟会直接影响到胎儿发育。年龄过大，尤其是 35 岁以上的高龄产妇，胎儿出生缺陷率较高，且易致难产、流产、死胎和低出生体重等。

6. 健康状况

要了解孕妇的既往病史及家族史，孕前及孕期有无高血压、糖尿病、心脏病、血液病、肝肾疾病、结核、甲状腺功能亢进、自身免疫系统疾病、肿瘤、生殖系统疾病，有无前置胎盘、胎盘早剥、过期妊娠等，家族中有无妊娠合并症、多胎妊娠及其他遗传性疾病等。除了了解母亲的健康状况，也要了解父亲的健康状况。

7. 情绪

由于母子之间的特殊联系，情绪障碍的母亲对于其子女的生理及心理发展会产生不良影响，并显著增加其子女罹患情感障碍的风险。孕前和孕期的应激可影响下丘脑-垂体-肾上腺（HPA）轴，机体自主神经功能紊乱，影响胎儿生长发育，导致早产、低出生体重儿、胎儿发育迟缓，甚至对远期生长发育和心理健康等均产生深远影响。

8. 血型

母胎血型不合溶血性疾病是一种与血型有关的同种免疫性疾病，发生在胎儿期和新生儿早期，是引起新生儿溶血的重要病因。人类红细胞血型有 26 种，但能引起母胎血型不合溶血性疾病的血型以 ABO 血型和 Rh 血型为最常见。母亲为 O 型血者占 ABO 新生儿溶血病的 95% 以上。ABO 血型不合导致溶血往往在第一胎即可发生，Rh 溶血发生在母亲为 Rh 阴性而胎儿为 Rh 阳性。胎儿主要表现为易发生窒息、心衰、全身皮肤水肿、黄疸、肝脾肿大及腹水等。

9. 分娩方式

阴道分娩是自然的生理过程,经过产道挤压,新生儿能够更好地适应环境。此外,分娩方式是影响婴儿肠道微生物群初始定植和演替的重要因素,研究证明,阴道分娩儿肠道微生物群的多样性高于剖宫产儿。剖宫产适用于不能经阴道分娩的产妇。剖宫产儿在短时间内被迅速娩出,没有适应必要的刺激和考验,可能会导致本体感觉差、注意力不集中、多动及阅读障碍等。

(三)胎教因素

胎教即胎儿教育,父母通过调控身心健康,根据胎儿各种感觉发育的实际情况,采用科学方法对胎儿进行的学习记忆训练。胎教的实质是在产前对胎儿大脑生长发育的一种环境干预,目的是最终促进胎儿大脑网络的丰富化。科学地实施胎教可促进胎儿健康发育以更好地适应社会,为出生后早期教育打下良好基础。常用的胎教有音乐胎教、运动胎教、言语胎教、光照胎教等。

1. 音乐胎教

音乐胎教是胎教中的首选措施。音乐作为一种信息,可以促进母亲与胎儿之间的信息传递。胎儿觉醒活动时,不断输入优良乐性声波,可促使其脑神经元轴突、树突及突触的发育;有节奏的音乐可刺激身体内的细胞、分子发生共振,促进细胞的新陈代谢;优美动听的乐曲,能够促进孕妇分泌出一系列有益健康的激素、酶和乙酰胆碱等物质,起到调节血液流量和兴奋神经细胞、改善胎盘供血状况的作用,使血液中的有益成分增多;音乐还可以渗入人的心灵,激发人进入无意识的超境界幻觉,从而唤起平时被抑制了的记忆。这些将促进胎儿发育,为优化后天的智力及发展音乐天赋奠定基础。

可以从孕 16 周开始让胎儿、孕母听音乐(频率为 $250\sim500$ Hz,强度为 70 dB 左右),每天 12 次,每次 $5\sim20$ 分钟,也可让母亲给胎儿唱歌或哼乐曲。音乐胎教不仅可以训练胎儿的听觉功能,更利于孩子情绪的丰富与稳定,促进孩子的心理发育。但音响过强的音乐会导致细胞破裂而死亡,有害于胎儿的健康。

2. 运动胎教

孕 $4\sim5$ 月后,父母可慢慢沿孕妇腹壁抚摸胎儿或轻轻弹扣、拍打、触压孕妇腹壁,刺激胎儿活动,每天 $5\sim10$ 分钟,促进胎儿大脑发育,还可促进胎儿触觉、平衡觉、肢体运动的发育。但若刺激力量过大,会损伤胎儿。

3. 言语胎教

父母通过"聊天"、讲故事、欣赏文艺作品等方式,给胎儿大脑新皮质输入最初的言语印记,促进胎儿听力、记忆力、智力和言语方面的发育。

4. 光照胎教

孕 28 周后,胎动时用电筒贴在腹壁上进行一明一暗的照射,每次 $2\sim5$ 分钟,以训练胎儿昼夜节律,促进胎儿视觉功能及脑的健康发育。

5. 其他

图画胎教,孕妇经常看一些美丽生动的图画,并讲述这些图画,保持愉快的情绪,也有利于胎儿情绪健康发展。另外还有美术胎教、剪纸胎教等。

（四）致畸因子

孕妇在怀孕期间接触不良环境，尤其是物理和化学因素，都容易对胎儿造成影响。一般而言，受孕后15~60天是胚胎器官形成的关键时期，也是胚胎最易受致畸因子影响的时期。致畸因子包括生物性致畸因子、物理性致畸因子及化学性致畸因子。生物性致畸因子包括风疹病毒、巨细胞病毒、单纯疱疹病毒、弓形虫、梅毒螺旋体、乙肝病毒等。物理性致畸因子包括各种电离辐射、噪音、超声波、高温机械性压迫和损伤等。化学性致畸因子包括各种工业化学物质如农药、重金属、食品添加剂、防腐剂等，以及化学药物如抗肿瘤、抗惊厥、抗炎、抗凝血及激素类药物等。

知识拓展

TORCH

TORCH是1971年美国学者纳米亚斯（Nahmias）等将引起先天性感染的病原体用英文字头命名而成。T是指弓形虫（toxoplasma），一种可以引起人畜共患病的原虫，可侵害眼、脑、心、肝脏等重要器官；O是指其他病原微生物（others），如带状疱疹病毒、梅毒螺旋体、细小病毒B19等；R是指风疹病毒（rubella virus），属于RNA病毒，可侵害耳、眼、呼吸道和心血管等器官；C是指巨细胞病毒（cytomegalo virus），是一种双链DNA病毒，可侵害肝脏、肺及胃肠等器官；H是指单纯疱疹病毒（herpes simplex virus），是一种DNA病毒，分为Ⅰ型和Ⅱ型，可侵害脑、肺及生殖器等器官。TORCH病原体可通过胎盘或产道引起胎儿宫内感染，从而导致胎儿出生缺陷，是目前国际上公认的对优生危害最大的病原微生物。

（五）胎儿因素

一次妊娠宫腔内同时有两个或多个胎儿时称多胎妊娠。近年来，由于辅助生殖技术的广泛应用，多胎妊娠发生率增高。多胎妊娠易引起胎膜早破、早产、胎儿发育异常等。

知识拓展

辅助生殖技术

20世纪60年代兴起的一种治疗不孕不育症的医疗方法，是指运用医学技术和方法对配子、合子和胚胎进行人工操作以达到受孕目的的技术。目前辅助生殖技术包括人工授精（artificial insemination，AI）、体外受精-胚胎移植（in vitro fertilization and embryo transfer，IVF－ET）以及其他衍生技术。

（六）胎儿窘迫

胎儿在子宫内因急性或慢性缺氧危及健康和生命者，称胎儿窘迫（fetal distress），发生率为2.7%~38.5%。胎儿窘迫分急性与慢性两种。急性胎儿窘迫常发生在分娩期，多因脐带异常、胎盘早剥、产妇休克或宫缩过强及不协调等引起。慢性胎儿窘迫常发生在妊娠晚期，多因妊娠期高血压疾病、慢性肾炎、糖尿病、严重贫血、妊娠期肝内胆汁淤积症及过期妊娠等所致。胎儿窘迫主要表现为胎心率异常、胎儿电子监护异常、羊水胎粪污染、胎动减少或消失、胎儿生物物理评分低下、胎儿生长受限、胎儿酸中毒、胎盘功能低下等。胎儿窘迫影响神经发育甚至造成缺血缺氧性脑损伤，导致脑瘫、注意力缺陷或认知行为障碍等，甚至死亡。故应加强孕期及产程监护，尽早诊断，适时干预，尽可能预防和降低围生儿发病率、死亡率及远期致残率。

（七）其他因素

饮酒、吸烟、吸毒等因素也会对胎儿发育造成不良影响。

1. 饮酒

乙醇可通过胎盘进入胎儿体内，导致婴儿出生后智力障碍、面容特殊、身体矮小、协调性差、多动等。饮酒过量时，可能会引起各种不同的畸形。男性饮酒也可能会影响到胎儿。

2. 吸烟

烟草中含 20 多种有毒物质，其中尼古丁毒性最大，可通过胎盘直接进入胎儿体内，使胚胎发育缓慢，引起畸形、流产、早产或死胎。男性吸烟也会影响胚胎质量。

3. 吸毒

孕妇吸毒可诱发遗传物质突变，危及胎儿的大脑、心脏等器官导致胎儿畸形，新生儿出生后可出现戒断综合征。远期将影响学龄儿童的注意力，出现学习和社会功能障碍。

知识拓展

胎儿的异常发育

发育异常是指由于各种因素导致的先天缺陷。狭义的概念仅指出生时解剖结构畸形。广义的概念则包括出生时各种解剖结构畸形、功能缺陷及代谢、遗传行为的发育异常。以下介绍几种常见的异常发育：

1. 胎儿生长受限（fetal growth restriction，FGR）

是指由于病理原因造成的出生体重低于同孕龄同性别胎儿平均体重的两个标准差和第 10 百分位数，或孕 37 周后胎儿出生体重小于 2 500 g；实质是胎儿的生长没有达到他们遗传的全部潜能。我国的发病率为 3‰～7‰。FGR 围生儿死亡率为正常儿的 4～6 倍，FGR 影响儿童期及青春期的体格与智能发育。

根据胎儿的生长特征，一般将胎儿生长受限分为 3 种类型：

（1）内因性均称型 FGR。是原发性的，抑制生长的因素在受孕时或在妊娠早期，致胎儿内部异常，或由遗传因素引起。特点是新生儿体重、身长、头径均相称，小于该孕龄正常值。半数有先天畸形，预后不良。新生儿有脑神经发育障碍与智力障碍，无营养不良表现。

（2）外因性不匀称型 FGR。是继发性的，孕早期胚胎发育正常，至孕晚期才受到有害因素的影响，如合并妊高征、高血压、糖尿病、过期妊娠，致使胎盘功能不全。特点是新生儿发育不匀称,身长、头径与孕龄相符而体重偏低。营养不良或过熟儿外观。

(3) 外因性均称型 FGR。是上述两型的混合型。致病因素在整个妊娠期发生作用,常因缺乏叶酸、氨基酸、微量元素或有害药物所致。特点是身长、体重、头径相称,但均较小。新生儿常有明显的生长与智力障碍,有营养不良表现。

2. 胎儿畸形

是指由于内在的异常发育而引起的器官或身体某部位的形态学缺陷,又称为出生缺陷。人类具有较高的出生缺陷率,国外报道的发生率是 15%,国内约为 13.7%。出生缺陷发生顺序依次为:脑积水、开放性脊柱裂、脑脊膜膨出、腭裂、先天性心脏病、21-三体综合征、腹裂、脑膨出。

出生缺陷不但容易导致胎儿死亡,而且存活下来的大多造成残疾,给家庭和社会造成巨大负担。预防出生缺陷,应实施三级预防原则,即去除病因、早期诊断、延长生命。

3. 巨大儿

胎儿体重达到或超过 4 000 g 者称为巨大儿。近年来巨大儿的发生率逐渐增加,国内发生率约 7%,国外发生率约 15.1%,男胎多于女胎。原因主要有营养过剩、合并糖尿病及遗传因素。巨大儿手术产率及死亡率均较正常胎儿明显增高。治疗包括营养指导、及早发现并治疗糖尿病,并根据胎儿成熟度、胎盘情况及血糖控制情况,适时终止妊娠。

四、胎儿发育的监测

随着现代医学的发展,胎儿发育的监测方法越来越多且越来越先进,对胎儿发育早期评估起到重要作用。目前主要的监测方法与内容有:

1. 胎动计数

胎动是妊娠诊断的依据,也是胎儿宫内安危的重要指标,胎动消失往往是胎儿死亡的前兆。胎动可分为转动、翻转、滚动、跳动及高频率活动。胎动可以通过孕妇自测或 B 超监测。临床上采用胎动自测法:孕妇每日早、中、晚 3 次卧床计数胎动,每次 1 小时,相加乘以 4 即为 12 小时胎动。若胎动≥30 次/12 小时或≥4 次/小时为正常,若连续 2 日胎动≤3 次/小时,则为异常。

2. 胎儿神经系统超声检查

(1) 特异的肢体运动,如打哈欠、伸懒腰、惊跳等;

(2) 眼球运动、姿势、心率。如将上述检查与振动刺激或声音刺激试验结合起来将更有意义;

(3) 定量定性分析胎儿呼吸能更进一步提供有关胎儿神经系统状况的信息。

3. 胎心率检查

胎心率(fetal heart rate,FHR)是胎儿心功能状态的反映,于妊娠 10 周应用多普勒超声可听到胎心音。正常胎心率范围国外建议采用 110~150 bpm,但国内仍采用传统标准:正常范围在 120~160 bpm,<120 bpm 或>160 bpm 表示胎心率异常。另外还可采用胎儿电子监护连续观察并记录胎心率的动态变化,估计胎儿宫内安危情况。

4. 胎儿心电图(fetal electrocardiography，FECG)

一般于妊娠 12 周以后即可显示出，多用经腹壁外监测法，可了解胎儿有无缺氧及胎盘功能。对诊断胎儿心脏异常有一定价值。

5. 超声检查(ultrasonic diagnosis)

B 超可观察胎儿形态结构、生长状况、羊水容量和胎儿血流速度，监测胎动、胎儿呼吸样运动和胎儿肌张力等。妊娠早期测量妊娠囊、头臀长并结合人绒毛膜促性腺激素(human chorionic gonadotropin，HCG)估测孕周。妊娠中晚期测量双顶径(biparietal diameter，BPD)、腹围(abdominal circumference，AC)及股骨长度(femur length，FL)，可对胎儿宫内生长发育情况进行评估。妊娠 18~20 周常规产前超声筛查，在此期间能筛查出 95% 的胎儿畸形，其中 60%~80% 的先天愚型在颈项部皮肤出现透明带(nuchal translucency，NT)。对无脑儿、脑积水、脑脊膜膨出、脊柱裂、肾积水、多囊肾、肠道畸形、心脏畸形的诊断也有帮助。经脐动脉多普勒血流测定，正常妊娠随着孕龄的增加，子宫胎盘血流随之增加，致使胎盘血管阻抗逐渐降低，脐动脉收缩期与舒张期血流速度比值(S/D)和脐动脉阻力指数(RI)也随之下降。当脐血管阻力异常升高时，提示胎盘循环阻力大，胎儿供血不足，处于慢性缺氧状态，S/D 值越高，胎儿危险越大，甚至发生死胎。

6. 胎儿生物物理监测

1980 年曼宁(Manning)指出利用胎儿电子监护仪与 B 型超声联合监测胎儿宫内缺氧情况。5 项指标包括无应激试验(non-stress test，NST)、胎儿呼吸样运动(fetal breathing movement，FBM)、胎动(fetal movement，FM)、胎儿肌张力(fetal muscle tone，FT)及羊水容量(amniotic fluid volume，AFV)。每项 2 分，满分 10 分。Manning 评分法见表 2-5。

表 2-5 Manning 评分法

指 标	2 分(正常)	0 分(异常)
NST (20~40 分钟)	≥2 次胎动伴胎心加速，振幅≥15 b/min，持续≥15 秒	<2 次胎动，胎心加速<15 b/min，持续<15 秒
FBM(30 分钟)	≥1 次，持续≥30 秒	无或持续<30 秒
FM(30 分钟)	≥3 次躯干或肢体活动(连续出现计 1 次)	≤2 次躯干或肢体活动 无活动或肢体完全伸展
FT(30 分钟)	≥1 次躯干伸展后恢复到屈曲，手指摊开合拢	无活动，肢体完全伸展，伸展缓慢，部分恢复到屈曲
AFV	≥1 个羊水暗区，最大羊水暗区垂直直径≥2 cm	无或最大羊水暗区垂直直径<2 cm

胎儿发育除了上述的常规监测方法，对经过筛查发现的高风险人群，可进而采取有创性产前诊断以进一步明确诊断，早期干预。

7. 胎儿镜检查

胎儿镜经腹壁、子宫壁进入羊膜腔，直接观察胎儿体表，还能采集胎儿的皮肤、肌肉或血液标本作生化、病理或分子遗传学检测,以及胎儿的宫内治疗等。

8. 羊膜腔穿刺

妊娠中期以后羊水主要来源于胎尿与羊膜上皮渗漏,其中含有胎儿皮肤的脱落细胞、酶、激素及胎儿代谢产物,因此检查羊水成分,可以反映胎儿情况。羊膜腔穿刺术的目的包括诊断与治疗两方面。抽取羊水进行染色体或生化分析,可了解胎儿的染色体或基因是否正常,以便采取预防、治疗措施,促使胎儿生长或引发流产,以达到优生目的。羊水穿刺的最佳采样时间为妊娠 17～21 周。

9. 绒毛穿刺取样

用于确诊胎儿是否有染色体异常、神经管缺陷以及某些能在羊水中反映出来的遗传性代谢病。手术时间一般在孕 11～14 周,该操作的流产、畸胎风险都高于羊水穿刺。

10. 经皮脐血穿刺技术

超声引导下进行脐静脉穿刺获取脐血是产前诊断胎儿遗传性疾病、评价胎儿宫内状态及治疗胎儿疾病的重要手段,已广泛用于胎儿疾病的产前诊断。但由于是创伤性操作,可引起流产、早产、感染、胎盘早剥、胎死宫内等并发症。

11. 植入前胚胎遗传学诊断(preimplantation genetic diagnosis,PGD)

利用现代分子生物学技术与显微操作技术,在受精卵分裂为 8 个细胞左右时,取出 1～2 个细胞,进行特定的遗传学性状检测,然后据此选择合适的囊胚进行移植。常用于某些单基因疾病、染色体数目或结构异常以及性连锁性遗传病的携带者等有可能分娩异常性疾病后代的高危夫妇的胚胎选择。

12. 母血检测

采用放射免疫法,检测孕妇血清胎盘生乳素(human placental lactogen,HPL),判定胎盘功能是否低下。通过测定血清中的甲胎蛋白(alpha fetoprotein,AFP)和 HCG,初步评估胎儿罹患 21-三体综合征和开放性神经管缺陷的风险。母血中除有胎儿细胞外,还有游离的胎儿 DNA,经母血富集游离的胎儿 DNA,可用于胎儿 Rh 血型 D 抗原的监测,也可用于监测胎儿从父本获得的血红蛋白病基因。目前该技术还处于临床前研究阶段。

第二节　分娩及产后阶段

一、分娩过程

分娩方法主要包括阴道分娩(有时会用预备分娩法/拉姆兹分娩法、药物分娩法)、剖宫产等。一般首选非药物的阴道分娩。

由于胎儿头部相对较大,阴道分娩对于母亲与胎儿而言,都是一项艰辛的过程。这个过程可以分为三个阶段(见图 2-2)。

第一个阶段:子宫颈扩张和展平。初产妇通常要经历 12～14 小时,经产妇这个时间要缩短很多,通常经历 4～6 小时。该阶段一开始每 8～10 分钟宫缩一次,每次持续 30 秒左右,之后宫缩逐渐频繁。这个阶段末,约 2 分钟宫缩一次。宫缩反应使宫颈不断打开,最后扩张到约 10 cm,足够让胎儿的头部通过。

　　第二个阶段:胎儿娩出。以胎儿的头部由宫颈进入产道开始,通常要经历约 90 分钟。每一次宫缩,胎儿的头就离母体更远一些。这个阶段结束时,胎儿已完全离开母体(即降生)。

　　第三个阶段:胎盘娩出。胎盘和子宫壁剥离,并在几分钟内与剩余的脐带(仍和新生儿的身体相连)排出体外。

　　分娩策略包括选择分娩的环境和陪护。在一些国家,由助产护士来为产妇接生;另一些国家中,则由助产士帮助接生。

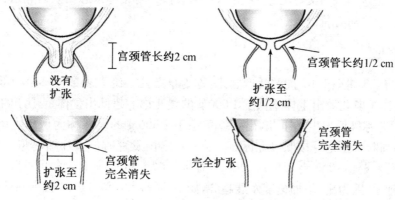

图 2-2　分娩过程宫口情况

　　当胎儿出现一些危急情况时,如分娩的第一阶段初发现羊水已污染,或是臀位分娩中其他部位已生出来,头太大仍在子宫里,或是母亲分娩过程中阴道出血,或是胎儿心率突然升高,等等,通常会进行剖宫产。有关剖宫产的好处与风险的争论一直在持续。

二、胎儿到新生儿的转变

　　分娩过程中,正常胎儿有对抗压力的强大能力。由于某些因素的存在,胎儿有可能出现氧气供应不足,体内会分泌大量的肾上腺素、去甲肾上腺素和荷尔蒙来保护胎儿抵抗缺氧。若胎儿出现缺氧症,会对大脑造成伤害。

　　出生前在母体中时,氧气通过脐带由母体供应给胎儿,出生后脐带被剪断,新生儿可以独立呼吸了。

　　出生后一分钟内需要对新生儿进行 Apgar 评分来评估出生时情况,反映宫内的情况,评分标准见表 2-6。Apgar 评分结果:8～10 分属正常新生儿;4～7 分为轻度窒息,需清理呼吸道、人工呼吸、吸氧、用药等救治措施;0～3 分缺氧严重属重度窒息,需紧急抢救。评分较低的新生儿,应在出生后 5 分钟再次评估,反映的是复苏效果,与预后关系密切。

表 2-6　新生儿 Apgar 评分标准

体征	0分	1分	2分
每分钟心率	0	<100 次	≥100 次
呼吸	无	浅慢,不规则	佳,哭声响亮
肌张力	松弛	四肢稍屈曲	四肢屈曲,活动好
对刺激反应(弹足底或导管插鼻反应)	无反射	有些动作,如皱眉	哭、咳嗽、恶心、喷嚏
皮肤颜色	全身苍白	躯干红,四肢青紫	全身红润

在新生儿出生后,与父母的最初见面,意味着孩子与父母依恋关系的开始。对于最初见面的重要性,目前有着很大争议。

三、早产儿

胎龄大于 28 周小于 37 周的活产婴儿,称为早产儿。绝大多数但不是全部的早产儿都是低出生体重婴儿。出生体重低于 1 000 g 的婴儿称为超低出生体重儿,出生体重小于 1 500 g 的婴儿称极低出生体重儿,出生体重小于 2 500 g 的婴儿称为低出生体重儿。但对于体重的判断不是绝对按照以上标准。胎儿在宫内发育时体重递增率是逐渐减低的。第 12 周每天为 6%,20 周为 2.5%,29～32 周为 1.6%,38 周为 1.3%,可见胎儿体重每日增加的量,到 38 周为止,呈加速度发展趋势,如 16 周时每天为 5 g,21 周时每天为 10 g,29周时每天为 20 g,37 周时每天则为 35 g。可见判断是否是真的是低出生体重时,一定要结合胎龄(参照表 2-7)。

表 2-7　胎儿的体重发育

胎龄(周)	9	10	12	14	16	18	20	22	24	26	28	30	32	36	38
体重(g)	8	14	45	110	200	320	460	630	820	1 000	1 300	1 700	2 100	2 900	3 400

我国早产儿的发生率约为 5%～10%,死亡率约为 12.7%～20.8%,且年龄愈小,体重愈轻,死亡率愈高,尤其是 1000g 以下的早产儿,器官发育不成熟,伤残率较高。如我国脑瘫患儿约半数是早产儿,因此,预防早产对于降低新生儿死亡率,减少儿童的伤残率均具有重要意义。出生对婴儿有着巨大的压力,但是婴儿已经为应对压力做好了准备。低出生体重儿、早产儿更有可能出现发育问题,不过这些婴儿中的大多数还是健康正常的。袋鼠式护理和按摩疗法被认为对早产儿是有利的。

四、产后阶段

产后阶段是指在分娩后持续 6 周或者直到身体恢复到孕前状态的时间,对于新父母和孩子都是一个挑战。母亲需要进行生理调整以及情绪和心理调整,这些会影响到孩子的抚养或发育。

(一)生理调整

在孩子出生后头几天或几周内,新晋母亲需要进行大量的生理调整。她有可能精力充沛,也有可能无精打采,这些是正常的变化,疲劳会逐渐削弱母亲的安全感与应对孩子和全新家庭生活的自信。

孩子出生后,母亲子宫有 900～1 360 g 重,在产后 5～6 周回到孕前大小,此时子宫就只有 56～100 g 重了。母亲的荷尔蒙分泌在产后会经历突然且戏剧性的变化。当胎盘脱落、雌激素和孕激素水平迅速下降且停留在低水平直到卵巢再一次产生荷尔蒙。

此阶段母亲常常担心睡眠不足(如美国 2007 年睡眠调查显示,大量女性反映妊娠和产后阶段睡眠不足),而睡眠不足会导致压力、婚姻冲突、做出不正确的决定等。

(二)情绪和心理调整

母亲出现情绪波动是很常见的。有的母亲在分娩的几周后情绪波动便有所减少,有的母亲的情绪波动期却很长。

产后抑郁是比较多见的,如果不妥善处理,可能会变成一个严重的问题。据调查,美国约 70% 的女性有产后忧郁情绪。大约分娩后 2～3 天,她们开始觉得抑郁、焦虑和沮丧,可能会在几个月内反反复复。若没有对策,这些情绪会持续 1～2 周。许多经历产后抑郁的母亲并不寻求帮助。防治方面,无论妻子是否有产后抑郁,丈夫的支持和关爱都很重要。有研究表明,丈夫给予的支持越多,妻子出现产后抑郁的概率越低。规律地锻炼身体能帮助治疗产后抑郁。有一些抗抑郁药对产后抑郁有效,且对哺乳期的母亲是安全的。心理疗法,特别是认知疗法,对产后抑郁也是有效的。

研究表明,抑郁的母亲和她们孩子之间的交流障碍主要出现在敏感性低的母亲和不易感应的婴儿中,且存在跨文化、跨社会经济地位的效应。

父亲在产后阶段也需要经历调整,甚至是整天离家在外工作时,许多父亲觉得孩子一出生就获得了母亲全部的关注,有些会觉得自己被孩子取代了。

能力测验

思考题

1. 胎儿的宫内发育如何分期?
2. 胎儿的运动功能是怎样发育的?
3. 胎教的人体发育学依据是什么?
4. 影响胎儿发育的因素有哪些?
5. 如何监测胎儿发育?

第三章　生理功能发育（系统和器官层面）

▌▌▌ **案例引导**

张某，男，身高 120 cm，体重 20 kg，心率 120 次/分，嗜中性粒细胞百分比 45％。

思考：

1. 该儿童目前年龄有可能是多大？
2. 除了心率较快外，儿童心血管系统还有哪些特点？
3. 儿童免疫力相对较差，易患传染性疾病的原因有哪些？

▌▌▌ **知识导图**

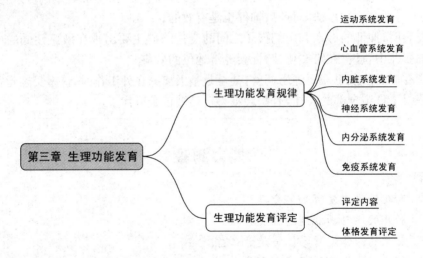

▌▌▌ **学习目标**

1. 熟悉运动系统、神经系统的发育规律。
2. 了解心血管系统、内脏系统、内分泌系统、免疫系统发育，了解生理功能发育评定内容和体格发育评定方法。

第一节　生理功能发育规律

生理功能的发育是个体感知觉、运动、言语、认知、情绪情感、社会功能等发育的基础。本节主要介绍运动系统、心血管系统、内脏系统、神经系统、内分泌系统、免疫系统等的生理发育规律，与言语相关的生理功能发育规律内容详见第七章。

一、运动系统发育

（一）婴幼儿期

1. 骨骼

长骨的生长包括增长和加粗两个过程，且同时进行。骨干与骨骺交界处的软骨细胞不断分裂增生，又不断有钙盐在此沉积，使增生的组织骨化，长骨就这样靠软骨层的不断增殖和钙化逐渐加长。同时，骨干也在不断地加粗，骨膜内的成骨细胞不断增生，形成新的骨组织，使骨加粗，同时骨髓腔内还有破骨细胞，破坏骨髓腔周围的组织，使腔逐渐扩大，骨的外部形态和内部结构得以不断地重建。

婴幼儿的骨中含有机物相对较多，无机物相对较少。所以骨的弹性大而硬度小，不易骨折而易变形。

新生儿的头部占身长的1/4（2周岁时头长占身长的1/5），从所占的比例来看，就显得比较长（见图3-1），这是因为分娩时逐渐"变形"有利于通过骨盆。头部暂时变形是可能的，因为头颅骨之间的缝还没有闭合，在多骨交界处还形成了前囟、后囟，由一层坚韧的薄膜覆盖着。后囟通常在出生后6～8周闭合，前囟约半数在1～1.5岁闭合，最晚不超过2岁。胎儿鼻子的软骨也是具有韧性的，因此，胎儿通过产道后的几天内，鼻梁看上去是扁平的。

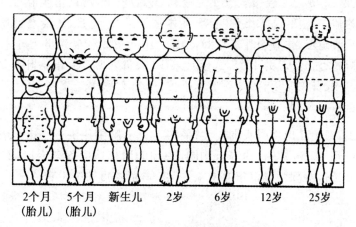

　2个月　5个月　新生儿　2岁　6岁　12岁　25岁
（胎儿）（胎儿）

图 3-1　头与身高（身长）的比例

2. 关节

婴幼儿的关节间隙较大,关节面软骨较厚,而关节囊较薄,囊周围的韧带伸展性较大,关节周围的肌肉较细长,不太发达,因此,婴幼儿关节的伸展性和活动范围都大于成年人,但关节的牢固性相对较差,有时在用力过猛或不慎摔倒等情况下可能会使关节头从关节窝中脱出来,从而造成脱位。

3. 肌肉

婴幼儿的骨骼肌间质组织较多,肌肉内含水分较多,蛋白质和无机物较少,因此,肌肉较柔嫩,富有弹性,肌纤维较细,肌力(指肌肉收缩产生的最大力量)较弱。肌肉中能源物质(如糖原)储备少,肌肉的耐力差,容易疲劳。婴幼儿身体各部分肌肉的发展是不平衡的,一般身体浅层的粗大肌肉发育得较早,深层一些的细小肌群发育得较迟。

婴幼儿肌肉和脂肪所占的比例与年龄和性别有关。早期,脂肪组织的发展较肌肉组织更快。

4. 体格

身长与体重:正常标准的新生儿的身长约 50 cm,体重约为 3 kg,男婴往往比女婴略高些、重些。出生后第一年身长、体重增长最快,1 周岁时身长比出生时增长约 25 cm(可达约 75 cm),体重约为出生体重的 3 倍(约 9 kg)。第二年增长速度逐渐减慢,身长全年增长约 10 cm(可达约 85 cm),体重增加约为出生体重的 1 倍(可达约 12 kg)。第三年身长增加 5~7 cm,体重约增加 2 kg。

知识拓展

生理性体重下降

出生第 3~4 天,婴儿体重下降 7%~8%,这主要是由于胎粪、尿液的排出,通过皮肤、呼吸道丢失水分,加上初生婴儿吸吮力较弱、吃奶较少,所以出现暂时性的体重下降,甚至比出生时的体重还低,临床上称"生理性体重下降"。此后,随着婴儿吃奶量的增多,对外界环境的逐步适应,体重会逐渐增加,约 7~10 天可以恢复到出生时体重。

若体重下降超过出生时的 10%,或生后第 10 天仍未回升到出生时水平,那就可能为异常情况,应该寻找其中原因,如是否喂养不当、奶量不足,或者是否是由疾病引起的。

头围与胸围:新生儿出生时头围较大,平均 34 cm,胸围比头围小 1~2 cm,约 32 cm;头围 1 岁左右达到 46 cm 左右,约等于胸围,头围的增长速度逐渐变慢,2 岁末为 48 cm。而此后胸围一直超过头围并以每年递增 1.5~2 cm 的速度快速发育。

知识拓展

新生儿皮肤与胎毛的特点

新生儿很少有皮肤色素沉着,但略呈粉红色,因为薄嫩的皮肤刚好够盖住在微小的毛细血管里流淌的血液。新生儿身上的绒毛很多,因为胎毛尚未完全脱落。在几天之内,胎毛将全部脱落。

(二)学龄前期

1. 骨骼

儿童骨化还未完成,这阶段骨组织中水分和有机质含量较多,而无机盐(磷酸钙、碳酸钙)含量少,使骨的弹性较好,可塑性强,因此,舞蹈、体操、武术等项目的训练可以从这个阶段开始。也正因如此,容易因姿势不良等原因造成骨骼变形。因骨膜较厚,骨的再生能力较强,若发生骨折,多为不完全骨折,即骨折部位还有部分骨膜相连,称为"青枝骨折"。

2. 关节

关节面软骨较厚,关节囊、韧带的伸展性大,关节周围肌肉薄弱,所以关节活动范围大于成人,但关节牢固性差,较脆弱,在外力作用下易受伤害发生关节脱位。此期腕骨未发育完善,所以活动时间不宜过长,强度不能太大。

足弓周围韧带较松弛、肌肉薄弱,若长时间站立、行走,足底负重过多,易引起足弓塌陷,尤其是肥胖儿更易发生扁平足。

3. 肌肉

肌肉中水分较多,蛋白质及储存的糖原较少,故肌肉柔嫩,收缩力较差,容易疲劳,但由于新陈代谢旺盛,疲劳后恢复较快。此时期肌肉的发育还处于发育不平衡阶段,大肌群发育早,小肌群发育不完善,肌力差,易受损伤和疲劳。5岁以后肌肉发育开始显著。

4. 体格

此时期是运动系统快速发育阶段,身体各部位比例发生明显变化,头、躯干、四肢发育速度差异较大,下肢发育较快,骨骼、肌肉的生长需要大量蛋白质、葡萄糖、钙、磷及维生素D等。体格发育速度相对减慢,但仍保持稳步的增长,身高年均增长5~7 cm,体重年均增长2~2.5 kg。同年龄、同性别儿童体重差异一般在10%左右。体重增长异常,超过标准范围应警惕肥胖症;低于标准范围15%以上,则应考虑是否存在内分泌疾病、慢性消耗性疾病等。而明显的身高发育异常应注意是否因营养不良、甲状腺功能减退、生长激素分泌异常、软骨发育不全或成骨异常所引起。此时期儿童体重、身高增长的粗略计算公式:

身高(cm)=年龄×7+70;

体重(kg)=年龄×2+7(或8)。

知识拓展

生理性O形腿和X形腿

入小学前,由于儿童的骨骼发育特点,骨的弹性较好,容易因体重、姿势不良等原因造成骨骼变形,常见生理性O形腿和X形腿。这类儿童通常无家族史,膳食正常,健康状况良好,不影响儿童身高及生长发育,双侧肢体对称,仅为轻至中度异常。一般2岁前O形腿常见,3~6岁X形腿常见。评估需要测量胫骨下端的踝间距和股骨下端的髁间距。严重的 X 形或 O 形腿需要寻找其原因,如先天畸形、骨软骨发育不良、佝偻病、成骨不全、膝类风湿性关节炎等。

(三) 学龄期

1. 骨骼

骨骼的发育有两个特点:一是软骨多,骨干短而细,骨化尚未完成;二是骨的化学成分以有机成分(主要是蛋白质)居多,无机成分(钙、磷等无机盐)含量少,两者比例为 1∶1,而成人则是 3∶7,所以骨骼的弹性较大而硬度小,不容易骨折但容易发生变形。下肢骨骼生长较快,所以腿显得比学龄前期更长。

2. 关节

韧带与骨骼结合得还不牢固,肌肉的逐渐增长,使得关节具有较大的运动灵活性。脊柱的胸曲在 7 岁以后形成并固定,13～14 岁之前脊柱各椎骨间充满软骨,椎骨周围的肌肉、韧带比较薄弱,所以长期低头姿势、歪头姿势、歪身姿势、使用单肩背包等,脊柱易发生侧弯、后凸等变形。足弓发育也还不完善,若长时间站立、行走或负荷过重,超出足部肌肉的负荷能力,会引起不同程度的足弓塌陷(扁平足)。

3. 肌肉

至青春期前,骨骼肌肉呈稳定的成长趋势,耐受疲劳性增强,走路更多、更远。6～7岁因小肌群发育尚未成熟,儿童手脚并不灵活,大约 8 岁时才能熟练地进行小肌群的精细运动。小肌群的协调发育使儿童能进行更复杂的手工操作,如书写、绘画、使用剪刀和乐器等。

由于肌肉要适应增长的骨骼,常会感到夜间"疼痛加深",大腿或小腿感到坚硬和疼痛,这是正常现象,俗称"生长痛",疼痛多为双侧,一般不影响行走、跑、跳等活动,可自愈。

4. 体格

女孩 10 岁、男孩 12 岁前体格处于相对稳定增长阶段,身高年均增长 5 cm,体重年均增长 2 kg 左右。此期儿童体重、身高增长的粗略计算公式同学龄前期。

(四) 青春期

1. 骨骼

已经出现的骨化中心继续发育,并出现新的骨化中心,各骨化中心相继钙化或与骨干的干骺端愈合。女孩 15～16 岁、男孩 17～18 岁时长骨骨干与骨骺完全愈合,椎骨体与骨骺要到 20 岁以后才能完全愈合。足部的跟骨、跖骨、趾骨到 14～16 岁发育成熟,各足骨之间依靠关节联结在一起,构成拱形的足弓,具有良好的弹性,使站立、走路保持平稳并具有保护和缓冲作用。身体其他部位骨骼迅速增长,头颅骨的增长速度却在显著减慢,逐渐向成人的头小身大特征发展。

2. 关节

脊柱的腰曲需到 14 岁以后才固定。脊柱各椎骨间软骨的骨化直到 21 岁左右才完成,要防范脊柱侧弯、后凸等变形的发生。

3. 肌肉

青春期是肌肉发育最迅速的时期,具有很大的性别差异,女孩 12～15 岁、男孩

15～16岁有了明显的肌肉组织。随着有规律的体育锻炼,肌肉越来越发达,青少年体重的增加,约有一半是由于肌肉的增长。男孩的肌肉极具力量,女孩的肌肉则极富弹性。同时,肌肉的运动功能也迅速提高。以肌力为代表,包括握力、拉力、肌耐力等,男女都有一个突增阶段,女孩为10～11岁,男孩比女孩晚2年。突增幅度则是男孩明显高于女孩。

此时期肌肉增长的同时,脂肪变化也很大。从发育高峰开始,男孩的脂肪呈渐进性减少,发育更好的是肌肉,所以更强健。而女孩的脂肪没有减少,积存在臀部、髋部、骨盆、胸部、背的上方、上臂等处,显得日益丰满起来。

4. 体格

在神经内分泌作用下,体格出现急速成长,逐步脱离了儿童的特征而逐渐成熟起来,更为接近成人。急速成长开始于性成熟之前,或与性成熟同时开始,终止于性成熟后的半年到一年。开始的年龄男孩比女孩迟2年左右。男孩在11～13岁,女孩在9～11岁,高峰年龄男孩为11.5～15.5岁,女孩为9.7～14.0岁,以后逐渐减慢,到18～20岁时身高便达到充分发育水平,体重、肌力、肩宽、骨盆宽等也都得到增加。

身体各部位发育时间与速度不同。肢体生长早于躯干,其突增顺序是:脚(脚长先期突增及先期停止生长,可用脚长预测身高)→小腿→大腿,上肢稍晚于下肢,手→前臂→上臂,最后是躯干加速生长。反映了身体各部突增顺序是从远端到近端,被称为青春期生长的向心律。

(五)成人期

青年期身高体貌基本定型。面部皮肤饱满滋润,头发浓密,牙齿洁净整齐,体格健壮,骨骼坚强又柔韧,肌肉丰满且富有弹性,脂肪比例适中。

中年期体重不断增加,身体发胖,骨质含量开始下降,骨质疏松使骨的强度变低,很容易发生骨折。生活条件、工作状态、身体素质、运动习惯、心理特点等对运动系统生理变化产生一定影响,从而造成个体差异。

老年期骨骼逐渐萎缩,骨骼钙质丢失,有机质的合成减少,脆性增加,容易发生骨折和骨裂。又由于骨细胞与其他组织细胞同时老化,使骨的新陈代谢缓慢,造成老年人骨的修复与再生能力逐渐减退。骨折愈合需要的时间较长,不愈合的比例增加。再加上有些老年人偏食,牙齿松动、脱落、咀嚼困难,肠胃功能减退,造成蛋白质、钙、维生素D等摄入不足,也会影响骨骼代谢。女性绝经期后,由于激素水平的下降,更容易发生骨质疏松,甚至病理性骨折。老年人肌力下降,且韧带萎缩,弹性消失、变硬,肌强度、持久力、敏感度持续下降,关节退变。

二、心血管系统发育

心脏是一个肌性器官,有较强的收缩能力。儿童心肌纤维短而细,肌纤维之间的间质少,因此,心脏的重量和容积比成年人小。儿童的毛细血管数量多,尤其在脑、肺、肾脏、皮肤等,毛细血管和动脉的内径宽于成年人,血流量大,因此,能够保证器官获得充足的营养物质和氧,有利于儿童旺盛的新陈代谢。

（一）婴幼儿期

1. 心脏重量

心脏重量并非匀速增长，出生后 6 周内心脏重量增长很少。此后，心脏重量的增长速度呈持续性和跳跃式增长。新生儿的心脏相对成人较大，其重量为 20～25 g，1 岁时心脏重量为出生时的 2 倍。

2. 心脏容积

新生儿心脏 4 个腔的容积为 20～22 mL，1 岁时达到出生时的 2 倍，2 岁半时增大到 3 倍。

3. 心脏位置

新生儿心脏位置较高并呈横位，心尖搏动在第四肋间锁骨中线外，心尖部分主要为右心室；2 岁以后，心脏由横位逐渐转成斜位，心尖搏动下移至第五肋间隙，心尖部主要为左心室，2～5 岁时左心界位于第四肋间左锁骨中线外 1 cm 处。

4. 心肌

左右心室壁厚度基本一致，心肌纤维交织疏松，弹性纤维较少。

5. 心率

由于新陈代谢旺盛，身体组织需要更多的血液供给，而儿童的心搏量有限，只有增加心脏的搏动次数，才能满足身体生长发育的需要，所以心率相对较快。同时，婴幼儿自主神经兴奋性较低，交感神经占优势，心脏搏动较易加速。随着年龄的增长，心率呈现负增长：新生儿期心率为 120～140 次/分钟，1 岁以内为 110～130 次/分钟，2～3 岁为 100～120 次/分钟。

6. 血压

动脉血压的高低主要取决于心每搏排出量和外周血管的阻力。婴儿期由于心搏量较少，血管管径较粗，动脉血压较低。随着年龄增长，儿童的血压逐渐增高。1 岁以内收缩压为 80 mmHg，2 岁以后收缩压可用：年龄×2＋80 mmHg（年龄×0.27＋10.67 kPa）计算，舒张压＝收缩压×2/3。1 岁以上儿童，下肢血压比上肢血压高 20～40 mmHg。

静脉血压的高低与心搏量、血管功能、循环血量有关，上、下腔静脉血液返回右心室是否通畅也影响静脉压。

（二）学龄前期

心脏形状近似于成人，多为椭圆形。5 岁时心脏的重量为出生时的 4 倍。心腔容积小，7 岁时为 100～120 mL。动脉内径相对比成人大，肺动脉直径较主动脉宽。

心脏收缩力差，平均心率为 90～110 次/分钟。心率易受多种因素影响，如哭闹、进食、发热等。血压较低，但随年龄增长而逐渐升高，可按公式推算：收缩期血压＝（年龄×2）＋80 mmHg，舒张期血压为此数值的 2/3。高于或低于此标准 20 mmHg 为高或低血压。

（三）学龄期

儿童心脏发育呈跳跃式，7 岁前和青春期发育最为迅速。

5～12 岁儿童的心脏左心界位于锁骨中线上。7 岁时儿童的心脏容积增至出生时的 5 倍，为 100～120 mL，其后发育速度减缓。9 岁时儿童的心脏重量为出生时的 6 倍。

心肌纤维随儿童年龄的增长和活动能力的提高而增多、增粗,6~7岁以后,由于左心室的工作负担大于右心室,左心室的壁开始逐渐比右心室的壁厚,从而增强了心肌的收缩力和弹性,但由于自主神经对心脏的收缩控制能力发育不成熟,稍做剧烈运动,心率就明显增加,所以此期儿童不适宜做需要长时间屏气或静止性用力的运动,如拔河、举重等无氧运动。

由于心脏发育尚未完善,心肌收缩力弱,心室容积小,加之主动脉管径相对肺动脉小,儿童的每搏输出量和每分输出量都比成年人少。

8~14岁儿童的心率为70~90次/分钟,且脉搏次数极不稳定,易受多种因素影响,如进食、活动、哭闹、发热等。因此,测量脉搏时,应排除干扰,在安静状态下测量。凡脉搏显著增快,安静状态或睡眠时不减慢者,应考虑有器质性心脏病的可能。

(四)青春期

儿童12岁以后心脏左心界在第五肋间锁骨中线内0.5~1 cm。青春期开始时心脏容积仅为140 mL,以后增长又逐渐加速。18~20岁时,心脏容积已达240~250 mL,为出生时的12倍。性成熟后主动脉直径才超过肺动脉。青春期后心脏重量的增长为出生时12~14倍,达成人水平,心率逐渐接近成人水平,男性心率略低于女性。运动时,心率随运动强度增加而增加,到极量运动时的心率为最大心率。最大心率随年龄的增大而下降,通常以220减去年龄估计最大心率。最大心率与安静心率之差,在一定程度上反映心脏的储备能力。

(五)成人期

青年期心功能达到最强状态,脉搏强有力且节律正常,血压正常。

中年期心脑血管系统功能的衰退呈逐渐加快趋势,出现动脉硬化、血管壁的弹性下降、心排血量降低、血压自我调节能力减弱等,同时脂质代谢功能降低,胆固醇的浓度有所增长。这些因素都可促使发生心血管系统的动脉粥样硬化,使心脏、脑或其他重要器官的供血不足,导致心绞痛、心肌梗死、脑血栓和猝死等疾病发生。

老年期由于心肌萎缩,心脏外形可略缩小,心脏内膜及瓣膜增厚、变硬和钙化,营养心脏的冠状动脉发生硬化和管腔狭窄,导致心脏的血液灌注量减少。心脏功能变化表现为心肌收缩力下降,心排出量减少,使得老年人休息时心率减慢,60岁时平均心率为66次/分。血管壁弹性纤维减少,胶原纤维增多,动脉血管内膜发生粥样硬化程度更重,血管增厚、变硬,弹性减弱,外周阻力增加,导致血压上升。因此,老年人容易患冠心病、脑卒中等疾病。皮肤的毛细血管较稀疏,因此面部皮肤变得苍白。

三、内脏系统发育

(一)呼吸系统发育

1. 出生至学龄前期

儿童的鼻腔比较窄小。鼻毛不发达,鼻黏膜非常柔嫩且内有丰富的血管。因此,鼻黏膜容易受到感染,并且轻微的感染就会引起黏膜充血、肿胀及流涕,造成鼻阻塞甚至呼吸困难。喉以软骨为支架,内衬黏膜,外覆喉肌。儿童的喉腔狭窄,黏膜柔弱,并且血管丰富,因此当喉部发生炎症时,也很容易造成呼吸困难。

　　肺组织弹性纤维发育差,肺间质发育旺盛,血管丰富,肺泡数量少(在 6～7 岁时,肺泡的组织结构与成年人的基本相似,10 岁以前,肺的生长主要是肺泡数目的增加),使肺的含血量多而含气量少,易发生肺部感染,尤其是间质性肺炎、局灶性肺气肿或肺不张等。儿童胸廓左右径短,呈桶状,肋骨呈水平位,呼吸肌较弱,主要依靠膈肌升降辅助呼吸,且胸腔小,肺体积相对较大,呼吸时胸廓活动度小,呼吸表浅,肺不能充分扩张。发生病理变化时,易发生通气、换气障碍,导致缺氧和二氧化碳潴留,表现为发绀。

　　此时期儿童腹式呼吸为主。代谢旺盛、需氧量高,但呼吸受解剖功能特点(肺泡数目少,肺的弹力组织发育比较差,肺容量和肺活量都比较小等)的限制,为满足机体代谢需要,呼吸频率要比成人快,4～7 岁呼吸频率为 20～25 次/分钟。由于呼吸中枢发育不完善,易出现呼吸节律不齐、深浅交替、间歇性呼吸和呼吸暂停等,所以儿童不适宜进行较大强度的运动或活动。

　　2. 学龄期

　　儿童胸腔逐渐增大,呼吸中枢、呼吸肌及肺弹力组织逐渐发育成熟,肺的容量逐渐增大,肺泡数量增多接近成人,含气量相对增多。加之呼吸时胸廓运动较充分,使肺的扩张达到一定的程度,换气比较充分,肺活量显著增大,对疾病的抵抗能力不断增强,不易发生感染,如气管炎、肺炎的发病率比学龄期前明显降低。呼吸频率下降至 20 次/分钟,且在 7 岁左右逐渐转变为胸式呼吸。部分小学高年级儿童已进入变声期。

　　3. 青春期

　　肺又进入一个快速生长发育期,肺的横径和纵径又先后增大,肺泡的体积也扩大。

　　最大吸氧量是指人体在进行有大量肌群参加的运动中,当氧运输系统中的心泵功能和肌肉的用氧能力达到人体的极限水平时,人体每单位时间所能摄取的氧量,直接反映个人的最大有氧代谢能力,标志一个人氧运输系统功能的强弱。男孩在 13 岁前呈增长趋势,以后不再增长;女孩在 13 岁前比较稳定,以后呈下降趋势。

　　男孩肺活量可增长 2 000～3 000 mL,每年增长 200～500 mL;女孩只增长 1 000～2 000 mL,每年增长 100～300 mL。

　　4. 成人期

　　成年期,最大吸氧量男女性均缓慢下降。

　　青年期肺功能达到最强状态,肺活量达到最大值。

　　中年期呼吸系统功能的衰退,表现为肺组织的弹性开始下降,呼吸道黏膜逐渐出现萎缩,肺泡和毛细支气管的直径开始增粗,肺血管数目的减少,对气体的交换起到一定的阻碍作用,再加上肺泡间质纤维量增加,肺的扩张能力下降,肺活量减少,最大通气量减少,从而呼吸功能降低。易发生呼吸道感染,如果治疗不及时则可迁延不愈,形成慢性支气管炎等慢性呼吸道疾病。

　　老年期随着年龄增长,鼻腔血管海绵体和许多腺体组织均发生衰退,气道防御功能下降,再加上血管脆性增加及收缩功能差,易发生血管破裂出血。咽部淋巴结在 50～60 岁近乎消失,所以老年人易患下呼吸道感染。当咽喉黏膜出现退行性变或神经通路障碍时,会出现吞咽功能失调。在进食流质食物时易发生呛咳,易将食团误入气管,造成窒息或吸入性肺炎。老年人由于骨质疏松、脊柱变形、胸椎后凸、肋软骨钙化、脊柱侧凸等,使得保护肺脏的胸廓发生形变；胸壁肌肉萎缩，呼吸肌收缩力下降，使得呼吸动度减弱，从而导致残气量增加，肺活量下降。此外，老年人呼吸道防御功能低，对外界气候变化抵抗能力减弱，咳嗽无力，呼吸道的异物和痰清除困难易患呼吸系统疾病。

（二）消化系统发育

1. 出生至学龄前期

儿童出乳牙时间一般在4～10个月。12个月尚未出牙可视为异常。乳牙出齐共20颗，出齐大约需要一年半到两年的时间。出牙不仅有时间规律，而且有对称规律，并按一定的顺序萌出，一般是下牙先于上牙，由前向后，即下中切牙→上切牙→下侧切牙→上侧切牙→第一乳磨牙→尖牙→第二乳磨牙（见表3-1）。各个牙齿的发育时间虽然不尽相同，但每个牙齿都经过生长期、钙化期和萌出期3个阶段。乳牙萌出的时间存在着很大的个体差异，正常情况下，女孩比男孩牙齿钙化、萌出的时间早；婴幼儿营养良好、身体好、体重较高的比营养差、身体差、体重低的牙齿萌出早。寒冷地区的婴幼儿比温热地区的婴幼儿牙齿萌出迟。

表 3-1　乳牙萌出的时间和顺序表

牙齿名称	萌出时间(月)	萌出总数(个)
下中切牙	4～10	2
上中切牙	4～10	2
上侧切牙	4～14	2
下侧切牙	6～14	2
第一乳磨牙	10～17	4
尖牙	16～24	4
第二乳磨牙	20～30	4

胃壁肌肉薄，伸展性差，胃的容量小，儿童3岁胃容量约为600 mL，6岁为900 mL左右，且消化能力较弱；肠管相对较长，小肠黏膜有丰富的毛细血管和淋巴管，吸收能力较强，但自主神经的调节能力差，易发生肠道功能紊乱，引起腹泻或便秘；肝脏相对较大，在肋缘下摸到肝脏下缘，一般为生理现象。因肝脏分泌胆汁较少，对脂肪的消化能力较差。

2. 学龄期与青春期

6岁左右乳牙开始脱落，并长出第一颗恒牙，即第一磨牙（六龄齿），之后乳牙按照萌出的次序依次脱落萌新，大约每年更换4颗乳牙，直至12岁左右更换完毕，共28颗牙，而成人的正常数目最多有32颗，要等到18岁左右才完成（见表3-2）。换牙过程中，左右同名牙大致同时萌出，下颌牙萌出早于上颌同名牙，但一般不应早于半年；女孩通常出牙略早于男孩。换牙期常出现牙齿排列不齐、容易嵌塞食物、损伤牙龈等引发牙龈炎、牙周疾病。4～8岁是儿童龋齿高发期。

表 3 - 2　恒牙萌出时间及顺序

恒牙	萌出年龄（岁）	
	上颌	下颌
第一磨牙	6～7	6～7
中切牙	7～8	6～7
侧切牙	8～9	7～8
第一前磨牙	10～11	10～12
尖牙	11～12	9～11
第二前磨牙	10～12	11～13
第二磨牙	12～13	12～13
第三磨牙	17～22	17～22

　　胃的容积较小，胃黏膜柔嫩而富含血管，胃壁中的肌肉、神经等组织发育还不完善，胃的紧张性收缩和蠕动能力弱，尤其是小学低年级时。食物在口腔中充分咀嚼更有利于食物在胃中形成食糜，减轻胃的物理消化负担，同时避免过硬和未充分咀嚼的食物刺激胃。胃腺分泌的胃液中盐酸含量较少，胃蛋白酶的含量较低，活性差，胃消化蛋白的能力比成年人低。随年龄增长，消化液中盐酸和酶含量增多，胃消化能力也逐渐增强。

　　小肠黏膜发育较好，小肠绒毛中富含毛细血管及毛细淋巴管，吸收能力相对较强。儿童的年龄越小，肠道与身高相对的长度越长，因此肠道对营养的吸收能力相对较强。儿童肠壁肌肉组织发育不完善，肌层薄，肠道的蠕动能力较成年弱。

　　肝与物质的转化、解毒及抗体的产生等有关，并分泌胆汁，胆汁的作用即胆盐的作用，主要是乳化脂肪，促进脂肪的消化吸收。儿童肝细胞分化不全，因此抗感染能力和解毒能力差，产生蛋白的能力弱（如血浆纤维蛋白原少）。肝对肝糖原贮备能力弱，儿童耐饥饿能力差，易发生低血糖。

　　胰液中含酶量低于成年人，因此儿童消化能力特别是对蛋白质的消化能力弱。

　　此期儿童消化系统的各种消化酶分泌量较少、效价较低，所以在夏秋季节和各种疾病影响下，容易抑制消化酶的分泌而出现消化不良、厌食、腹泻等。

知识拓展

龋齿（龋病）

　　俗称虫牙、蛀牙，是牙体组织被龋蚀，逐渐毁坏崩解，形成龋洞的一种慢性感染性疾病，可继发牙髓炎和根尖周炎，严重者能引起牙槽骨和颌骨炎症，影响咀嚼功能，甚至全身安全。龋病的发生和发展必须依赖细菌、口腔环境（糖类等适宜的食物、唾液）、宿主（易感染的牙齿）和时间 4 种因素的相互作用，只有这 4 种因素并存时，龋病才有可能发生。龋齿形成是由于某些变形链球菌和乳酸杆菌与唾液中的黏蛋白和食物残屑混合在一起形成牙菌斑，牢固地黏附在牙齿表面和窝沟中。同时，菌斑中的大量细菌产酸，造成菌斑下面的牙齿釉质表面脱钙、溶解,如不及时治疗,病变继续发展,形成龋洞,终至牙冠完全破坏消失。由于牙齿结构特殊,虽有再矿化能力,但对实质性缺损无自身修复能力。因此未经治疗的龋洞是不会自行愈合的,其发展的最终结果是牙齿丧失。关于龋齿的治疗,病情不严重时可用药物或再矿化等手段,使龋病中止或消失;若龋病导致牙齿明显缺损或病情进展达牙本质深层,需根据牙齿缺损的范围、体积采用充填术、嵌体或人造冠修复治疗,以恢复形态和功能。

预防要点:① 养成早晚刷牙、吃食物后漱口的好习惯;② 少吃酸性刺激食物,临睡前不吃零食;③ 少吃含糖分高的食物,如糖、巧克力、饼干等;④ 不可吃太多过于坚硬的食物,以免牙齿磨损;⑤ 常参加体育锻炼,定期检查口腔,一般 12 岁以上的人应每年检查一次;⑥ 平时的饮食应多摄入富含钙、无机盐等营养食物,尽可能食用高纤维粗糙食物。

3. 成人期

青年期消化功能强,食欲好。

中年期由于生长发育停止和机体代谢率会明显下降,对营养物质的需求相对减少,而出现消化功能下降,表现为胃酸、胃蛋白酶的分泌以及其他消化腺的分泌逐渐减少,使胃的消化功能逐渐下降。

老年期牙齿松动、脱落,使咀嚼能力大为下降,从而影响营养的吸收,发生营养不良。味觉功能减退,对酸苦咸的敏感性下降,特别是对咸味感觉显著迟钝,同时食欲下降,影响对营养物质的摄取。由于食管黏膜逐渐萎缩,收缩力减弱,易发生不同程度的吞咽困难。胃中各种消化液的分泌减少,如胃蛋白酶、肠激酶、淀粉酶、脂肪酶等,常出现消化能力下降,食欲减退。胆囊亦有萎缩,胆囊壁增厚,胆管壁的弹性和胆囊的收缩减弱。肝脏分泌胆汁减少,浓度高,故易患胆道系统疾病。此外,胰岛素分泌减少,对葡萄糖的耐量减退,增加了发生胰岛素依赖型糖尿病的危险。

(三) 泌尿系统发育

1. 出生至学龄前期

学龄前儿童的肾脏皮质发育不健全,肾小球的滤过率较低,年龄越小,肾小管越短,肾小管的重吸收能力也较差,对水分的重吸收能力弱,产尿相对较多;输尿管管壁肌肉较薄,弹性纤维弹性较差,输尿管弯曲度较大,容易被压扁而发生尿路梗阻;膀胱在腹腔内的位置比成年人的高,随着年龄的增长,膀胱逐渐下降到腹腔下部的盆腔内。儿童膀胱容量小,膀胱壁上的黏膜比较柔嫩,括约肌薄弱,弹性组织不发达,储尿功能较差,加之儿童新陈代谢旺盛,每日需要的进水量较大,所以此期儿童的排尿次数较多,约 3~7 岁时每昼夜排尿次数约为 7~10 次,在兴奋或疲劳时特别容易遗尿。

2. 学龄期至成人期

学龄期儿童每天产尿量 800~1 400 mL。7~8 岁时每次尿量约 150 mL。

青年期肾脏及膀胱功能已发育成熟,成年人膀胱容量为 350~500 mL,女性略小于男性。

老年期主要表现为肾脏和膀胱的组织成分改变和功能的减退。随着年龄的增长,肾单位的数量逐渐减少,肾脏的重量减轻,肾小球滤过功能、肾小管浓缩功能、水电解质调节功能、酸碱平衡功能、内分泌功能等均逐渐下降；膀胱肌层萎缩变薄，纤维组织增生，膀胱容量减少，容易产生尿频，夜尿量增多；另外膀胱括约肌无力导致老年人容易出现尿外溢，而膀胱逼尿肌肌力下降容易导致残余尿增多等。老年男性还可能出现前列腺增生等问题导致尿道狭窄、排尿困难等。

（四）生殖系统发育

1. 青春期

（1）男性生殖系统发育。进入青春期后，男孩的睾丸和阴囊开始增大，阴囊变红，皮肤质地改变。12～13岁时，阴茎变长，周径增大的速度较小，睾丸和阴囊仍在继续生长，出现阴毛，前列腺开始活动。14～15岁，阴囊和阴茎继续增大，阴茎头根充分发育，阴囊颜色较深，睾丸发育成熟（容积增加到12 mL以上），出现梦遗。随着生殖功能成熟，第二性征逐渐发育，主要表现为阴毛、腋毛、胡须等毛发改变，变声、喉结出现等。

（2）女性生殖系统发育。到8～10岁时，女孩的卵巢开始发育，性成熟时卵巢最大，每侧卵巢重量约达4 g，卵巢皮质内出现发育程度不同的大、小卵泡。卵巢在排卵前后可分泌大量的雌激素、孕激素和少量的雄激素。随着卵巢发育与性激素分泌的逐步增加，生殖器各部也有明显的变化。外生殖器从幼稚型变为成人型，阴阜隆起，大阴唇变肥厚，小阴唇变大且有色素沉着，阴道的长度及宽度增加，阴道黏膜变厚，出现皱襞；子宫增大，尤其子宫体明显增大，约占子宫全长的2/3；输卵管变粗，弯曲度减少；卵巢增大，皮质内有不同发育阶段的卵泡，使表面稍有不平。月经初潮是青春期开始的一个重要标志。由于卵巢功能尚不健全，故初潮后月经周期也无一定规律，须经逐步调整才接近正常。此期女孩的音调变高，乳房丰满而隆起，出现腋毛及阴毛，骨盆横径的发育大于前后径的发育，胸、肩部的皮下脂肪更多，显现了女孩特有的体态。

2. 成人期

到18～20岁时性功能和第二性征发育成熟。

老年期男性的睾丸逐渐萎缩、变小，生殖功能减弱，精液中精子数下降，有活力精子减少，睾丸间质细胞分泌的睾酮下降。女性的卵巢体积逐渐缩小，重量逐渐减轻，绝经期后，卵巢分泌功能几乎完全消失，血中雌激素水平日益下降。子宫体积缩小，重量减轻，子宫内膜萎缩，腺体分泌减少，子宫韧带松弛，易发生子宫脱垂。

知识拓展

性心理发育

1. 青春期

（1）性心理的朦胧性和神秘感。起初缺乏深刻的社会内容，基本上还是一种生理急剧变化带来的本能作用，好像鬼使神差似的对异性发生兴趣、好感与爱慕，但这种性爱的萌动，似乎披着一层朦胧的轻纱，其中不少男孩女孩并不了解多少有关性的知识，只是对性有较浓厚的神秘感。这时他（她）们对异性的兴趣、好感和爱慕，主要由于异性的吸引，正是在此基础上，在朦胧纷乱的心理变化中，性意识会逐渐强烈和成熟起来。

（2）性意识的强烈性和表现上的文饰性。心理上显著的特点是闭锁性和强烈的求理解性，导致他（她）们性心理外显方式的文饰性。一方面十分重视自己在异性心目中的印象与评价，另一方面却又表现得拘谨、羞涩和冷淡；内心对某异性很感兴趣，但表面上却又有意无意地表现得好像无动于衷，不屑一顾，或做出回避的样子；有时表现得十分讨厌那种男女亲昵的动作，但有时实际上又很希望自己能体验。矛盾的心理，使他（她）们往往产生种种冲突与苦恼。

（3）性心理的动荡性和压抑性。青春期是人一生中性发育最旺盛的时期。但由于不少男孩女孩的心理不够成熟，还没有形成稳固的性道德观和恋爱观，加上自我控制的能力很弱，因而很容易受到外界因素的影响而动荡不安。现实生活丰富多彩、五花八门的性信息，不良的影视镜头，黄色淫秽书刊，特别是西方的"性解放""性自由"的思想影响，极易使个别男孩女孩的性意识受到错误的强化而沉醉于谈情说爱之中，甚至发生性过失、性犯罪。与此相反，另一部分男孩女孩由于性的能量得不到合理的疏导、升华而导致过分的压抑，有少数人还可能以扭曲的方式、变态行为表现出来，如"厕所文学"、窥视、恋物或同性恋等。

（4）男、女性心理的差异性。性别不同，性心理也有明显的差异。在对异性感情的流露上，男孩表现得较为明显和热烈，女孩表现得含蓄和深沉；在内心体验上，男孩更多的是新奇、喜悦和神秘，女孩则常常是惊慌、羞涩和不知所措；在表达方式上，男孩一般较主动，女孩往往采用暗示的方式。

2. 成人期

随着性功能和第二性征发育的成熟，青年人对异性产生好奇和好感，渴望了解更多的性知识。在性知识了解的过程中，逐渐形成了男、女性别的概念，产生性别认同，同时强化了自己的性别角色。在个体人格特征的参与下，在家庭教育、学校教育、社会传播介质以及周围环境的影响下，逐渐发展形成了自己的性观念，包括性行为、性伦理、性道德和性文化等的认识和态度。随着性意识的迅速发展以及生理、心理的成熟，青年人开始恋爱，逐步产生强烈的结婚愿望，逐渐明确自己的恋爱观、婚姻观等。经历过青春期对性的迷茫后，随着年龄的增长，个体在与异性接触的过程中，不断修正完善自己的性观念，对性问题有了逐步系统稳定的认识和态度，性观念基本成熟，性心理发育成熟。

四、神经系统发育

（一）出生至学龄前期

出生时神经细胞数量已与成人相同，出生后脑重量的增加主要由于神经细胞体的增大和树突的增多、加长，以及神经髓鞘的形成和发育，先快后慢。新生儿脑重约达成人脑重的25%，神经元超过1 000亿个，皮层面积达到成人的42%，大多数沟回均已出现。6个月时脑重约达成人的50%，2岁时脑重约达成人的75%，3岁时神经细胞的分化已基本完成，但脑细胞体积的增大及神经元轴突的髓鞘化仍继续进行。5岁时脑的大小和重量就已经接近成人水平。

神经髓鞘的形成（即神经纤维的髓鞘化）到4岁才完成，在此之前，尤其是在婴儿期，各种刺激引起的神经冲动传导缓慢，且易于泛化（如身体的一个部位受刺激，就会引起全身性的动作反应），不易形成大脑局部兴奋灶，调节功能也差，故小儿注意力不易集中，易疲劳，易进入睡眠状态，手眼协调能力仍然较差，表现为精细操作运动的笨拙，有些新生儿的两只眼球的运动也不协调。随着年龄增长，神经系统的兴奋和抑制功能不断增强，但发展不平衡，兴奋大于抑制，这改变了之前的状况。此时期儿童睡眠时间呈现一定规律性，每日平均睡眠时间随年龄的增长而缩短，7岁时每日10个小时的睡眠即可满足儿童的休息需要，这使儿童有更充足的时间参与游戏、学习等社会实践。随着神经元髓鞘化发育的基本完成，神经纤维具有良好的"绝缘性"，可按一定的传导通路迅速传导神经兴奋，极大地提高了神经传导的速度和准确性，为儿童运动功能的灵活协调发育奠定了良好的基础。

神经细胞之间的联系——突触是信息传递（需要动作电位来传导）的功能性接触部分，具有可塑性。出生后突触数目迅速增加，6个月时约为出生时的7倍，4岁左右突触的密度约为成人的1倍半。与突触密度变化相应，神经回路在出生后也迅速发育。

出生时皮质下的中枢如脊髓、丘脑、下丘脑、苍白球系统发育较成熟，但大脑皮质及新纹状体发育尚未成熟，故出生时的活动主要由皮质下的中枢调节，这些中枢控制着觉醒、原始反射、牵张反射和其他生命所必需的功能，如消化、呼吸和排泄等。故3～4个月前的婴儿肌张力（与牵张反射相关）较高，克氏征可为阳性。2岁以下小儿巴宾斯基征（Babinski征）阳性也可谓生理现象。随着脑发育逐渐成熟，大脑皮质对皮质下中枢的抑制作用也日趋明显。

知识拓展

神经反射的发育

1. 神经反射的种类

反射是神经活动的基本方式之一，可以分为无条件反射和条件反射。

（1）无条件反射。指生下来就具有的生理反射，如吸吮、吞咽、呕吐、呼吸、咳嗽、握持、瞳孔对光、排尿、排便等反射活动，主要受神经系统脑干部位的低级中枢控制，但也接受大脑皮层高级中枢的调控。

（2）条件反射。指为了适应环境的变化，在无条件反射的基础上通过大脑皮层的神经联系逐渐形成的反射，也可以是在已经形成的条件反射基础上再形成的二级条件反射。条件反射起到信号的作用，能使人体对外界环境做出适应性的反应，如"望梅止渴"。在不同社会环境和文化背景下，必须建立起无数级的条件反射，使自己更快地适应环境，为改造环境发挥重要作用。

2. 神经反射发育的几类情况

（1）出生时即有，终生存在的反射，如吞咽反射、瞳孔对光反射、角膜反射等。这些反射减弱或消失，提示神经系统病变。

（2）出生时即有，随后消失的反射，原始反射就属于这一类，如吸吮反射、握持反射、阳性支持反射等。若长期存在，提示大脑发育不全或病变。

（3）出生时未能引出，以后逐渐稳定的反射，如婴儿的肌腱反射较弱，腹壁反射弱、提睾反射不易引出，到1岁时稳定。若出现反射亢进或踝阵挛等，提示上运动神经元疾患。

(4) 出生后一段时间内可存在的病理反射,如 2 岁以内巴宾斯基征阳性,无临床意义。但该反射 2 岁后继续阳性,提示锥体束损害。

(5) 出生后逐渐建立,终生存在的反射,如随着神经系统发育的成熟,出生后 6 月左右开始出现坐位平衡反应,逐渐成熟并持续终生。若这些反射出现延迟或不出现,提示中枢神经系统异常。

大脑成熟的顺序为枕叶—颞叶—顶叶—额叶,至学龄前期大脑各叶的功能区分化渐趋成熟,6 岁时发育接近成年人的水平。这时儿童对外来刺激的反应比较灵敏和准确,运动比较有规律,有意识的学习思维活动比较活跃,大脑各区之间频繁出现各种复杂的暂时联系,左右大脑半球的一切神经传导通路几乎都完成髓鞘化,能形成比较稳定的条件反射。7 岁时发育最晚的额叶也基本成熟。大脑成熟的另一个顺序为从下往上,即从低位中枢到高位中枢。

脑在发育过程中,结构和功能都有很强的适应和重组能力,易于受环境的影响,适宜的经验和刺激对运动、感觉、言语及其他中枢神经高级功能发育有着非常重要的意义,尤其在关键时期。如视觉发育在出生后半年内最敏感,先天性白内障患儿生后缺乏视觉刺激,如果到了 3 岁不能复明,即使手术治疗,患儿仍很可能将永久性地丧失视觉功能。5 岁之前是语言学习的关键期,如果耳聋儿童做到早期发现、早期干预,才能聋而不哑。此外,经验刺激可改变脑的结构并影响其功能,未成熟脑的可塑性最强。6 岁儿童的手足优势在很大程度上开始定型,说明神经系统在形态和功能上的发育速度都相当迅速。

脊髓的发育在出生时已较成熟,与运动功能呈平行进展,脊髓随年龄增长而增重、加长,其下端从胎儿期末的第 2 腰椎下缘到 4 岁时上移至第 1 腰椎。

知识拓展

脑的可塑性

脑的可塑性是指经验可改变脑的结构并影响其功能。未成熟脑的可塑性最强。脑的可塑性可表现为可变更性和代偿性。

可变更性是指预先确定脑细胞的特殊功能是可以改变的,如视觉系统细胞被移植到脑的其他部位,这些细胞和新的细胞在一起可起新的作用,这一可变性应发生在脑发育的关键期内。

代偿性是指一些细胞能代替另一些细胞的功能,局部细胞受损或缺失可用临近细胞代偿,但过了脑发育的关键期,缺陷将很可能成为永久性。婴儿早期中枢神经系统受损后,仍可在功能上形成通路,如轴突绕道投射,树突出现不寻常分叉,或产生非常规的神经突触,以达到代偿目的。

(二) 学龄期与青春期

神经系统的结构发育基本成熟,神经细胞之间的突触数目增长持续到 10～11 岁,以后逐渐减少到成人水平。7~8岁期间,脑神经细胞的体积加大,脑重量达1280g,相当于成人脑重量的86%~90%,此时细胞之间的轴突和树突间的联系更加密集,出现了许多新的神经通路,使儿童的运动更加协调和准确。颞叶发育接近成人,额叶比较成熟,大脑皮层的抑制能力和分析综合能力加强,能对自己的欲望和情感进行自我控制,能进行复杂的联想、推理、概括、归纳等抽象思维活动,通过系统地学习知识,词汇大量增加,理解力、注意力和记忆力变得更有意识。但是,学龄儿童大脑兴奋与抑制的平衡性差,兴奋通常强于抑制,抑制性条件反射是因条件刺激的出现而使个体反应减弱,这对儿童来说有很大意义。抑制性条件反射能加强心理的稳定性,提高对外界环境的适应能力。学龄儿童由于神经系统结构和第二信号系统的发育成熟,以及学校教育的约束(如上课遵守纪律、安静听讲等),易于更快地形成各种抑制性条件反射,一旦形成,就很牢固,这样能使儿童更好地对刺激(如学习内容)加以注意和精确分析,逐渐形成更强的支配自己行为的能力。12岁时脑重量约1 400 g,已经接近成年人1 450 g左右的脑重。9~16岁时大脑皮层的内部结构和功能进一步复杂化。

大脑功能的单侧化在学龄期逐渐完成,约90%的学龄儿童与成人一样能明确地使用右手,但不足50%的儿童在所有方面都表示出一致的单侧化优势。人的大脑两半球在功能上存在着差异,左半球控制躯体的右侧,言语、听觉、词汇记忆中枢主要在左半球,因此对言语信息加工的能力较强,能力优势在于言语、抽象思维、象征性思维和对细节的逻辑分析等方面;右半球控制躯干的左侧,并更多地参与空间信息、非言语的声音和情绪的加工,对空间信息加工的能力较强,能力优势表现在具体思维能力、空间认知能力、对复杂关系的理解能力、对音乐的理解、情绪表达等方面。女孩左半球神经细胞的生长和髓鞘化的完成比男孩早些,故说话较男孩为早,言语能力也较强。而男孩右半球神经细胞的生长和髓鞘化的完成比女孩早些,右脑功能比左脑强,因而空间认知能力较女孩强些,如辨认方向的能力较强、几何成绩较好。随着对大脑功能的认识,强迫儿童改变左利手为右利手的现象减少。

学龄儿童的视觉输入、大脑信息加工的传导通路发育更加成熟,传入和传出的协调性更好,因而精细运动的反应速度更快、精确性更高。

(三)成人期

青年期脑形态和功能发育成熟。

老年期随着年龄的增长,神经系统逐渐走向衰退,在解剖、生理功能上都会发生逐渐明显的改变,表现为脑神经细胞逐渐减少,重量逐渐减轻,脑血管发生硬化,血液循环减慢,脑血液灌注量下降。细胞内胞质脂褐素的沉积增加,使神经的传导速度降低,从而影响神经细胞的生理功能,出现思维能力下降,记忆力减退或痴呆。脊髓神经及脑干传导系统也衰退,做出反应的能力降低。由于老年人的反射受到抑制,会出现腹壁反射迟钝或消失,深反射减弱,如踝反射、膝反射,肱二头肌反射减弱甚至消失。反射功能的下降、衰退及肌肉关节能力的减退等多种原因导致老年人摔倒风险增加。

五、内分泌系统发育

(一)出生至青春期

出生时脑垂体发育良好,4岁前和青春期生长最迅速,机能最活跃,从出生到青春期,腺垂体都分泌促进生长发育的最重要激素——生长激素。肾上腺分泌的雄激素与性发育有关。甲状腺出生时形成,14～15岁发育最快,机能也达高峰,甲状腺激素对骨的生长发育、骨化过程、牙齿生长、面部外形、身体比例等方面都产生广泛的影响。松果体和胸腺分泌的激素也能促使身高的增长。

性激素的变化最早可发生在女孩6～7岁或男孩9～10岁。女孩乳房开始发育的最早年龄是9～10岁。17%～18%的女孩月经初潮时间在12岁以前。

(二)成人期

中年期若性激素分泌减少则导致性欲减退,若胰岛素分泌异常则可能导致糖尿病,中年后期可出现内分泌紊乱而导致的更年期综合征。

老年期随着年龄增加,利尿激素的有效作用下降,使钠的保存减少,水分也易丢失,故出现呕吐、腹泻、高热或使用利尿剂时,易发生脱水和电解质紊乱,并有心律失常的危险。神经垂体分泌的抗利尿激素减少,导致肾小管的再吸收减少,出现利尿或多尿表现。甲状腺的老化,给老年人带来了全身性变化,如基础代谢率下降、高脂血症、皮肤干燥、怕冷、便秘、精神障碍及思维和反射减慢等。胰岛素功能减退,使胰岛素分泌减少,血中胰岛素水平降低,细胞膜上胰岛素受体减少,使机体对胰岛素敏感性下降,导致老年人葡萄糖耐量随年龄增高而降低,也是糖尿病发病率增高的原因之一。

六、免疫系统发育

免疫系统在特异性和非特异性免疫功能下实现机体对来自外环境和自身的异物进行识别、清除的过程,从而保持自身的完整和稳定。

学龄前期儿童的生理发育总的来讲还不完善,对各种疾病的抵抗力弱。其外耳道比较狭窄,3岁时外耳道壁还未完全骨化和愈合,而且咽鼓管,即鼻咽腔与鼓室之间的通道比成人粗短,呈水平位,中耳易感染、易进水,从而引起中耳炎。

儿童皮肤娇嫩,特别容易损伤或感染,对温度的调节功能比成人差,当外界温度变化时,容易受凉或中暑。

青年期抵抗力较强,能自主地通过各种方法增强体质,预防疾病的发生,疾病的发生率最低,即使患某些疾病,机体也能在较短的时间内进行调节或经治疗康复。

中年期免疫系统功能整体水平下降。在体液免疫方面,各种免疫球蛋白的产生随年龄的增长而逐渐减少,而针对正常组织的自身抗体的形成则可能会增加,因此自身免疫性疾病的发病率可以升高。在细胞免疫方面,各种免疫细胞如T淋巴细胞、吞噬细胞功能开始下降,对各种感染的抵抗作用明显不如青年期,这也是中年期易发生慢性疾病的主要原因之一。细胞免疫功能下降的另一个重要的表现是免疫监视功能下降,对变异细胞的免疫监视作用减弱而易患癌症等。这些变化的高峰大约在50岁,因此在此期间常易患各种疾病。

老年期免疫系统的功能随着年龄的增长而进一步衰退,既可使老年人易患感染性疾病,也可使免疫系统完整性失调,易发生自身免疫性疾病。

第二节   生理功能发育评定

一、评定内容

评定内容主要包括系统和器官层面的生理功能评定和体格发育评定,有关系统和器官层面的生理功能发育评定如心肺功能评定、电诊断等,见教材《生理学》《诊断学》等,部分参考标准见表3-3、表3-4、表3-5。本节将主要介绍体格发育评定。

表3-3   不同年龄儿童平均心率

年龄	平均心率(次/分)	心脏每搏输出量(mL)
新生儿	135	2.5
1岁	120	10.2
5岁	100	18.2
7岁	92	23.0
8岁	90	25.0
10岁	86	29.0
12岁	82	33.4

表3-4   青少年的生理指标平均值(男)

年龄(岁)	胸围(cm)	握力(kg)	肺活量(mL)	脉率(次/分)	收缩压(mmHg)	舒张压(mmHg)	最大吸氧量(L/min)
10	66.2	16.0	1 579.6	86.0	99.9	61.9	1.75
11	68.7	18.0	1 781.0	85.6	101.2	62.6	1.80
12	71.3	21.6	2 007.4	84.5	103.0	63.3	2.01
13	74.2	27.4	2 377.0	83.4	105.1	64.3	2.44
14	77.3	32.7	2 696.1	82.5	107.8	66.0	2.70
15	79.8	37.0	3 026.1	81.6	110.3	67.6	3.10
16	81.8	40.0	3 327.1	80.3	112.2	68.7	3.07
17	83.0	41.8	3 439.4	79.6	113.1	69.8	3.14
18	83.7	42.7	3 521.1	79.5	113.8	70.6	3.34
19	84.2	42.5	3 696.9	77.5	112.9	71.0	3.25

表 3-5 青少年的生理指标平均值(女)

年龄 (岁)	胸围 (cm)	握力 (kg)	肺活量 (mL)	脉率 (次/分)	收缩压 (mmHg)	舒张压 (mmHg)	最大吸氧量 (L/min)
10	64.5	14.1	1 402.8	86.6	98.8	61.4	1.44
11	68.1	16.5	1 596.1	86.9	100.6	62.7	1.68
12	70.9	19.0	1 728.9	85.6	102.1	63.6	1.84
13	74.0	21.6	1 909.4	84.3	102.6	64.2	2.00
14	76.1	23.2	2 007.8	83.6	104.0	65.1	2.07
15	77.6	24.5	2 109.8	82.8	104.7	65.9	2.08
16	78.6	25.2	2 229.3	82.0	104.9	66.3	2.05
17	79.1	25.9	2 254.7	81.7	105.3	66.8	2.08
18	79.5	26.4	2 283.7	81.0	105.3	66.9	2.14
19	79.8	26.1	2 412.0	79.2	103.3	66.7	2.10

二、体格发育评定

临床上有多个指标用来监测生长发育的发展，一般体格发育常用的评价指标有体重、身高、头围、胸围、体质指数等。其中身高、体重是监测体格发育健康指数最重要的指标。在我国，随着社会经济的发展，社会环境的变化，包括身高、体重在内的指标有一个变化的趋势，如总体人群的身高有逐渐增加趋势，而体重的超标(肥胖儿)已经是一个令人关注的社会问题。以下主要介绍常用体格发育评定方法。

（一）身高(长)、体重与头围

1. 身高(长)

身高(长)是指头部、脊柱与下肢长度的总和，年龄越小增长越快，出现婴儿期和青春期两个生长高峰。

测量：选择合适的身长计(3岁以下)或身高计(3岁以上)。测量时要求脱去被测儿童鞋袜帽子和外衣，仅穿单裤。儿童3岁以内仰卧于测量床，头、躯干在测量床中线上，头部接触到床头板，下肢伸直，测量者手扶儿童脚侧的滑动测板，使之向儿童足底滑动，直到滑动测板与足底相接触(此时踝关节90°)；3岁以上，脱去鞋、帽，取立正姿势，两眼直视正前方，胸部稍挺起，腹部微收，两臂自然下垂，手指并拢，脚跟靠拢，脚尖分开60°，脚跟、臀部和两肩胛角间同时靠着立柱，头部保持正直位置。以厘米为单位，记录至小数点后一位数。

2. 体重

体重是指器官、组织及体液的总重量，因体脂与体液变化较大，易于波动。体重是衡量体格发育和营养状况的重要指标。

测量：选择合适的磅秤，儿童1岁内可选择盘秤，1~3岁可选择坐式磅秤，3岁以上可选用立式磅秤。测量前应先检查量具是否平稳，并校正零点。测量时要求被测儿童先排空大小便，脱去鞋袜帽子和外衣，仅穿背心(或短袖衫)、短裤。1岁以内卧于秤盘中，1~3岁坐于坐式磅秤，3岁以上立于立式磅秤中央。要求被测者不要摇动或接触其他物体，以免影响准确性。以千克为单位,记录至小数点后两位数。

3. 头围

头围是指自眉弓上缘最突出处经枕后结节(枕外隆凸)绕头一周的长度,可以反映头颅的大小和脑的发育程度,是婴幼儿及学前儿童生长发育的重要指标,在 2 岁以内最有价值。

测量:儿童脱下帽子,解去头饰,可立位、坐位或仰卧位。测量者立或坐于儿童前方或右方,用软尺自儿童眉弓上缘最突出处经枕后结节绕头一周测量长度,以厘米为单位,记录至小数点后一位数。

评价可参考本章第一节中运动系统发育部分。有关 7 岁以下儿童身高(长)、体重、头围的评价也可参考 2009 年 6 月 2 日由卫生部正式公布的《中国 7 岁以下儿童生长发育参照标准》。

(二)胸围

胸围是平乳头绕胸一周的长度,反映胸廓的容积以及胸部骨骼、胸肌、背肌和脂肪层的发育情况,并且在一定程度上表明身体形态及呼吸器官的发育状况。

测量:儿童平卧或站立,两手下垂或平放,将软皮尺"0"点固定于乳头下缘,软尺紧贴皮肤绕经乳头下缘及两肩胛骨下角回至"0"点,取平静呼气、吸气平均读数即为胸围大小。记录精确至 0.1 厘米。

评价可参考本章第一节中运动系统发育部分。

知识拓展

头胸围交叉

新生儿由于大脑发育较早,头围大于胸围。此后随着心、肺及胸廓骨骼的发育,胸围逐渐增加,并最终超过头围。医学上将胸围与头围相等(在生长曲线上形成交叉)时称为"头胸围交叉"。头胸围交叉出现的早晚常被作为营养好坏的一个指标。在正常发展的情况下,头胸交叉的年龄在 1 岁左右。"头胸围交叉"的年龄越小,说明婴儿营养状况、发育情况越好,反之可能是营养不良或疾病等影响了婴儿的发育。

(三)体质指数

体质指数(body mass index,BMI)是国际最常用来量度体重与身高比例的工具,通过体重和身高两个数值获得相对客观的参数,去衡量一个人是否过瘦或过肥。

$$BMI=体重(kg)/[身高(cm)]^2$$

中国参考标准:<18.5 为体重过轻;$18.5\sim23.9$ 为体重正常;$24\sim27.9$ 为超重;>28 为肥胖。

(四)骨龄

骨化非常活跃的长骨远端(四肢骨、指、趾骨)的骨化中心数量最能代表骨骼的生长,被称为骨骼年龄(骨龄)。

骨龄是衡量儿童体格成熟的黄金指标之一,可借助于骨骼在 X 线摄像中的特定图像来确定,主要观察左手掌指骨、腕骨及桡、尺骨下端的骨化中心的发育程度。

骨龄可应用于下列几方面:

(1) 预测成年身高;

(2) 预测月经初潮;

(3) 协助诊断某些疾病;

(4) 有针对性地指导饮食营养结构和生活习惯的调整,从而更好地促进身高的增长。特别是性发育前期进行骨龄检测,即女童 8 岁左右,男童 10 岁左右,有助于及时合理地调整,使其以正常的发育水平和发育速度进入青春期,保证性发育和身高发育能够以正常的状态启动和加速。

评价可参考 2006 年国家体育总局发布的《中国青少年儿童手腕骨成熟度及评价方法》或图 3-2。

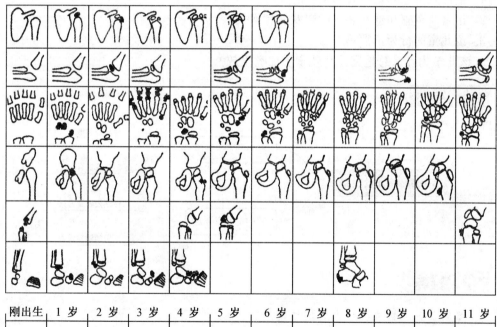

| 刚出生 | 1 岁 | 2 岁 | 3 岁 | 4 岁 | 5 岁 | 6 岁 | 7 岁 | 8 岁 | 9 岁 | 10 岁 | 11 岁 |

图 3-2 不同年龄的骨化中心

能力测验

思考题

1. 结合儿童循环系统的发育特点与不同年龄时的心输出量(心率×每搏输出量),请分析为什么婴幼儿的每搏输出量小但代谢旺盛。

2. 结合儿童神经系统的发育特点,分析测量头围的意义。

第四章 感知觉发育

案例引导

刘某,女,6个半月,已出牙3颗。她总是见什么就拿了往嘴里放,用了磨牙棒、牙胶、安抚奶嘴给她也没用。

思考:

1. 正常儿童感知觉是如何发展的?

2. 正常儿童感知觉发展与认知发展有何关系?

3. 该儿童的行为正常吗?

4. 该儿童为什么总是见什么就拿了往嘴里放?

知识导图

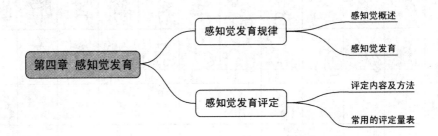

学习目标

1. 掌握婴幼儿期感知觉发育的特点。

2. 熟悉感知觉的概念、分类及特性,熟悉其他时期感知觉发育的特点。

3. 了解感知觉发育的评定方法及内容、常用的评定量表。

第一节　感知觉发育规律

一、感知觉概述

(一)感觉概述

1. 感觉的概念与分类

感觉是指人脑对直接作用于感觉器官的客观事物的个别属性的反映。可以认为感觉是人类认识世界的开始,也是获取知识的源泉。人们通过感觉,可以从外部世界,也可以从自身内部获取信息,从而能够知道外部事物的不同属性,也能知道身体所发生的变化。根据获取信息来源的不同,感觉可以分为三类:远距离感觉、近距离感觉和内部感觉。远距离感觉包括视觉和听觉,提供位于身体以外具有一定距离处的事物的信息。近距离感觉提供位于身体表面或接近身体的有关信息,包括味觉、嗅觉和触觉等。远距离感觉和近距离感觉都属于外部感觉。内部感觉的信息来自身体内部,机体觉告诉我们内部各器官所处状态,如饥、渴、胃痛等;前庭觉由位于内耳的感受器传达关于身体平衡和旋转等的信息;本体觉感受身体运动与肌肉和关节的位置。

2. 感觉产生过程

感觉产生过程是人们的感觉器官对各种不同刺激能量的觉察,并将它们转换成神经冲动传往大脑特定部位产生相应感觉的过程。如眼睛将光刺激转换成神经冲动,耳朵将声音刺激转换成神经冲动,传入到大脑的不同部位,就引起不同的感觉。

不同感觉虽然收集的信息不同,产生它的构造不同,但作为一个加工系统,它的活动基本上包括三个环节:感觉活动的第一步是收集信息;第二步是转换能量,即由感受器负责把传入的能量转换为神经冲动,这是产生感觉的关键环节,不同感受器上的神经细胞是不同的,具有专门化的特点,即它只对某一种特定形式的能量发生反应;第三步是将神经冲动经过传入神经的传导,传到大脑皮层,并在复杂的神经网络的传递过程中,对传入的信息(神经冲动)进行有选择的加工。最后,在大脑皮层的感觉中枢区域被加工为人们所体验到的具有各种不同性质和强度的感觉。

知识拓展

前庭系统与其他感觉系统的关系

1. 前庭系统与视觉系统的关系

人在凝视时,需要头颈稳定不动;追视移动目标时,需要头颈稳定地移动,如此捕捉的影像才会清晰。前庭系统将地心引力的强弱信息提供给视觉系统,形成远近、高低、前后、左右等方位概念,此即"空间视知觉"。

2. 前庭系统与听觉系统

两个系统的接收器都在内耳,并合而为第八对脑神经,彼此功能上有相辅相成之效。

3. 前庭系统与本体觉系统

前庭刺激引发肌肉张力提高,带动肌腱、韧带、骨骼与关节做出平衡动作,并维持姿势。前庭平衡觉与本体觉的信息整合,能够掌握四肢在三维空间的位置,形成有意义的身体知觉。

前庭系统在脑部发挥着基础功能,因此对于健康的青年人,前庭系统默默地运作,让当事人根本忽略它的存在。但对于成长中的婴幼儿来说,前庭系统在他们整体发展上扮演着催化剂的角色,不容忽视。随着人体的老化,前庭系统的功能会逐渐退化,中老年人为了应对前庭反应的迟钝,动作要放缓,以避免因眩晕发生跌倒等意外。

总之,前庭系统负责及时探测地心作用力的强弱,是保护头部免受伤害的第一道防线。

3. 感觉的特性与规律

(1) 感觉的强度律

感觉器官对适宜刺激的感觉能力即为感受性,如耳的适宜刺激是声波,但不是刺激越强就越能产生感觉,刺激过强反而让人感觉不到,若频率高于 20 000 Hz 的超声波耳就听不到,所以适宜刺激要引起相应的感觉,需要达到一定的强度,否则就不能产生感觉,描述引发感觉的刺激量就称为感觉阈限。感受性与感觉阈限成反比关系。

每一种感觉都有两种类型的感受性和感觉阈限:绝对感受性和绝对感觉阈限,差别感受性和差别感觉阈限。

(2) 感觉的适应律

由于刺激物的持续作用而使感受性发生变化的现象称为感觉的适应。如"入鲍鱼之肆,久而不闻其臭",是嗅觉的适应现象。再如,到影院看电影迟到就需从光线明亮处进入昏暗处,一开始看不清楚影院内的状况,但过一段时间就能看清楚了,这是视觉的暗适应现象。个体除了痛觉适应极难产生外,其他感觉适应现象都很明显。一般来说,强刺激或持续的刺激都可引起感受性降低,弱刺激可引起感受性提高。

(3) 感觉的相互作用律

① 感觉的对比律。感觉对比是指同一感受器接受不同强度的相同刺激而使感受性发生变化的现象。感觉对比可分为同时对比和继时(即先后呈现不同刺激)对比。

② 联觉。联觉是指本来一种刺激引起一个感受器产生感觉,现在还是这种刺激却引起了另一感受器产生另一种感觉的现象。如看到蓝色会觉得凉爽。

(4) 感觉后像

感觉后像是指在刺激停止作用后,感觉印象仍暂留一段时间的现象,可分为正后像、负后像。性质与原感觉的性质相同为正后像,性质与原感觉的性质相反为负后像。如声音停止后,耳里还有这个声音的余音在萦绕,就是正后像。盯着红色的纸看一段时间,再看其他物体,感觉都是绿色的,就是负后像。

(5) 感觉补偿

感觉补偿是指当某种感觉丧失之后,可由其他感觉来弥补。如盲人可以用发达的听觉和触觉来弥补视觉丧失带来的不便。

知识拓展

感觉剥夺实验（sensory deprivation experiment）

1954 年，加拿大 McGill University 心理学家赫布（D. O. Hebb）、贝克斯顿（W. H. Bexton）等首先进行了"感觉剥夺"实验（见图 4-1）。实验中给被试者戴上半透明的护目镜，使其难以产生视觉（目不能视）；用空气调节器发出的单调声音限制其听觉（耳不能听）；手臂戴上纸筒套袖和手套，腿脚用夹板固定，限制其触觉（手脚不能触）。被试者被单独隔离在实验室里，几小时后开始感到恐慌，进而产生幻觉……连续待了三四天后，被试者会出现错觉、幻觉、注意力涣散、思维迟钝、紧张、焦虑、恐惧等现象，实验结束后需数日方能恢复正常。

这个实验表明，没有刺激，人的正常生存就会受到影响，不仅不会产生新的认识，而且连正常的心理机能都得不到维持。大脑的发育、人的成长成熟是建立在与外界环境广泛接触基础之上的，只有通过社会化的接触，更多地感受到和外界的联系，人才能更多地拥有信息，更好地发展自己。

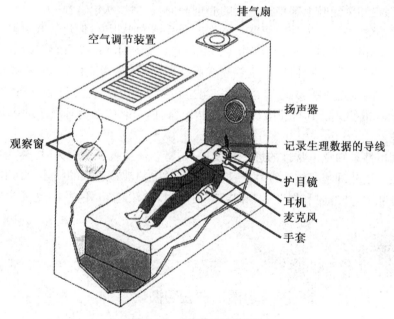

图 4-1 "感觉剥夺"实验

（二）知觉概述

1. 知觉的概念与分类

知觉是指直接作用于感觉器官的事物的整体在脑中的反映，它们建立在多种感觉的基础上，是多种感觉互相联系和活动的结果，也被称为意识化的感觉。根据知觉过程中起主导作用的分析器，知觉可分为皮肤知觉、视知觉、听知觉、嗅知觉、味知觉等；

根据知觉对象,知觉可分为物体知觉(包括空间知觉、时间知觉、运动知觉等)、社会知觉(包括对他人的知觉、自我知觉、人际知觉等);根据知觉内容是否符合客观现实,知觉可分为正确的知觉、错觉(如大小错觉、形状和方向错觉、形重错觉、倾斜错觉、时间错觉、运动错觉等)。

2. 知觉的基本特性

知觉在很大程度上依赖于主体的态度、知识和经验,具有整体性、恒常性、选择性和理解性等基本特征。

(1)知觉的整体性

是指当事物并未将其属性完整呈现时,个体根据知识经验对刺激进行加工处理,使知觉仍保持完整性。如看见熟悉的封面(书名还没看清楚)就能马上认出,这是对书外观的整体知觉。

(2)知觉的恒常性

是指个体在不同的角度、不同的距离、不同明暗度的情境之下,观察某一熟知物体时,虽然物体的物理特征(如形状、大小、颜色、亮度等)因受环境影响而有所改变,但个体对物体特征所获得的知觉经验,却倾向于保持其原样不变。像这种外在刺激因环境影响使其特征改变,但在知觉经验上却维持不变的心理倾向,包括形状恒常性、大小恒常性、颜色恒常性、亮度恒常性等。如远处的篮球与近处的乒乓球大小相近,但仍然知觉篮球要比乒乓球大,这是大小恒常性的表现。斯莱特(Slater)和约翰逊(Johnson)研究显示,刚出生2天的新生儿已具有大小恒常性,但其发展受双眼线索(主要是指立体视觉)和运动线索的影响。这种能力的真正成熟要到10~11岁;出生后第1周的新生儿已经具有形状恒常性。研究发现,8周的婴儿已具有三维物体的形状恒常性,9个月才能对静态的平面物体产生知觉恒常性。

客体永恒性是知觉恒常性的进一步发展,是指客体从视野中消失时,婴儿知道这个客体仍然存在。婴儿理解客体永存性之前,不会搜寻眼前被藏起来的物体,直到8~12个月时才有这种能力,如此时和婴儿做"躲猫猫"游戏时,你藏起来,不见了,他还会用眼睛到处寻找。

知识拓展

习惯化与去习惯化

人生来就容易被新颖的事物吸引。习惯化是指对重复刺激的反应强度降低的现象。去习惯化是指能察觉到已经习惯了的刺激出现某种变化的能力。习惯化与去习惯化的能力在婴儿出生时就有,到10周大时发展成熟。如总是在婴儿面前呈现同一个物体,婴儿将不再观看这个物体,也不会将头转向一个持续存在的声音。这些都是习惯化的表现,习惯化是自动化的,不需要意志努力。习惯化与去习惯化说明刚出生的婴儿具有再认物体的能力。

（3）知觉的选择性

是指个体对同时作用于感觉器官的各种刺激并不全部都发生反应，而是选择其中的少数刺激作为进一步加工的对象，其他的则成为知觉的背景。知觉的对象和背景相互依赖，并且可以相互转换。影响知觉选择性的因素主要有客观因素（如对象的强度、对比、良好图形原则、客体自身的组合规律——简明性、对称性及规律性等）和主观因素（如个体的需要、愿望、兴趣和经验等）。

（4）知觉的理解性

是指个体在知觉过程中根据自己的知识经验对感知的事物进行加工处理，并用词语概括成确定的含义，从而标示出事物的特征。如看到一座山，将其命名为狮子山，就让他人清晰地了解了这座山的外形特征。可见，当知觉对象时，人们常用对熟悉事物的理解来压缩、包含过多的信息，知觉者通过直接给对象命名的方式将之纳入一定的范畴之内。

（三）感觉与知觉的关系

感觉与知觉都是事物直接作用于感觉器官，都在脑中反映了事物的属性。但两者有区别，感觉是对事物个别属性的反映，没有在以往知识经验基础上的判断；而知觉是对事物各个部分及其属性的综合反映，必须建立在已有知识经验基础之上才能实现。如手触碰到花的柔软娇嫩，眼睛看到花的颜色，鼻子闻到花的气味，等等，每个感觉器官将物体的某一属性传到脑中的反映就是一种感觉；而当花呈现在面前时，能对其多个属性做出反应，并根据已有知识经验，立即判断出该物体是"花"，或者更具体的花名，这就是知觉。

一切高级复杂的心理现象，包括认识、情绪等，都是在感觉和知觉的基础上产生的。知觉是在感觉的基础上形成的。其中认知是由认识和知觉这两个词的词首组合而成，代表的含义是感觉刺激的知觉处理水平上升到认识处理水平的过程，因此认知功能包含了感觉、知觉和认识等过程。由于事物的个别属性与事物整体不可分割，感觉和知觉在现实生活中密不可分，往往统称为感知觉。纯粹的感觉和纯粹的知觉一般不存在。一般以知觉的形式直接反映客观事物，感觉只是作为知觉的组成成分存在于知觉之中。当感知事物的某个属性时，也同时知觉到事物的整体。

儿童自出生后通过感知觉探索周围的事物，感知觉的良好发育将为运动、认知等发育打下良好基础。

二、感知觉发育

（一）婴幼儿期

1. 皮肤觉发育

（1）触觉

触觉在人类感觉系统机能中占有很重要的位置。覆盖在人体表面的皮肤，厚 0.2 cm，其间布满触觉感受器，分散于表皮层、真皮层及皮下组织等处，以感知自己身体及外在环境的信息。由于皮肤的表面积很广，故触觉系统是最大的感觉神经系统。胎儿在胎内的感觉体验，出生时通过产道的感觉体验，出生后与外界的温度、事物以及和他人皮肤接触的感觉体验等，都对提高胎儿和新生儿神经系统的机能起着重要的作用。对于婴儿来说，触觉是获取有关世界信息的一种方式，对其发育起着重要作用。触觉的感受性可能由于外在环境因素的不同或内在心理状态的差异而有所改变。在身体的不同部位,触觉感受性的敏锐度也有差异。触觉的适应性中以触压觉最容易适应,痛觉无适应性。随着年龄的增长,触觉也有所变化,年龄越大,下肢(脚踝、膝盖等)比上肢(手腕、肩膀等)的触觉越不敏感。

在最初的几个月里,触觉是最成熟的感觉系统,刚出生就对触觉特别敏感,刺激身体的不同部位会有不同的反应,尤其是手掌、脚掌、前额、嘴唇对刺激反应很敏感,如碰碰其嘴唇,他们就会有吮吸反应。有研究显示,轻柔的按摩可刺激婴儿大脑产生特定的化学物质,从而促进成长;定期接受按摩的婴儿更加活跃,对刺激的反应更快。另外,接受按摩的早产儿比未接受按摩的早产儿存活几率更大,且能更早地离开医院。婴儿的防御反应很强,识别反应刚开始发展。婴儿对触觉的接收经常与其他感觉混淆,此即共感现象。所以做婴儿按摩时,需同时对他说话,因为声音会增加婴儿对触感的感受性。刚出生的新生儿也需要对触觉敏感,如能在嘴巴周围感知触觉,以便自动找到乳头吃奶,这或许是一种本能的生存机能。

触觉,尤其是手部触觉,是人们认识事物的重要途径,若只有视觉和听觉而没有触觉参与,人们对事物的认识就不全面,也不准确。如棉花和铁,通过眼可以知道体积大小和形状异同,如果从未通过手的触摸,就无法感知轻重、粗细、软硬。婴儿对周围事物的探索活动主要通过口腔触觉和手部触觉来完成,首先使用口腔触觉,稍后才使用手部触觉。婴儿1个月能凭口腔触觉辨别不同软硬程度的乳头;4个月能同时辨别不同形状和软硬程度的乳头;3~5个月原始反射逐渐被整合,利用口腔和手去探索环境;4个月左右出现了视觉和手的触觉的协调动作(主要标志是伸手能够抓住东西),标志着真正触觉探索的开始。虽然手部触觉探索活动发展起来了,但1岁前口腔触觉仍是婴儿认识物体的重要手段。如6个月还倾向于把任何东西都放到嘴里,通过嘴部对物体进行感觉,获取结构信息。柯普(Kopp)研究(1974)发现,8~9个月婴儿口腔触觉探索新物体活动出现的频率较高。实质上,这是弥补尚未发展的其他探索活动的学习方式,且在相当长时间内,仍然会作为其他探索活动的补充,如1~2岁的幼儿拿到东西仍常常往嘴里送。另外,6个月以后,婴儿的触觉发育已遍及全身,会用身体的各个部分去感受刺激,探索周围事物,触觉定位越来越清晰,开始能分辨出所接触的不同材质。发育初期触觉识别能力优先发育,功能完善后通过视觉功能弥补。Streri研究发现刚出生的婴儿(最小16小时大)能通过手部触觉检测出两个物体的轮廓差异。而且随着年龄的增长,婴儿逐渐由口腔触觉转为手部触觉来识别、加工和记忆物体的形状。对一些物体属性的触觉,如尺寸、温度,在出生后前几个月就发育得很好。质地、重量等属性的感知在6~9个月之后,对物体形状的探索则更晚。可通过触摸,了解手部动作与身体部位之间的空间位置关系。7个月左右,当婴儿获得较成熟的够物行为,视触协调能力逐渐发展起来,并成为儿童探索周围世界的主要手段之一。

研究发现,婴儿与成人的肢体接触有助于身体发育,对情绪发育也很重要。

幼儿会走路之后喜欢把玩东西,触觉辨识能力快速发展。这个阶段幼儿将触摸印象与视觉影像配对,建立正确的形状知觉。这个时期触觉防御系统与辨识系统同等重要。24个月能在布袋中摸出与眼前看到的实物一模一样的东西;24~36个月能经由触摸指认物体;36 个月可用摸辨认出圆柱、立方体等。

（2）痛觉

新生儿痛觉的感受性很低,在出生后的几天里对痛会更加敏感。疼痛会给婴儿带来压力,当受伤时,他们会心率加快,出汗,露出不舒服的表情,哭声的强度和声调也会发生变化。对疼痛的反应有一个发展过程。如进行脚踝抽血化验时,新生儿要在数秒之后才会有反应。而仅仅在几个月之后,同样进行脚踝抽血化验,会立刻引起反应。新生儿反应的延迟可能是因为他们的神经系统发育还不够完善,信息传递得比较慢。

2. 视觉发育

人获取的外界信息（包括图像和文字）有 80% 来自视觉。视觉的内涵包括视觉动作整合（即一般所谓的手眼协调）、视觉分析技巧（针对视觉信息进行处理）以及空间视知觉（分辨自己与周围环境的相对关系）。视觉发育大约于 1 岁左右接近成人,进而引导了精细运动能力的发育,并使其更加精细准确,更为协调迅速。视觉发育过程包括视觉定位、注视、追视、视线转移等。因此,1 岁前是视觉发育的黄金时期。

视觉发育主要分为以下几个方面：

（1）视敏度与视野

视敏度是指精准地分辨物体细微结构或处于一定距离物体的能力,晶状体的调节是重要因素。新生儿调节晶状体的能力较差,视力不到 0.1,能感觉到眼前摆动的手,不过距离很有限,仅能看清约 20 cm 距离处的物体,距眼 1 m 或 10 m 的物体,眼所看到的图像都是模糊的,视敏度比成年人的差 10～30 倍。0～2 个月喜欢注视人的脸孔,对亮与暗的视觉反差很敏感,移动中的物体能吸引其注意力。4 个月时才能像成人那样改变晶状体的形状,以看清不同距离的客体。3～6 个月能辨别不同的面孔。1 岁视觉对比的敏感度达到成人的水平。5 个月视力进展到 0.3;12 个月视力为 0.2～0.4;3 岁视力可达 0.6～0.8。

对于 0～5 个月婴儿来说,当物体位于中线 25°～30° 内、视线上下 10° 内,且距婴儿的距离小于 90 cm 时,婴儿最有可能看到该物体。

（2）视觉定位、注视、追视和视线转移

0～2 个月对于刺激强烈的目标物体出现视觉定位和注视,眼球只能随头颈转动而转动,追视范围比较小。3 个月眼看远、看近的调节力发展完成,有视线转移能力,即从注视一个物体转向注视另一个物体。3～6 个月双手向中线合拢时,双眼能够注视物体。4 个月时,随着头部左右转动动作的出现,追视和视线转移也随之发育。此时双眼对焦产生立体感。3～6 个月眼球运动控制发育首先是水平方向追视功能的发育,其次是垂直方向追视功能的发育,最后是斜向追视功能的发育,在 6 个月左右完成,眼球能进行快速运动,并能通过正确调整眼球转动来辨认不同焦距的物体,双眼同视功能获得。7 个月以后,两眼全方位的协调运动是眼球运动的基本要求,最初出现在翻身阶段,随着眼睛追视功能的发育,眼球的精细运动能力提高,开始能够辨识物体。在开始抓球动作以前,视线的转移能力是眼球运动的基本条件,视线必须跟随球和手的动作。集合运动是双眼朝相反方向运动的形式,空间深度知觉需通过眼球调节集合运动来实现。

（3）颜色视觉

0～2 个月只能接受单纯和强烈的光线和颜色,如黑色、白色、大色块或简单的线条及图形。2个月时通常能区分颜色。4个月时在可见光谱上辨认颜色的能力已接近成人的水平,能看出红、蓝、绿、黄等四大类别色彩,辨别彩色与非彩色,但对于同一类型颜色(如大红与浅红)的差异区分并不明显。13个月能认识和准确指出红、绿、蓝、黄、白等六色;16个月开始能说出六色的名称;18个月开始认识紫、棕、橙、粉红、浅绿、浅黄、灰等色,同色配对能力很低;24个月能说出15种颜色。

张增慧(1984)研究发现,同色配对方面,幼儿1.5岁能力较低,只有个别幼儿会进行一两种颜色的配对,2岁约20%会配对,2.5～3岁几乎100%会配对;颜色爱好方面,幼儿1.5岁未发现明显的颜色爱好,2～3岁对颜色爱好的顺序大致为红、黄、绿、橙、蓝、白、黑、紫,倾向鲜艳的颜色;颜色命名方面,幼儿1.5岁不能正确命名颜色,2岁约40%会进行颜色命名,正确率仅有7.9%,2.5岁约80%会进行颜色命名,正确率只有25%。

(4)其他

出生就有瞳孔对光反射、眨眼反射。由于眼球控制不充分,可出现眼球向一侧固定、单眼看物体等情况。虽然非对称性紧张性颈反射会妨碍眼球随意运动,但有助于向伸手侧注视。

3. 听觉发育

听觉不仅帮助辨认周围环境中的多种声音,而且凭此掌握人类的言语,婴儿期是儿童言语发展最迅速的时期,因此,听觉的发育在这个时期具有更重要的意义,对言语的形成有绝对的影响。

新生儿天生偏好语音,尤其是母亲的语音,已能对某些声音发生反应;1个月时表现出听觉集中,也具备辨别音素、揣摩发音部位及发音方式的能力;27天时吃饱后躺着哭,但听到熟悉的人说话会安静入睡;42天时听到歌声或说话声会停止哭;2个月时听到提琴声会停止吃奶倾听;明显的听觉集中在3个月时才清楚地看出来,即能感受不同方位发出的声音,并把头转向声源,但对强烈的声音会做出不安的表示;4～5个月能分辨母亲的声音;6个月时已能辨别出音乐中的旋律、音色、音高等方面的不同,并初步具备协调听觉与身体运动的能力;后半年会辨识声母;8～9个月开始能分辨各种声音,并做出不同的反应。

1岁以后,幼儿在生活和教育的影响下,听觉感受性不断增强,特别是由于言语的发育,可辨别词音,如音调、音强等,但这一时期词音的感知还不够精确。对某些难于区别辨认的词音,如汉语拼音的声母c和z、s和sh等还不易分清。而对辅音的敏感性在1岁后下降。2岁时表现出随音乐节拍身体运动。

4. 嗅觉发育

嗅觉是一种凭直觉反应的感觉。当人吸气时,空气中的气味借鼻黏膜上的感受器,由嗅觉神经传送到大脑颞叶的海马回,此即嗅脑。对人类而言,嗅觉扮演着保卫身体及繁衍种族的主要任务。女性在生理期与性兴奋时,荷尔蒙会分泌特殊的体味,以吸引异性,达到延续种族的目的。

研究发现,新生儿能够分辨他们自己的羊水的味道。新生儿出生不到12小时即表现出一定的嗅觉,对各种气味就会有明显的反应,他们的脸部表情似乎说明他们喜欢香草和草莓味,不喜欢臭鸡蛋和臭鱼味。在出生的2～3天内,新生儿能记住所闻到过的强烈气味。如在第一次闻到茴香油的气味时,新生儿的活动增加,心率和呼吸都会发生变化,如果继续闻到这种气味,新生儿就逐渐停反应。这时如果忽然闻到一种新的气味,就又开始增加活动,心率和呼吸也发生变化。婴儿对气味的偏好似乎是在子宫内和出生后的几天里习得的,如母乳喂养促进了对妈妈母乳香味的偏好,可能是一种本能的生存机制。有研究显示,母亲喂养的6天大的新生儿对其母亲胸罩的气味表现出明显的偏好,而在2天大时并没有表现出这种偏好,说明他们需要几天的经验来发展偏好(记住并识别这一气味),这与成人大体一致,经验越丰富,识别并能辨认的气味类型越多。1个月后经历大约24次经验可形成由香味引起的食物性条件反射;2~3个月时对两种不同的气味进行分化;4个月能稳定区别好闻与难闻的气味,如闻到奶香(来源于奶瓶)时会将头侧向奶瓶,并露出笑容,如闻到醋的酸味时会皱起鼻子,左右摇头躲避并发出不耐烦的叫声。

5. 味觉发育

味觉可以使我们感受到苦、甜、咸、酸等。如吃药时,会觉得苦而难以下咽,如果味觉告诉我们某个东西是有害的,就会立刻把它吐出来。味蕾由舌头表面的细胞分化而成,用来辨别味觉。不同位置的味蕾分辨的味道不同。舌尖辨别甜味;舌前段两侧边对咸味敏感;舌后段两侧边感觉酸味,而舌根分辨苦味。如果味觉出现问题,则会影响一个人的饮食习惯和营养状况,而这些问题的出现是导致挑食和厌食的原因。

对某些味道的偏好似乎在很大程度上是天生的。有一项研究表明,2个小时大的新生儿在品尝甜、咸、苦水时会出现不同的面部表情。当吸到甜水时,新生儿会微笑、舔嘴唇和吸吮;当盐水被注入嘴里时,许多新生儿会噘嘴、皱鼻、眨眼,说明新生儿讨厌咸味;当吸到苦水时,新生儿会伸出舌头、吐唾沫,甚至试图呕吐,这可能是一种生存机能,因为许多有毒物品是苦的;当把蒸馏水滴到新生儿舌头上,新生儿吸吮时毫无表情。在进一步研究中发现,4个月左右时,婴儿开始喜欢上这种原来讨厌的味道。婴儿对味觉的差异比较敏感,遇到与习惯的味道有区别的食物,立刻就能辨别出来。有数据显示,3个月时能分化主食物的液体状态,1岁以内能精确分化同一味道的不同浓度,如能区分0.2%的盐水与0.4%的盐水,能区分1%的糖水与2%的糖水。而且还会表现出当还是胎儿时因母亲的饮食而形成的味觉偏好。研究发现,经常喝胡萝卜汁的孕妇,她们的婴儿对胡萝卜的味道有一定的偏好。婴儿期味觉偏好的发育会一直持续到学龄前期。

6. 前庭觉与本体觉发育

前庭觉是影响婴幼儿成长和学习发展最重要的能力之一。前庭感受器位于内耳的半规管与耳石器官内,功能在于感知头与地平面的关系,以便及时平衡身体,免于跌倒,或在跌倒的瞬间调整头与地面的角度,以避免撞击头部,把伤害降到最低。由于前庭平衡的关系,前庭觉的成熟与否和平衡感关系密切。前庭与言语发育也密切相关。前庭觉也是大脑功能分化的守护神,特别在3岁前后的左右脑功能分化。本体觉的中枢位于大脑顶叶,专门了解肢体在空间的位置、姿势和运动的情况。本体觉的感受器位于肌肉组织(包括筋膜、肌腱)、关节等内,能感知肌肉组织伸展或收缩的状态,了解各处关节角度的变化,并能转化为神经脉冲,快速传达到脊髓,往上送达大脑顶叶而产生本体觉。

出生后1~3个月的婴儿能感受到自己身体姿势变化、移动和重力带来的感觉,并出现相当多的顺应性反应。如果婴儿感受到重力,则会出现强而有力的抗拒感,从中学习顺应重力的刺激,并促使前庭和大脑产生相关反应,促使肌肉产生收缩、放松和协调。如让婴儿俯卧,他会抬头。4~5个月头部就很有力了,已经可以抬头和转头。到6个月大,俯卧时由于神经系统对重力显得特别敏感,促使婴儿同时抬头、抬胸,并可将手臂和腿抬离地面,仅依靠腹部来平衡全身做出像飞机起飞形状的"俯卧伸展姿势"。其实,如果抱起婴儿做摇晃、翻转身体以及到处移动,这些强烈的重力和移动的感觉,能令其感到快乐。而如果受到重力、视觉指引和身体移动的影响,婴儿同时也会产生肌肉反应,如可独立坐一会儿,而不会失去平衡。自出生前庭觉就一直发挥功能,帮助婴儿从仰卧翻转成侧卧的"颈立直反射"(引发这种反射动作的感觉,来自重力以及头颈部肌肉和关节的感觉),到6~8个月大时,开始协助婴儿由仰卧转换至俯卧的姿势,使婴儿能移动身体,并在移动之间学习空间结构和距离概念。10~12个月时已经可以爬得更远了,并且与四周的环境产生更密切的关系。而骨骼也成长到足以支撑身体和头部的力量,且肌肉也具有协调动作和计划动作的能力,同时可以倚靠前庭协调肌肉关节、本体觉和视觉,来掌控一切的重力和移动,促使婴儿开始站起来,学习用双脚来支撑与平衡身体,并练习跨步来走路。

婴幼儿正值动作发展的黄金期,理应活泼好动,从最初的头部运动、四肢舞动和蹬踢活动到翻身、爬行等都对前庭觉和本体觉的发育起着极其关键的作用。如果过于不爱动,又常常发生异常情况,父母与老师应及时求教于作业治疗师或感统训练师,积极配合治疗,改善效果会比较好。

7. 空间知觉发育

(1) 形状知觉

幼儿辨认形状的能力随年龄的增长而迅速发展。辨认物体形状时配对最容易,指认次之,命名最难。幼儿辨别各种形状由易到难的次序是:圆形、正方形、半圆形、长方形、三角形、五边形、梯形和菱形等。如13个月能配对圆形;19个月能配对圆形、四方形和三角形;2~3岁能辨认圆形、方形和三角形,但仍难以辨别两个相似图形的细微差别。

(2) 大小知觉

10~12周婴儿已有了一定程度的"大小恒常性"。幼儿2~3岁能分辨平面圆形的大小,能按照言语指示拿出小皮球、大皮球;3岁一般已能判别图形大小,但不能判别不相似的图形(如三角形和正方形)的大小。幼儿判别大小的方法是按照从简单的目测到多方面的比较再到借助中介物这样一个顺序发展的。

(3) 方位知觉

儿童对方位知觉的发展顺序是先辨别上下,后辨别前后,再辨别左右。3岁幼儿仅能辨别上下方位。

(4) 深度知觉

正确辨别空间深度不仅能对运动的物体进行辨别,而且有助于了解到自身运动时与周围物体之间的位置关系,进而能感觉到物体的存在,避免与物体发生碰撞。

1960年美国心理学家吉布森(Eleanor Gibson)和沃克(Richard Walk)设计了经典实验"视崖实验"(见图4-2)。通过研究发现,6个月婴儿已具有深度知觉,且随着年龄的增长不断发展,但较小的婴儿因未掌握爬行技能无法判断其是否也已发展出深度知觉。

1970 年埃波斯等人将 2～4 个月大的婴儿直接放在视崖深滩和浅滩,发现他们表现出不同的心率,可能意味着婴儿对深和浅的某些视觉特征差异的反应是不同的。

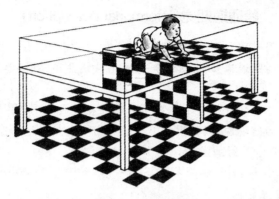

图 4-2 视崖实验

另外,"位移刺激逼近"实验通过呈现一个以一定速度向婴儿逐渐逼近的物体,发现 2～3 个月大婴儿会有保护性的眨眼反应,4～6 个月大婴儿会有躲避反应。同时研究发现,深度知觉能力与其早期的运动经验有关,尤其是爬行经验。

知识拓展

视崖实验

视崖装置(见图 4-2)是一种测查婴儿深度知觉的有效装置。把婴儿放在厚玻璃板的平台中央,平台一侧下面紧贴着玻璃放有方格图案的单子,另一侧的玻璃板下数英尺处放一幅同样的单子,造成一种视觉印象,前一侧是浅滩,后一侧是深滩。实验时,母亲轮流交替站在"浅滩"和"深滩"的外测,呼唤婴儿爬过去。在 36 名 6.5～14 个月的婴儿中,有 27 名从平台爬到浅滩,只有 3 名爬到深滩。大多数婴儿虽然听到母亲在深滩一侧呼喊,他们也不过去,或因为想过去又不能过去而哭喊。该实验说明婴儿已有深度知觉。

8. 时间知觉发育

时间知觉的发育比空间知觉略晚,因为时间无法直接感知,往往需借助于直接反应时间流程的媒介物才能认识它。

婴儿最早的时间知觉主要依靠生理上的变化产生对时间的条件反射,也就是人们常说的"生物钟"所提供的时间信息而出现的时间知觉。如婴儿到了吃奶的时候,会自己醒来哭喊,这就是婴儿对吃奶时间的条件反射。

幼儿逐渐学习借助于某种生活经验(生活作息制度、有规律的生活事件等)和环境信息(自然界的变化等,如知道"天快黑了就是傍晚""太阳升起来就是早晨"等)反映时间。

知识拓展

跨通道知觉（intermodal perception）

跨通道知觉是指同时整合两种或者两种以上的感觉信息，如视觉与听觉。婴儿的早期就已经拥有探索性的跨通道知觉，如当声音发出持续几秒钟时，婴儿会把眼睛和头转向声源。

婴儿出生后 1 个月时就开始有了知觉互通。但在前几个月，婴儿从不同的感觉通道来整合输入的信息时会出现困难（如视觉与听觉）；到 6 个月时这种能力就发育得比较好；7～12 月多通道整合能力不断加强。

（二）学龄前期至青春期

1. 皮肤觉发育

在视觉等参与下，学前儿童手眼协调一致的活动能实现对客观事物更精确地反映，更好地辨别其各种属性，如大小、形状、轻重、软硬等。他们喜欢玩各式玩具，辨识系统发育终于超过防御系统，学习能力有突破性的进展，如用双手比较两个体积相同而重量不等的物体。在蒙住眼睛情况下手的触摸运动的特点随年龄而变化，3～4 岁的触摸动作还与玩弄物体不大能分开；4～5 岁也不能较好地进行探索性的触摸活动；6～7 岁才出现细微的触摸动作。以上特点与 4～5 岁儿童小关节（指、腕关节）活动的进步不显著有关。

学龄期儿童通过手的触觉能判断出物体的形状、大小和轻重，即复合感觉的发育渐趋成熟。

2. 视觉发育

（1）视敏度与视野

学龄期儿童的视敏度比学龄前儿童显著提高。很多 6～8 岁的儿童存在轻度远视现象，一般 8～10 岁可以自然矫正，完成双眼的发育。此时期儿童运用视觉学习的时间增多。

柯林斯（Collins）等学者研究发现，6～20 岁视力达到或超过 1.0 的人数随着年龄的增长而增加。

（2）视觉定位、注视、追视和视线转移

儿童 5 岁眼球灵活运转能力达到成人水平；7～11 岁视觉追踪能力随阅读而进一步发育。

（3）颜色视觉

儿童到 3～4 岁才开始区分相近的颜色；5 岁开始注意到色调、明度和饱和度，能辨别更多混合色；6～7 岁时，对颜色细微差异区分的正确率已达到 98%。其实 3 岁以后儿童颜色视觉的发育关键在于掌握颜色名称，若掌握了颜色名称，即便是混合色，如柠檬黄，同样可以辨别。张增慧（1982）研究发现，3～6 岁儿童颜色命名随年龄而增长，对不同颜色命名的正确率也不同，从高到低依次是红、白、黑、黄、绿、蓝、橙、紫。

学龄期与青春期，随神经系统及认知能力发展，视觉会进一步发育。

3. 听觉发育

儿童 4～5 到 7 岁的听觉阈限值比成人高 2～7 dB,经过发育,听觉阈限会随年龄的增长而下降。13 岁以前听觉敏度在所有频率上都很低,听觉能力在 12～13 岁以前一直处于增长状态。

4. 空间知觉发育

(1) 形状知觉

儿童在感知形状过程中,当还不能准确称呼形状时,会自发地用生活中熟悉事物的名称来称呼它们,如 3～4 岁时把圆形称为皮球、太阳,把半圆形称为月亮等。儿童 4 岁时能把两个三角形拼成一个大的三角形,把两个半圆拼成一个圆形;5 岁时还能认识椭圆形、菱形、五角形、六角形和圆柱形,并把长方形折成正方形,把正方形折成三角形。学龄期儿童能察觉更复杂、更详细的空间环境中的定位关系,能模仿画 2 个或 2 个以上具有一定位置关系的几何图形,12 岁的儿童能画出三维立体图形。

(2) 大小知觉

儿童 3 岁之后判断策略进一步发展,如判断积木大小,4～5 岁用手逐块触摸积木的边缘,或把积木重叠放在一起进行比较;6～7 岁已可仅凭视觉进行判断。

儿童到 6 岁完全判别不相似的图形(如三角形和正方形)的大小还很困难。

(3) 方位知觉

儿童 4 岁开始能辨别前后方位;5 岁开始能以自身为中心辨别左右方位,但不能辨别对面人的左右;6 岁也只能达到完全正确地辨别上下前后 4 个方位水平,但以自身为中心的左右方位辨别能力尚未发展完善;7～9 岁时才能辨别别人的左右,但在辨别两个物体的左右关系时常出现错误。有研究显示,儿童 5～7 岁能辨别自己的左右手、左右脚,7～9 岁能辨别对面人的左右手、左右脚,9～11 岁才能完全掌握左右概念的相对性。

方位知觉对阅读和书写能力的提高有重要影响,初入学的儿童对字符的识别经常出现左右颠倒,如分不清"p"与"q""d"与"b""9"与"6",9 岁以后一般不会出现这种错误。如果经常出现因方位知觉困难造成的学习错误,应引起注意,考虑是否存在阅读障碍。

5. 时间知觉发育

儿童对时间的掌握是一个缓慢的发育过程。4 岁开始发展起时间观念,但很不准确,需要依据具体事例来说明,如早晨起床、晚上睡觉,也可以理解今天、明天、昨天,但对后天、大后天、前天、大前天还不是很理解;儿童对一周内的时序、一年内四季和相对时间的概念认知要到 5～6 岁才逐渐发展;6 岁开始把时空关系分开,但很不完全;随着年龄增长,时间知觉的精确性越来越高,7～8 岁可能是迅速发展的时期,关于开始学习利用时间标尺(如钟表)估计时间约从 7 岁开始,能初步区分空间和时间关系,掌握相对的时间概念,如昨天下午、明天中午;8 岁已能主动地利用时间标尺,时间知觉的准确性和稳定性开始接近成人,能比较准确地再现时距。

时间知觉发育也与生活经验相关。如生活作息制度、有规律的生活事件等都有助于促进时间知觉的发育。

6. 躯体知觉发育

学龄期躯体知觉的发育使儿童能更恰当地对身体状态做出迅速而准确的反应,更明确地表达如腹痛、恶心等身体各部位的不适感。随着躯体位置觉和整体运动能力的提高，儿童在运动、书写等活动中能自觉地调整自己的姿势；平衡协调能力更好，如能自觉调整躯体平衡在晃动的独木桥上行走。

（三）成人期

1. 皮肤觉发展

1944 年查普曼（Chapman）等学者多项研究表明，老年人的痛觉感受性逐渐降低。当不同能力组的被试感到疼痛时，对皮肤的刺激强度分别为：10～22 岁组为 0.289 g，23～44 岁组为 0.324 g，45～85 岁组为 0.347 g。痛觉反应阈也随年龄的增长而升高，表明老年人的痛觉迟钝。

老年人的温度觉也较迟钝。高龄老人对室温敏感度降低，且体温也随增龄而降低。部分老年人身体深部的温度甚至低于体表温度（如刚排出的尿液温度低于 35.5 ℃），他们对室温变化的感觉十分迟钝，患病率和死亡率较高。

2. 视觉发展

20 岁时视觉达到最强，40 岁以后视敏度和视觉感受性逐渐下降。老年期视网膜成像能力、眼的聚焦能力、颜色视觉等都出现衰退现象，以 40～59 岁时退化最为显著。如眼睛的晶状体弹性变小，调节力随之逐渐下降，时常看不清近物，就是所谓的"老花眼"。柯林斯（Collins）等学者研究发现，45 岁之前视力下降比较缓慢，过了 45 岁便加速下降，需要戴老花镜。据我国广东省对 100 例 90 岁以上老年人视力的测查，发现视力最好的只有 0.6，而视力在 0.05 以下（即法定盲人）的占 40.5%；而对 10 万多人的调查显示，视力在 0.05 以下的有 0.4%，其中 61 岁以上的老年人约占 72.97%。导致老年人视力下降的原因还有眼睛病变，我国的一项调查显示，患白内障的人数占调查人数的 38.5%，患黄斑病变的人数占 32.5%，患青光眼的人数占 1.4%。

老年人对弱光和强光的感受性也明显下降。让被试者由明亮环境进入黑暗环境，待其适应后给一束极弱的光，结果发现，年轻被试者能感知 3 微微流明（lumen，lm）的弱光，而老年人只有当光亮达到 5～6 微微流明时才能感知；在强光照射环境中，青年人眼花后只需 2 秒钟便能恢复视觉，而 65 岁的老年人产生眼花所需光强比青年人高 50～70 倍，眼花后需 9 秒钟才能恢复。

老年人对视信息的加工速度有较大幅度的下降，视觉的注意能力也有一定程度的降低。

3. 听觉发展

成年后到一定年龄听觉能力会开始逐渐降低，主要是高频部分的听力退化直至丧失。有研究指出，20 岁时听力达到最佳。30 岁以后，听觉阈限随年龄的增长逐步提高。与视觉相比，有听觉缺陷的老年人更多。据调查发现，我国 63.6% 的老年人听力减退，对高音的听力减弱更明显，有些听力甚至减退到耳聋。1987 年孙云章研究表明，听力的最小刺激量随年龄的增长而逐渐提高。50～59 岁组与 20～29 岁组相比，言语听觉的最小刺激量大大升高，差异显著；60 岁以后各组与 20～29 岁组的差异均非常显著；50～59 岁似为中国人听力老化的转折点。

4. 嗅觉发展

中年后期开始，嗅觉随着年龄的增长而下降。1962 年日本学者市原用草莓制品进行实验发现,60 岁以后嗅觉辨别力衰退得更显著。有研究显示,嗅觉最灵敏的时期是 20～50 岁,50 岁以后逐渐减退,70 岁嗅觉急剧减退。

5. 味觉发展

中年后期开始,味觉的感受器味蕾会随着年龄的增长而减少,因而敏感性也随之下降。有研究显示,60～80 岁的老人约 20％失去味觉。1959 年库珀(Cooper)等人研究显示,甜、酸、咸、苦 4 种味觉阈限都随年龄增长而提高,尤其是 60 岁以后呈急剧增长状态。其他许多类似的研究结果也支持了库珀等人的结论。

6. 空间知觉发展

老年人对物体的形状、大小、深度以及运动物体的知觉比青年人差。尽管有退行性变化,但由于有长期的视觉经验,多种感官的运用可以弥补视觉能力下降的不足。如为老年人经常使用的药瓶贴上明显不同的色彩标志或使之表面具有可能摸到的不同纹理等,便能大大方便老年人的生活。

知识拓展

感知觉-动作联合发展

感知觉可以指导动作。只要动动眼睛、头部、手指、手臂就能够知道周围的环境。如婴儿可以通过感知觉信息调节他们的动作以保持平衡、够到一定距离的物品、在不同的地面爬行等。视知觉能力,包括视觉形象-背景知觉、空间关系、视知觉恒常性、视知觉-动作协调等,在抓、丢、书写、画图、阅读、计算、玩游戏、踢、跑等方面动作能力中扮演着重要的角色。听知觉能力,包括形象-背景知觉、听觉辨别能力、判断声音的方位、时间的听知觉、听知觉-动作协调等,会影响学习、体育活动、沟通、社交、适应、游戏、舞蹈、唱歌、生活自理等方面的表现。运动知觉(本体觉、前庭觉等)和皮肤知觉可以协助视觉、听觉更多地了解周围环境,强化视知觉-动作、听知觉-动作等协调。感知觉信息还可以激发他们的动作,如客厅里有件很吸引人的玩具,婴儿必须先知觉到自己身体所处的方位,学习如何靠四肢拿到玩具。虽然一开始动作比较笨拙和僵硬,但随后就能选择合适的模式来达到目标了。

动作也可以引导感知觉,如在看物体的同时用手去触摸可以帮助婴儿了解物体的质地、大小和硬度。

所以,在发育过程中感知觉和动作是联合发展、互相促进的。

第二节　感知觉发育评定

一、评定内容及方法

主要评定内容及方法如下：

（一）新生儿感知觉发育评定

新生儿时期是婴儿期比较特殊的一个时期，是儿童认知产生和发育的最初时期。其感知觉发育评定可采用如下方法：

1. 新生儿的反射行为

（1）新生儿的无条件反射。新生儿用来保证其内部器官与外界条件最初的适应，主要是依靠皮质下中枢来实现无条件反射。无条件反射有70多种，其特点是不精确、易泛化等。出生后约20天，各种反射趋于精确化。常见的无条件反射有瞳孔反射、觅食反射、吸吮反射、握持反射、Babinski反射等。

（2）新生儿的条件反射。条件反射是后天形成的，是建立在无条件反射基础上对刺激的规律性反应活动，出现的时间约在出生后10～20天。最初的条件反射是在被抱起吃奶时表现的寻找、张嘴、吸吮等一系列食物性反应，初期的条件反射是由触觉-平衡觉复合刺激引起的。听觉、视觉等各种感觉系统的刺激都能组成复合刺激引起条件反射。

2. 新生儿行为评定量表

该量表由美国著名儿科医师布拉泽顿（T. B. Brazeton）于1973年制定，适用于出生0～30天的新生儿，目的是诊断和预测新生儿的发育水平和状况。量表有六大类，27个子项目：（1）习惯化：婴儿在同一刺激物（光或声）呈现多次以后，反应减弱；（2）定向反应：对有生命的刺激物（如人）和无生命的刺激物（如玩具）的朝向；（3）运动控制的成熟性；（4）易变特点：从觉醒状态到深睡状态的变化、皮肤颜色的变化、活动水平的变化、兴奋达到最高点的变化及变化是否比较容易等；（5）自我安静下来的能力；（6）社会行为：微笑、接受拥抱时的反应等。27个项目均按9个等级评分，中间的等级为正常反应，两端的都偏离正常，每次测试时间约30分钟。

（二）感知觉功能评定

感知觉功能评定可分为感觉功能评定和感知评定。其中感觉功能评定又可分为浅感觉检查（包括痛觉、触觉、温度觉等检查）、深感觉检查（包括运动觉、位置觉、震动觉等检查）、复合感觉检查（包括皮肤定位觉、两点辨别觉、实体觉、体表图形觉等）。感知评定主要包括触知觉、视知觉、听知觉、味知觉、嗅知觉、运动知觉、时间知觉等方面的评定。针对感知障碍，有专门的失认症评定（包括触觉失认检查、听觉失认检查、视觉失认检查、单侧忽略评定、Gerstman综合征检查、体像失认检查、疾病失认检查等）、失用症评定（包括结构性失用、运动性失用、穿衣失用、意念性失用、意念运动性失用等方面的评定）。对于儿童,临床上还可考虑感觉统合能力的评定。感觉统合是指各种感觉刺激经过其接收器官（感觉器官）,成为感觉信息,这些信息在中枢神经系统中经过整理及组织,继而指示身体做出适应性反应。感觉统合是遗传和环境共同作用的结果。引起儿童感觉统合失调的原因是多方面的,既有神经系统方面的因素,又有环境与社会、教养方面的问题。有研究表明,我国儿童感觉统合失调的发生率为 10%～30% 左右,男孩的发生率高于女孩。所以还要评定感觉统合,可选择儿童感觉统合能力发展评定量表、感觉统合和实践能力测试（SIPT）、感觉统合状态分析表（见表 4-1）等。

表 4-1 感觉统合状态分析表

	触觉	本体觉	前庭觉	视觉	听觉	嗅觉、味觉
低阈值,高注册						
高阈值,低注册						
高低互见						
感觉调控						
感觉辨析						
实践能力						
躯体实践能力障碍（SDP）						
双边整合及排序障碍（BISD）						

此外,感知觉还可利用多种发育量表或智力评估量表的相关内容进行评估。如视动整合发育评估（developmental test of visual motor integration，VMI）、Peabody 运动发育评定修订版（PDMS-2）(请参见第五章)、0～3 岁婴幼儿发育量表（CDCC）(请参见第八章)等。

知识拓展

感觉统合理论

感觉统合（Sensory Integration，SI）最早是由美国南加州大学艾尔丝（Jean Aryes）博士在 1969 年提出的一个研究观点,他将脑神经学与发展心理学相结合,发展所谓的感觉统合理论（见图 4-3）。Ayres 认为,人体的运动、感觉与认知功能发育,是与脑成熟进程

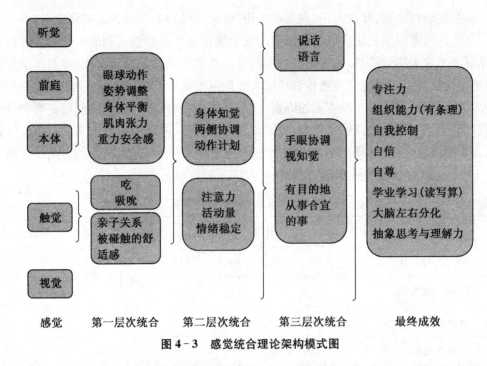

感觉　　第一层次统合　　第二层次统合　　第三层次统合　　　最终成效

图4-3　感觉统合理论架构模式图

并进的。来自人体内外的刺激,经过感官接受,先由脑干担任主要统合任务,继而逐渐由大脑皮质统合,发展学习能力(见图4-4)。

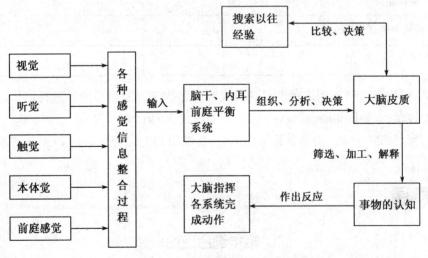

图4-4　感觉统合的脑机制

二、常用的评定量表

（一）筛查量表

目前国内主要采用台湾和香港地区的感觉系统筛查量表，主要有触觉功能失调筛查量表、前庭功能失调筛查量表、视觉功能失调筛查量表、听觉功能失调筛查量表等。如果发现儿童的很多表现和筛查量表上描述的相一致，就要引起老师和家长的高度重视，需要进一步寻求专科方面的检查。

（二）婴幼儿感觉功能测试量表（The Test of Sensory Functions in Infants，TSFI）

该量表适用于4~18个月的婴幼儿，能反映感觉缺陷及程度、情绪的稳定性、学习能力等。具体有深触压反应、适应性运动功能、视觉-触觉整合、眼球运动控制、前庭刺激反应5个分测验。

（三）儿童感觉统合能力发展评定量表

目前国内有标准化的评定量表——儿童感觉统合能力发展评定量表（见表4-2），该量表包括前庭平衡失常14项、触觉功能不良21项、本体感失调12项、学习能力发展不足8项、大年龄的特殊问题3项。凡是总分≤40分者说明存在感觉统合失调现象。在30~40分之间为轻度，20~30分为中度，20分以下为重度。

表4-2 儿童感觉统合能力发展评定量表

	从不这样	很少这样	有时候	常常如此	总是如此
（一）前庭失衡/大肌肉及平衡					
1. 特别爱玩会旋转的凳椅或游乐设施，而不会晕。	5	4	3	2	1
2. 喜欢旋转或绕圈子跑，而不晕不累。	5	4	3	2	1
3. 虽然看到了仍常碰撞桌椅、旁人、柱子、门墙。	5	4	3	2	1
4. 行动、吃饭、敲敲、画画时双手协调不良，常忘了另一边。	5	4	3	2	1
5. 手脚笨拙，容易跌倒，拉他时仍显得笨重。	5	4	3	2	1
6. 俯卧地板和床上，头、颈、胸无法抬高。	5	4	3	2	1
7. 爬上爬下，跑出跑进，不听劝阻。	5	4	3	2	1
8. 不安地乱动，东摸西扯，不听劝阻，处罚无效。	5	4	3	2	1
9. 喜欢惹人、捣蛋、恶作剧。	5	4	3	2	1
10. 经常自言自语，重复别人的话，并且喜欢背诵广告语言。	5	4	3	2	1
11. 表面左撇子，其实左右手都用，而且无固定使用哪只手。	5	4	3	2	1
12. 分不清左右方向，鞋子衣服常常穿反。	5	4	3	2	1
13. 对陌生地方的电梯或楼梯，不敢坐或动作缓慢。	5	4	3	2	1
14. 组织力不佳，经常弄乱东西，不喜欢整理自己的环境。	5	4	3	2	1

（续表）

	从不这样	很少这样	有时候	常常如此	总是如此
（二）触觉过分防御（含情绪不稳）					
15. 对亲人特别暴躁，强词夺理，到陌生环境则害怕。	5	4	3	2	1
16. 害怕到新场合，常常没多久便要求离开。	5	4	3	2	1
17. 偏食、挑食，不吃青菜或软皮。	5	4	3	2	1
18. 害羞、不安、喜欢孤独，不爱和别人玩。	5	4	3	2	1
19. 容易黏妈妈或固定某个人，不喜欢陌生环境，喜欢被搂抱。	5	4	3	2	1
20. 看电视或听故事，容易大受感动，大叫或大笑，害怕恐怖镜头。	5	4	3	2	1
21. 严重怕黑，不喜欢在空屋，到处要人陪。	5	4	3	2	1
22. 早上赖床，晚上睡不着，上学前常拒绝到学校，放学后又不想回家。	5	4	3	2	1
23. 容易生小病，且生病后便不想上学，常常没有原因拒绝上学。	5	4	3	2	1
24. 常吸吮手指或咬指甲，不喜欢别人帮忙剪指甲。	5	4	3	2	1
25. 换床睡不着，不能换被或睡衣，出外常担心睡眠问题。	5	4	3	2	1
26. 独占性强，别人碰他的东西，常会无缘无故发脾气。	5	4	3	2	1
27. 不喜欢和别人谈天，不喜欢和别人玩碰触游戏，视洗脸和洗澡为痛苦。	5	4	3	2	1
28. 过分保护自己的东西，尤其讨厌别人由后面接近他。	5	4	3	2	1
29. 怕玩沙土、水，有洁癖倾向。	5	4	3	2	1
30. 不喜欢直接视觉接触，必须常用手来表达其需要。	5	4	3	2	1
31. 对危险和疼痛反应迟钝或反应过于激烈。	5	4	3	2	1
32. 听而不见，过分安静，表情冷漠又无故嬉笑。	5	4	3	2	1
33. 过度安静或坚持奇怪玩法。	5	4	3	2	1
34. 喜欢咬人，并且常咬固定的友伴，并无故碰坏东西。	5	4	3	2	1
35. 内向、软弱、爱哭，又常会触摸生殖器官。	5	4	3	2	1
（三）本体感失调					
36. 穿脱衣裤、纽扣、拉链、系鞋带动作缓慢、笨拙。	5	4	3	2	1
37. 顽固、偏执、不合群、孤僻。	5	4	3	2	1
38. 吃饭时常掉饭粒，口水控制不住。	5	4	3	2	1
39. 语言不清，发音不佳，语言能力发展缓慢。	5	4	3	2	1
40. 懒惰，行动慢，做事没有效率。	5	4	3	2	1

（续表）

	从不这样	很少这样	有时候	常常如此	总是如此
41. 不喜欢翻跟斗、打滚、爬高。	5	4	3	2	1
42. 上幼儿园，仍不会洗手、擦脸、剪纸及自己擦屁股。	5	4	3	2	1
43. 上幼儿园（大、中班），仍无法用筷子，不会拿笔、攀爬或荡秋千。	5	4	3	2	1
44. 对小伤特别敏感，依赖他人过度照料。	5	4	3	2	1
45. 不善于玩积木、组合东西、排队、投球。	5	4	3	2	1
46. 怕爬高，拒走平衡木。	5	4	3	2	1
47. 到新的陌生环境很容易迷失方向。	5	4	3	2	1
（四）学习能力发展不足					
48. 看来有正常的智慧，但学习阅读或做算术特别困难。	5	4	3	2	1
49. 阅读常跳字，抄写常漏字、漏行，笔画常颠倒。	5	4	3	2	1
50. 不专心、坐不住，上课常左右看。	5	4	3	2	1
51. 用蜡笔着色或用笔写字也写不好，写字慢而常超出格子外。	5	4	3	2	1
52. 看书容易眼酸，特别害怕数学。	5	4	3	2	1
53. 认字能力虽好，却不知其意义，而且无法组成较长的语句。	5	4	3	2	1
54. 混淆背景中的特殊圆形，不易看出或认出。	5	4	3	2	1
55. 对老师的要求及作业无法有效完成，常有严重挫折。	5	4	3	2	1
（五）大年龄的特殊问题					
56. 对使用工具能力差，对劳作或家事均做不好。	5	4	3	2	1
57. 自己的桌子或周围无法保持干净，收拾上很困难。	5	4	3	2	1
58. 对事情反应过强，无法控制情绪，容易消极。	5	4	3	2	1

注：根据儿童的情况在"从不这样[5]""很少这样[4]""有时候[3]""常常如此[2]"或"总是如此[1]"上画圈。每一项中所说的情况只要有一种情况符合就算。

知识拓展

前庭功能失调

案例引导：

轩轩是个不安分的孩子，在幼儿期睡眠时间就很少，醒来总是动个不停，爬上跳下地令家人心惊肉跳。他最喜欢玩旋转类的游戏，并乐此不疲不肯回家。相比，萌萌却是个胆小的孩子，在婴儿期爸爸将他举高，他会惊恐得大哭，旋转类的游戏就更不敢玩了。到底是什么因素导致了这两个孩子有如此大的不同呢？

前庭系统本身具有调节功能，即当外界的前庭刺激太多时，前庭系统会发挥抑制作用，自动过滤过多的刺激；如果是外界的刺激太少，它又会发挥促进作用，主动扩大神经传导的通道。因此，如果神经的抑制与促进的调节功能失调，就可能发生上述两个孩子在行为上表现出来的差别。

前庭功能失调的可能原因如下：

1. 前庭刺激传导不顺畅

有些孩子在进行爬高、跳跃、旋转、摇晃等活动时，无法像一般孩子那样吸收适量的前庭刺激，这是前庭系统对刺激的传导不顺畅所导致的。可能是因为母亲在怀孕时缺乏适度的活动或者因为婴儿早产，使其发育较一般胎儿为短，致使前庭神经系统发展不足；也有可能是因为家长对孩子的过分保护，不敢让婴幼儿自由地攀爬、跳跃、奔跑、滑滑梯或荡秋千，使他们缺乏足够的前庭活动刺激所导致的结果。

主要表现为：特别喜欢强烈、刺激的运动（如跳蹦床、转椅、坐过山车等）而且不会眩晕；胆子非常大，什么危险都不怕，喜欢从高处往下跳或是快速地冲撞；出现刻板的重复行为如摇晃、晃头、转圈、跳跃、摆手等；喜欢头朝下的感觉；平衡感很差，总是摔倒；快速地冲撞家具或是物品，而且明显是故意的。

2. 前庭抑制功能不良

前庭系统的抑制作用从胎儿期就开始发育了。因此，怀孕时胎教不足，或出生时缺氧、出生后头部受伤、婴儿期缺少睡摇篮或被抱着轻轻摇晃等经验，都可能影响前庭抑制功能的发育。

主要表现为：总是避免做运动，因为不能忍受运动；对普通的运动强烈地拒绝；不喜欢体育活动，如跳、跑、滑雪、跳舞等；不喜欢玩秋千、滑梯等；行动缓慢，做事迟缓；不喜欢头向下，如在洗头的时候；固执地保持头部的位置；讨厌爬楼梯，喜欢贴着墙壁或是楼梯扶手走；容易失重，总是跌倒，做事时总是要求自己信赖的伙伴或是成人辅助自己；坐车、船、飞机、电梯和电动扶梯时感到眩晕。

能力测验

思考题

1. 请谈一谈你是怎样看待感觉和知觉的关系的。

2. 请结合例子阐述儿童的客体永恒性是怎样发育的。

第五章 粗大运动发育

案例引导

陈某,女,11个月15天,系第一胎第一产,足月顺产,出生体重3.85 kg,Apgar评分9分,出生后第2天有低血糖史。双眼球活动自如,对外界声光刺激反应灵敏。3个月能抬头,5个月能翻身,8个月能独坐,但现仍不能由坐位转换至四点跪位,不能四爬,不能独站。全身肌张力低下,四肢被动活动范围增大,主动活动减少。辅助检查:颅脑MRI检查示"右颞部脑外间隙增宽,左侧脑角旁软化灶"。脑干诱发电位示"轻度异常脑干听觉诱发电位"。

思考:

1. 正常11个月婴儿的粗大运动特点有哪些?
2. 反射对粗大运动发育有哪些影响?
3. 视觉发育对粗大运动发育有哪些影响?
4. 体位转换对粗大运动发育有哪些影响?
5. 该儿童粗大运动发育异常的原因可能有哪些?
6. 请为该儿童选择合适的评估量表。

知识导图

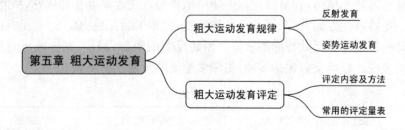

学习目标

1. 掌握反射发育的规律以及姿势运动发育的规律。
2. 熟悉体位转换形成及发育的规律。
3. 了解粗大运动发育评定内容、方法和常用的评定量表。

粗大运动是大肌肉或大肌肉群活动而形成的运动,在儿童的发育过程中,是一种由反射性活动向随意性活动逐步移行的过程,有着一定的规律可循。现将这种发展过程整理为正常儿童的粗大运动发育规律。

第一节　粗大运动发育规律

粗大运动(gross motor)是指抬头、翻身、坐、爬、跪、站、走、跑等大运动,是人类最基本的姿势和移动能力的发育,也可视为抗重力发展,由卧位逐步实现到立位的发展过程。粗大运动的发育包括反射、姿势和移动能力的发育。神经系统对姿势和运动的调控是复杂的反射活动,因此反射发育是婴幼儿粗大运动发育的基础,粗大运动发育规律将主要讲述反射发育和姿势运动发育两个方面。

一、反射发育

反射是神经系统生理活动的基本形式,指机体对内、外环境刺激的不随意、刻板固定的反应。与婴幼儿粗大运动发育密切相关的反射发育主要包括原始反射、立直反射和平衡反射(习惯称平衡反应)。反射发育具有时间性、不随意性,而中枢神经系统损害会引起反射发育时间的延迟或倒退,因此反射发育的评估可较好地反映婴幼儿中枢神经系统的发育状况。但由于个体差异的存在,所以各类反射出现和消失的时间在一定范围内也可以存在较大差别,以下各类反射出现与存在时间为一般现象。

原始反射、立直反射、平衡反射(习惯称平衡反应)的控制中枢的位置由低到高,从脊髓、中脑到皮层。

(一)原始反射

原始反射(primitive reflex)是新生儿与生俱来的非条件反射,也是婴儿特有的一过性反射,其控制中枢位于脊髓、延髓和脑桥。原始反射是胎儿得以娩出的动力,是人类初期各种生命活动的保障,也是后续分节运动和随意运动的基础。

原始反射通常不精确,容易泛化。伴随中枢神经系统逐渐发育和成熟,神经兴奋的泛化性逐渐向着特异性方向发育,原始反射被抑制,大多于胎儿娩出后2~6个月内消失,取而代之的是新的动作和运动技能的获得。原始反射的缺如、减弱、亢进或延迟消失,都是发育异常的表现。原始反射包括多种,临床常检测的原始反射见表5-1。

表5-1　原始反射

反射	检查体位	检查方法	反应	存在时间	说明
觅食反射 (rooting reflex)	仰卧位	用手指轻轻触摸儿童一侧口角的皮肤	儿童将头转向刺激侧,出现张口的动作	0~4个月	正常足月新生儿的脸颊部接触到母亲乳房或用手指轻触其一侧脸颊时,即可出现转向该侧,如"寻找"乳头般觅食的动作。该反射缺如提示较严重的病理现象,智力障碍、脑瘫等儿童可持续存在该反射

(续表)

反射	检查体位	检查方法	反应	存在时间	说　明
吸吮反射（sucking reflex）	仰卧位	用手指触摸儿童口唇或放入儿童口中	儿童将出现吸吮动作	0~3个月	此反射出生后即出现,逐渐被主动的进食动作所代替。但在睡眠和其他一些场合,儿童仍会在一段时期内表现出自发地吸吮动作,若新生儿期吸吮反射消失或明显减弱,提示脑内病变;亢进则为饥饿表现。1岁后仍残存,提示中枢神经系统功能障碍
手握持反射（hand palmar grasp reflex）[见图5-1(a)]	仰卧位	将手指或其他物品从儿童手掌的尺侧放入并稍按压	儿童该侧手指屈曲,紧握检查者手指或物品	0~4个月	此反射出生后即出现,逐渐被有意识的握物所替代。肌张力低下时不易引出,脑瘫儿童可持续存在,偏瘫儿童因双侧不对称,也可一侧持续存在。该反射的残存将会影响儿童主动抓握和肘支撑的发育
足握持反射（foot palmar grasp reflex）	仰卧位	将手指或其他物品从儿童足掌的尺侧放入并稍按压	儿童足趾屈曲	0~10个月	此反射出生后即出现,随着独站功能的建立而消失。该反射持续存在,将影响儿童站立能力的发育,脑瘫儿童该反射可持续存在
拥抱反射（moro reflex）,又称惊吓反射或Moro反射[见图5-1(b)]	仰卧位	5种常用方法:①声法:用力敲打检查台附近发出声音;②落法:抬高儿童头部15 cm后下落;③托法:平托起儿童,令头部向后倾斜10°~15°;④弹足法:用手指轻弹儿童足底;⑤拉手法:拉住儿童双手慢慢抬起,当肩部略微离开检查台,头部后仰但未离开桌面时,突然放开双手	分为两型,①拥抱型:儿童两上肢对称性伸直外展,下肢伸直,躯干伸直,手张开,然后双上肢向胸前屈曲内收,呈拥抱状态;②伸展型:儿童双上肢突然伸直外展,迅速落于床上,儿童有不快感	拥抱型:0~4个月;伸展型:4~6个月	由于头部和背部位置关系的突然变化,刺激颈深部的本体感受器,引起上肢变化的反射,亢进时下肢也出现反应。肌张力低下及严重智力障碍儿童常难以引出,表明中枢神经系统整体功能低下;早产、低钙、核黄疸、脑瘫等儿童此反射可亢进或延迟消失;偏瘫儿童可出现左右不对称现象。该反射持续存在,表示儿童大脑有损伤,出现了感觉运动功能障碍,将影响儿童中线位活动、手的主动运动发育及手口眼的协调发育等,延迟坐位和头控制能力的获得,特别是平衡能力无法发展

（续表）

反射	检查体位	检查方法	反应	存在时间	说　明
放置反射（placing reflex）	扶持儿童腋下呈直立位	将一侧足背抵于桌面边缘	可见儿童将足背抵于桌面边缘侧下肢抬到桌面上	0～2个月	偏瘫儿童双侧不对称
踏步反射（stepping reflex）	扶持儿童腋下呈直立位	使其一侧足踩在桌面上，并将重心移到此下肢	可见负重侧下肢屈曲后伸直、抬起，类似迈步动作	0～3个月	臀位分娩的新生儿肌张力低下或屈肌张力较高时弱；脑瘫儿童此反射可亢进并延迟消失
张口反射（Babkin reflex）［见图5-1(c)］	仰卧位	检查者用双手中指与无名指固定婴儿腕部，然后以拇指按压儿童两侧手臂	立即出现张口反射，亢进时一碰儿童双手即出现张口反射	0～2个月	该反射延迟消失提示脑损伤，脑瘫或精神发育迟滞时延迟消失，椎体外系伤时明显
侧弯反射（incurvation reflex）［见图5-1(d)］	俯卧位或俯悬卧位	用手指刺激一侧脊柱旁或腰部	儿童出现躯干向刺激侧弯曲	0～6个月	肌张力低下儿童难以引出，脑瘫或肌张力增高即可持续存在，双侧不对称时具有临床意义。持续存在可导致坐位平衡困难，无法维持正常直立姿势，不能保持步行时躯干的对称性、稳定性，影响头部的独立运动发育
紧张性迷路反射（tonic labyrinthine reflex，TLR）［见图5-1(e)］	仰卧位或俯卧位	将儿童分别置于仰卧位或俯卧位作为刺激，观察运动和姿势变化	仰卧位时身体呈过度伸展，头后仰；俯卧位时身体以屈曲姿势为主，头部前屈，臀部凸起	0～4个月	又称前庭脊反射，头部在空间位置及重力方向发生变化时，产生躯干四肢肌张力的变化。该反射持续存在，会使儿童头部控制及翻身能力受到损害。在仰卧位时，儿童不能被拉起时抬头，也不能将手放到口中吮指；在俯卧位时不能抬头，不能用伸开的手臂支撑体重；仰卧、俯卧翻身不能；不能做手膝腹爬位姿势保持及运动。该反射持续存在多见于痉挛型和手足徐动型的脑瘫儿童

（续表）

反射	检查体位	检查方法	反应	存在时间	说　明
非对称性紧张性颈反射（asymmetrical tonic neck reflex, ATNR）［见图 5-1(f)］	仰卧位	将儿童的头转向一侧	儿童颜面侧上、下肢因伸肌张力增高而伸展，头后侧上、下肢因屈肌张力高而屈曲，呈现拉弓样姿势	0～4 个月	当头部位置变化，颈部肌肉及关节的本体感受器受到刺激时，引起四肢肌紧张的变化，该反射是评价脑瘫等脑损伤疾病的重要方法。去大脑强直及锥体外系损伤时该反射亢进，锥体系损伤也可见部分亢进；6 个月后残存，是重症脑瘫的常见表现之一。该反射持续存在将影响儿童头于正中位、对称性运动、手口眼协调、躯干回旋、翻身和四肢爬行等运动功能的发育
对称性紧张性颈反射（symmetrical tonic neck reflex, STNR）［见图 5-1(g)］	俯悬卧位	使头前屈或背屈	头前屈时，上肢屈曲，下肢伸展；头后伸时，上肢伸展，下肢屈曲	0～4 个月	该反射临床意义同 ATNR。若该反射持续出现，提示脑损伤，与 ATNR 一样会影响儿童姿势及运动功能的发育
交叉伸展反射（crossed extension reflex）	仰卧位，一侧下肢屈曲，另一侧下肢伸展	① 婴儿仰卧位，检查者握住婴儿一侧膝部使下肢伸直，按压或敲打此侧足底；② 婴儿仰卧位，一侧下肢屈曲，另一侧下肢伸展，检查者使伸展侧下肢屈曲	① 可见对侧下肢先屈曲，然后内收、伸直；② 使伸展侧下肢屈曲时，可见对侧屈曲的下肢变为伸展	0～2 个月	此反射胎儿期已经很活跃，持续存在会影响儿童的姿势。某些儿童不会出现下肢良好的交替运动，并且不能用交替方式行走，较常见于手足徐动型脑性瘫痪儿童
阳性支持反射（positive supporting reflex）	扶持儿童腋下呈直立位	使儿童保持立位，足底接触桌面数次	下肢伸肌肌张力增高，踝关节跖屈，也可引起膝过伸	0～2 个月	新生儿期不出现或 3 个月以后仍呈阳性者，提示神经反射发育迟滞

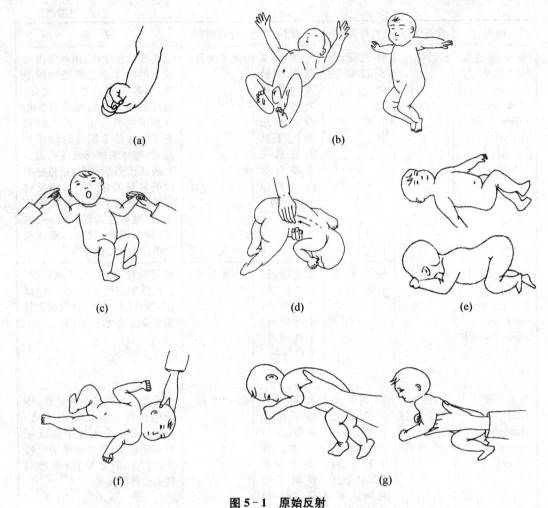

(a)

(b)

(c)

(d)

(e)

(f)

(g)

图 5-1　原始反射

（二）立直反射

立直反射又称矫正反射，是身体在空间位置发生变化时，主动将身体恢复立直状态的反射。立直反射的中枢在中脑和间脑，其主要功能是维持头在空间的正常姿势头颈和躯干间、躯干与四肢间的协调关系，是平衡反应功能发育的基础。各种立直反射并不独立存在，而是相互影响。立直反射出生后可以见到，但多于出生后 3～4 个月出现，可持续终生。脑发育落后或脑损伤儿童立直反射出现延迟，肌张力异常、原始反射残存可严重影响立直反射的建立。常见立直反射见表 5-2。

表 5-2 立直反射

反射	检查体位	检查方法	反应	存在时间	说 明
颈立直反射 (neck righting reflex) [见图 5-2 (a)]	仰卧位	将儿童头部向一侧转动	儿童整个身体随头部转动的方向而转动	0~6个月	新生儿期唯一能见到的立直反射,是儿童躯干对头部保持正常关系的反射,以后逐渐被躯干立直反射所取代
躯干立直反射（body righting reflex) [见图 5-2 (b)]	仰卧位	检查者握住儿童两下肢向一侧回旋成侧卧位	儿童头部随躯干转动,并有头部上抬的动作	4 个月至终生	
迷路性立直反射 (labyrinthine righting reflex) [见图 5-2 (c)]	将儿童置于检查者膝上	用布蒙住儿童双眼,双手扶住儿童腰部,使其身体向前、后、左、右各方向适度倾斜	无论身体如何倾斜,儿童头部仍能保持直立位置	4 个月至终生	当头部位置发生变化时,从中耳发出的信号经过前庭脊髓束,刺激支配颈肌的运动神经元,产生头部位置的调节反应
视性立直反射 (optical righting reflex)	将清醒、睁眼儿童置于检查者膝上	双手扶住儿童腰部,使其身体向前、后、左、右各方向适度倾斜	无论身体如何倾斜,儿童头部仍能保持立直位置	4 个月至终生	此反射是头部位置随着视野的变化保持立直的反射,该反射相当发达,是维持姿势的重要反射。该反射缺如多为视力障碍,延迟出现提示有脑损伤
降落伞反射 (parachute reflex) [见图 5-2 (d)]	检查者双手托住儿童胸腹部,呈俯悬卧位	将儿童头部向前下方俯冲	儿童迅速伸出双手,稍外展,手指张开,类似防止下跌的保护性支撑动作	6 个月至终生	该反射又称保护性伸展反射。检查时注意观察儿童两侧上肢是否对称,如果一侧上肢没有出现支撑动作,提示臂丛神经损伤或偏瘫;如果此反射延迟出现或缺如,提示脑瘫或脑损伤;脑瘫儿童此反射也可出现双上肢后伸呈飞机样的特殊姿势,或上肢呈紧张性屈曲状态

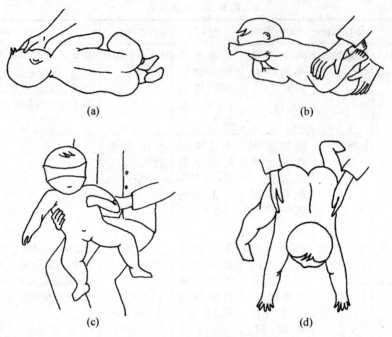

图 5-2 立直反射

（三）平衡反应

平衡反应又称倾斜反应，是神经系统发育的高级阶段，是大脑皮层、基底神经节以及小脑相互之间有效作用的结果。当身体重心移动或支持面倾斜时，机体为了适应重心的变化，通过调节肌张力及躯干与四肢的代偿动作来保持正常姿势。平衡反应能促进翻身、爬行、蹲、跪、站立和行走等动作的完成。常见的平衡反应见表 5-3。

表 5-3 平衡反应

反射	检查体位	检查方法	反应	存在时间	说 明
仰卧位/俯卧位倾斜反应（tilting-supine/prone reaction）	儿童于倾斜板上取仰卧位或俯卧位，上下肢伸展	倾斜板向一侧倾斜	儿童头部挺直的同时，倾斜板抬高一侧的上下肢外展、伸展，倾斜板下降一侧的上下肢可见保护性支撑样动作	6 个月至终生	倾斜反应是因支持面变化，引起身体姿势的相应调整；6 个月后仍呈阴性者，提示神经发育迟滞
膝手位/四爬位平衡反应（four-foot equilibrium/tilting kneeling reaction）	膝手位或四爬位	推动儿童躯干，破坏其稳定性	儿童头部和胸廓出现调整，受力侧上下肢外展、伸展，另一侧出现保护性伸展和支撑动作	8 个月至终生	

(续表)

反射	检查体位	检查方法	反应	存在时间	说　明
坐位平衡反应 (sitting equilibrium/ tilting reaction) 〔见图5-3(a)、 (b)、(c)〕	坐位	检查者用手分别将儿童向前方、侧方或后方快速轻柔推至45°	儿童手臂伸出,手掌张开,出现支撑现象	① 前方:出生后6个月至终生; ② 侧方:出生后7个月至终生; ③ 后方:出生后10个月至终生	此反应分为前方坐位平衡、侧方坐位平衡和后方坐位平衡
跪位平衡反应 (kneeling- standing equilibrium/ tilting reaction)	跪立位	检查者牵拉儿童的一侧上肢,使之倾斜	头部和胸部出现调整,被牵拉侧出现保护性反应,对侧上下肢伸展外	出生后15个月至终生	15个月以后仍为阴性者,提示神经反射发育迟滞
立位平衡反应 (standing equilibrium/ tilting reaction) 〔见图5-4(a)、 (b)、(c)〕	站立位	检查者用手分别向前方、侧方、后方快速轻柔推动儿童,使其身体倾斜	儿童为了维持平衡,出现头部和胸部立直反应,以及上肢伸展的同时脚向前方、侧方、后方迈出一步	① 前方:出生后12个月至终生; ② 侧方:出生后18个月至终生; ③ 后方:出生后24个月至终生	

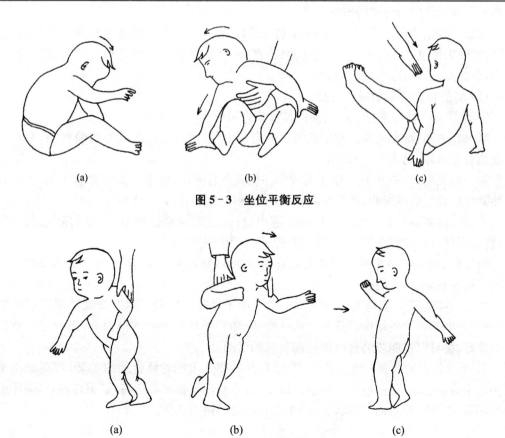

　　(a)　　　　　　　　　(b)　　　　　　　　　(c)

图5-3　坐位平衡反应

　　(a)　　　　　　　　　(b)　　　　　　　　　(c)

图5-4　立体平衡反应

二、姿势运动发育

姿势运动发育是婴儿将身体控制在重心之内的能力和保护平衡的能力。

姿势运动的控制需要良好的身体形态结构、肌力、肌张力、平衡与协调功能以及运动系统功能的综合作用。躯体感觉、视觉及前庭觉 3 个系统在维持平衡过程中各自扮演不同的角色。中枢神经系统在对多种感觉信息进行分析整合后下达运动指令,运动系统以不同的协同运动模式控制姿势变化,将重心调整回原范围内或重新建立新的平衡。

(一)婴幼儿期姿势运动发育

婴儿姿势、运动发育存在个体性差异,同时也受地域、人种、环境、遗传、养育方式等多种因素的影响。婴儿期因受各种姿势反射的影响很大,表现出随意运动和反射性活动混合存在的特征。正常婴儿姿势、运动发育具有连续性和阶段性,各动作的发育相互影响,是一种极其复杂的过程。不同发育阶段婴幼儿具有不同的体位特点。

1. 仰卧位姿势运动发育

胎龄 38 周以后出生的小儿,在其婴儿期前半段经常喜欢取的姿势特征是:肘关节半屈曲,上臂呈中间位或者稍外展位,膝关节半屈曲,踝关节中间位,髋关节半屈曲、半外展和半外旋位。婴儿早期一般四肢近位部的肌张力增高,少有围巾征现象,表现出对于肘关节和膝关节伸展有明确的弹回现象。另外,这一时期也是抗重力地保持四肢的能力得到逐渐发育并最终成为可能的时期。

四肢自发运动发生在存在 Moro 反射等阶段,在 2 个月左右时常可见到。开始时上、下肢的伸展、回旋运动较少,在经过屈曲、伸展和内收、外展的单纯运动后,随意运动逐渐活跃,姿势受其影响也在逐渐增大。

(1)仰卧位姿势运动发育特点

① 由屈曲向伸展发育。由屈曲向伸展发育可分为 4 个时期。

第一屈曲期:新生儿期。颜面侧向一侧或正中位,四肢呈屈曲或半屈曲状态,左右对称或稍有非对称[见图 5-5(a)]。

第一伸展期:2~3 个月。婴儿头转向一侧或左右回旋,由于头部位置的变化,受非对称性紧张性颈反射的影响,常呈非对称性的伸展模式[见图 5-5(b)]。

第二屈曲期:4~7 个月。婴儿头在正中位,四肢呈对称性屈曲,手指的随意动作明显,婴儿可抓自己的脚送到口中,手、口、眼协调动作[见图 5-5(c)]。

第二伸展期:8~9 个月。婴儿头部自由活动,四肢自由伸展,躯干有回旋动作婴儿可以灵活地左右翻身[见图 5-5(d)]。

② 由不随意活动向随意运动发育。婴儿由于受紧张性颈反射及交叉伸展反射的影响,出现屈曲与伸展的动作以及非对称性姿势,随着原始反射的逐渐消失,出现了随意运动的发育、翻身以及四肢的自由伸展和屈曲的活动。

③ 手、口、眼的协调发育。从 4~5 个月开始婴儿出现对称性屈曲姿势,可逐步出现双手的中线位活动,用手抓住双脚放入口中,虽然肩部与臀部都抬高,躯干弯曲,接触床面积小,但仍能保持稳定的平衡状态,产生手、口、眼的协调动作。

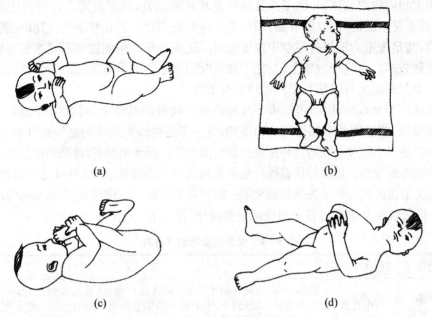

(a)   (b)

(c)   (d)

图 5-5 仰卧位姿势运动发育

（2）仰卧位时各肢体的姿势

① 头部。新生儿多数呈头部向一侧回旋的状态，但并非固定地向哪一侧回旋，回旋的力量也不是很强，只要轻轻地给予其头部支持，就能将其置于中间位；或者当将小儿平放，或静置在仰卧位时，头部多数可以暂时保持正中位，但仍易向左侧或右侧回旋[见图5-5(b)]。也有的小儿在正中位上可见到头部斜颈样倾斜，这样的侧屈会随着日龄的增长而消失。2～3个月的第一伸展期后，小儿在被抱起后，可观察到头与躯干呈伸展位。

② 上肢。几乎所有从出生后不久至2个月期间的婴儿，都可见到把手指放到口中，并进行吮指的动作。最初常伴有头部回旋，逐渐地在正中位上手也能到口[见图5-5(a)]。婴儿早期的基本肢位是：上臂呈中间位或轻度外展，前臂呈中间位，即手掌心向上，而躯干、颜面则可朝向任何方向[见图5-5(a)]。如果表现为手背向着耳廓，或者是手掌心向着床面，显示前臂回旋过度，是需要注意的姿势。

伴随着发育，肘关节伸展，上肢伸向床的姿势逐渐增多。将前臂保持在空间的体位方面，在最初不能充分地抗重力，首先出现的是在屈曲位上保持悬空位的功能，然后向着将手伸向物体的运动发展。

腕关节常呈中间位，有时取轻度的背屈和掌屈位。手的姿势并非恒定，多数为自然的握持位，有时呈半张开。拇指也屈曲，但少见强力内收位，多见从侧面按压食指状态。婴儿早期要特别注意的是，如果常用食指握住拇指，则是需要注意观察的对象。

4个月以后，由于随意运动增多，手指的位置变得不确定，半张开的状态增多。从出生后不久至5～6个月期间，手指张开时各个手指关节的伸展程度常有不同。

③ 下肢。觉醒时髋、膝关节以屈曲占优势贯穿于整个婴儿期，在发育至自由步行阶段后方确立了下肢的伸肌优势。

　　由于大腿内收肌的张力,除了在分娩休克和睡眠以外,均可抗重力保持轻度的外展、外旋位,而不是下肢的外侧(腓骨侧)顺从重力地放在床面上。在整个婴儿期中,髋关节多呈屈曲位,将足抗重力地维持在空中位置的时间逐渐加长。两侧膝部不能相互接触,但两足相互接触较多。在这个位置上,是把下肢长时间置于空间进行游戏的姿势,可以说这是婴儿从 2 个月开始至可以步行期间的特征性姿势。

　　婴儿从 6 个月以后开始,可以将下肢保持在空间位的肢位上,可以保持髋关节屈曲、膝关节伸展位,或者用两手抓住两足的姿势,进一步还可以见到将两足放到口中的姿势。

　　踝关节是以中间位乃至轻度伸展或背屈位为主体。随年龄增长,腓肠肌群逐渐占优势,踝关节伸展逐渐增多。足趾的位置既可见到背屈也可见到跖屈,随时可以见到跖趾关节和第一趾间关节屈曲或者跖趾关节背屈和第一趾间关节屈曲,以及拇指的 Babinski 样背屈。

　　(3) 仰卧位姿势发育过程中出现的姿势动作(见表 5 - 4)

表 5 - 4　仰卧位姿势动作发育

姿势动作	存在时间	表　现
仰卧位① [见图 5 - 6(a)]	新生儿期	脸部、头的一侧和躯干负重,头转向一侧,四肢生理性屈曲,头部可抗重力旋转,口触到手,上肢和下肢随意运动(伸展运动)。婴儿可以从屈曲姿势中伸展开,但到休息时又到屈曲位
仰卧位② [见图 5 - 6(b)]	0～1 个月	头的一侧、躯干和臀部负重,生理性屈曲逐渐消失,头转向一侧,髋部外展外旋,双手张开或握上。头可抗重力向中线转动,上肢和下肢任意运动,可以存在非对称颈紧张反射。小儿头部可以转到中线但不能在中线维持
仰卧位③ [见图 5 - 6(c)]	1～2 个月	体重均匀分布于头、躯干和臀部,头位于中线,上肢伸直、外展或置于身体侧方,双下肢屈曲或伸展。双腿同时蹬动或交替蹬动,双上肢活动,但手不能达到中线。下肢的姿势可以在屈曲和伸展之间变化,小儿上肢的活动多位于侧方
仰卧位④ [见图 5 - 6(d)]	2～4 个月	体重均匀分布在头、躯干和臀部,头位于中线位,下颌主动收起,上肢放松位于胸前,双下肢屈曲或伸展。颈部主动抗重力屈曲——收下颌,双手至中线位,双下肢同时蹬动或交替蹬动
手触膝 [见图 5 - 6(e)]	3～5 个月	体重均匀分布在头、躯干和臀部,髋关节外展外旋,膝关节屈曲。头部轻松从一侧转至另一侧,收下颌,将一只手或双手触到膝,腹肌主动收缩,可因双腿抬起而使身体滚落至侧方
主动伸展 [见图 5 - 6(f)]	4～6 个月	身体一侧负重,颈部和脊柱过伸。肩部伸展,通过一侧下肢或双下肢将躯干推向伸展位,可以变为侧卧,此时一侧臀部常常仍在支撑面上。这项运动是小儿玩耍的体位,要与有肌张力增高引起的"角弓反张"相区别
手触脚 [见图 5 - 6(g)]	4～6 个月	头和躯干负重,手触到一侧或双侧脚,髋部屈曲超过 90°,膝关节半屈或伸展。收下颌,下肢抬高使脚可以触到手,下肢可以维持在中间角度,存在骨盆运动,可以在侧方摆动,可能会翻转到侧方
从仰卧位翻转至俯卧位 (图 5 - 6(h))	7～9 个月	身体一侧负重,头部转动,负重侧躯干伸展,肩带、骨盆带不平行。头、肩或髋部启动旋转,上肢过中线,躯干旋转及建立颈、躯干立直反应。头抗重力侧方抬起,髂腰肌及腹肌收缩,双下肢分离

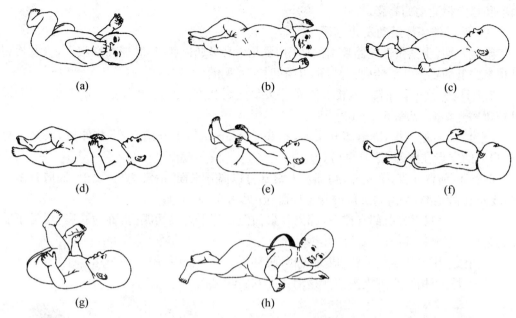

$$(a) \qquad\qquad (b) \qquad\qquad (c)$$

$$(d) \qquad\qquad (e) \qquad\qquad (f)$$

$$(g) \qquad\qquad\qquad (h)$$

图 5-6 仰卧位姿势动作发育

（引自：Martha C. Piper, Johanna Darrah. 黄真,李明译. 发育中婴儿的运动评估——Albrta 婴儿运动量表[M]. 北京：北京大学医学出版社,2009)

2. 俯卧位姿势运动发育

俯卧位姿势运动是小儿克服地心引力,抗重力伸展的过程,爬行移动动作则如同四足动物。在仰卧位上,头后部或头侧部及躯干的整个背部受重力的影响,与四肢的关联很少;而在俯卧位上,除了与仰卧位上对头部和躯干所加的重力方向不同之外,上、下肢也会或多或少地起到参与支持身体的作用。俯卧位上,由于颈部和躯干伸展肌群的发育,首先使头部伸展(背屈),然后发生背部的伸展,同时,上、下肢也呈协力的状态。与四足动物不同的是,在上、下肢的屈肌群和伸肌群抗重力完成之前,要确实能够完成无须手支撑地维持坐位的动作,展示把上肢应用于移动以外的动作之中的两足特征。

（1）俯卧位姿势运动发育特点

① 由屈曲向伸展发育。婴儿由于受紧张性迷路反射的影响,屈肌张力占优势,下肢屈曲于腹部下方,因此表现为臀高头低。随着伸展姿势的发育,逐渐变为臀头同高,最后发展为头高臀低。

② 抗重力伸展发育。随着抗重力伸展、克服地心引力的发育过程,婴儿经过了头部贴床、头离床、胸离床、肘支撑、手支撑、一只手支撑体重的抬头过程,体重的支点由头部、颈部、胸部、腰部逐渐向后移动,当支点移行到骶尾部时,便出现了爬行,为坐位和立位做好准备。

③ 由低爬向高爬的发育。爬行是俯卧位发育的组成部分,体现了抗重力发育的过程。爬行过程首先是无下肢交替运动的肘爬或拖爬,然后是下肢交替运动的腹爬或低爬,之后是胸部离开床面,用手和膝关节交替运动的膝爬或四爬,最后是躯干完全离开床面,

用手和脚交替运动的高爬。

（2）俯卧位姿势运动发育过程

新生儿期：受紧张性迷路反射的作用，婴儿全身呈屈曲状态，膝屈曲在腹下，骨盆抬高呈臀高头低的姿势。头转向一侧，可以瞬间抬头［见图 5 - 7(a)］。

2 个月：骨盆位置下降，下肢半伸展呈头臀同高状态。头经常保持在正中位上，下颏可短暂离开桌面［见图 5 - 7(b)］。

3～4 个月：肘支撑，胸部离开桌面，抬头达 45°～90°，十分稳定，下肢伸展，头高于臀部，身体的支点在腰部［见图 5 - 7(c)］。

6 个月：前臂伸直，手支撑，胸部及上腹部可以离开桌面，抬头达 90°以上，四肢自由伸展，支点在骶尾部，可由俯卧位翻身至仰卧位［见图 5 - 7(d)］。

8 个月：用双手或肘部支撑，胸部离开桌面但腹部不离桌面爬行，称为腹爬，可见下肢交替动作［见图 5 - 7(e)］。

10 个月：用手和膝关节爬，成为四爬，腹部可离开桌面［见图 5 - 7(f)］。

11 个月：可用手和脚支撑向前移动，称为高爬［见图 5 - 7(g)］。

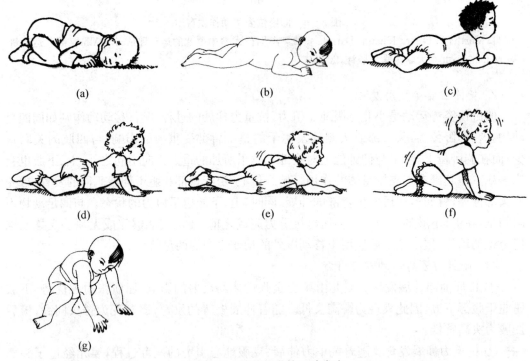

(a)　　　　　　　　(b)　　　　　　　　(c)

(d)　　　　　　　　(e)　　　　　　　　(f)

(g)

图 5 - 7　俯卧位姿势运动发育

（3）俯卧位时各肢体的姿势

① 头部。婴幼儿在仰卧位上，几乎看不到像学龄儿童或成人在起床时表现的抗重力地将颈部从床上前屈的姿势；而在俯卧位上，头颈部背屈在正常发育过程中的早期就可以见到。

未熟儿或新生儿可以在俯卧位上将头部向左或右回旋，很少见到使颜面在正中位上着床的现象。从胎龄 38 周至生后 1 个月,可见到在颜面处正中位上使下颌部着床的姿态逐渐增多。在新生儿期也可见到瞬间地将头部在回旋位上背屈的动作;从 2 个半月开始,在正中位上持续抬起头部的动作增加;5 个月时几乎所有的婴儿都可以完成。即俯卧位上颈部肌群保持头部在正中位的功能和颈部背屈使颜面抬起离开床面的功能两者并行发育。

② 躯干。头部背屈之后可见到躯干背屈和胸部离开床面上举的运动。婴儿中发育较快者,在 3 个月以前即见到胸部稍离开床面,但过半数在 4～5 个月时达到这一水平。如果 6 个月以后仍然不能抬起胸部则患病的可能性大。

随着上肢的支持性活跃,上腹部也开始离开床面,大多数婴儿在 5～7 个月出现。

③ 上肢。在整个新生儿期都可见到上臂中间位至轻度外展位,肘关节屈曲 90°以上,手掌向着床面,在前臂旋前位上使前臂和肘着床的姿势。不久之后,肘关节屈曲的程度减轻,肘或前臂离开床面,再加上上臂伸向前方,进行肩关节的屈曲运动,用前臂支持上体的姿势增多。

用抗重力姿势这一观点进行观察时,俯卧位的发育过程是:首先用两侧前臂支持,接着是用一侧前臂支持,进一步再经过用两侧手掌或握持的手支持的阶段,最后到达使两侧肘关节伸展只用手掌支持的阶段。

上臂外展角度从新生儿期轻度外展,至 2 个月时外展接近 90°,4 个月以后外展角度减少,之后,上臂向前方屈曲超过 90°,上举至高于肩的位置概率增加。至胸、腹部离开床面的时期,常见到上臂向前方上举(肩屈曲),肘关节在伸展位置上支持上体的姿势。

在通常的俯卧位上少见有上臂内收,即上臂位于胸部下方,常在从仰卧位向俯卧位翻身过程中出现。这是在成为侧卧位时,由于体重的关系自然地使上臂成为中间位,从而进入侧胸部的下方。进一步,在成为俯卧位时,上臂和前臂都放入胸部下方。在躯干伸肌群尚未充分发育的婴儿前半期常可见到婴儿费力地将上肢从胸部下方拉出的姿态。

④ 下肢。俯卧位上安静时最多见的是髋、膝关节呈屈曲位,与仰卧位时的姿势类似。髋关节屈曲的程度因婴儿的状态不同而有很大差异,一般从未熟儿开始至新生儿期见到过度屈曲 90°以上的状态的机会较多。如果大腿内收置于腹壁下方,则形成腹部在离开床面、臀部抬起的姿势。在某种条件下,在成熟新生儿也常常见到这一姿势。是由于在髋关节和膝关节处屈曲位的同时,大腿内收肌张力的抗重力作用,形成了某种程度地支持体重的条件,使之成为这样的体位。随着月龄增长,髋关节屈曲的程度逐渐减小。这一点与在仰卧位上,在整个婴儿期都可见到的髋关节 90°乃至 90°以上的过度屈曲成为鲜明对照,这是体位不同而导致肌张力的变化所致。

关于下肢的回旋,一般程度较轻,足部接触床面的是足趾。反映未熟儿因关节活动范围大而引起回旋,使足部的内侧面接触床面。如果是成熟儿过了婴儿期,仍然常以足的内侧面接触床面,则可疑肌张力低下。

(4) 俯卧位姿势发育过程中出现的姿势动作(见表 5 - 5)

表 5-5　俯卧位姿势动作发育

姿势动作	存在时间	表现
俯卧位① [见图5-8(a)]	新生儿	面颊、双手、前臂和上胸部负重,头部转向一侧,生理性屈曲,胳膊贴近身体,肘关节屈曲,头部可抗重力转向一侧以免鼻子贴近支撑面
俯卧位② [见图5-8(b)]	0～2个月	双手、双侧前臂和胸部负重,肘关节位于肩关节后方并贴近身体,髋膝关节屈曲
支撑俯卧 [见图5-8(c)]	1～3个月	双手、双侧前臂和胸部负重,肩关节轻度外展,肘关节位于肩关节后方,髋关节和膝关节屈曲,头部可抗重力抬至45°可转头
前臂支撑① [见图5-8(d)]	2～4个月	重心均匀分布在双侧前臂和躯干,肩关节外展,肘关节位于肩关节下方,髋关节外展外旋,膝关节屈曲。头部抬离支持面大于45°。胸部抬起,下颌还不能主动收起
俯卧位下 重心转移 [见图5-8(e)]	3～4个月	双侧前臂、腹部和双侧大腿负重,抬头至90°,前臂支撑或上肢不成熟地伸展支撑,髋关节外展。婴儿开始尝试俯卧位重心转移,未受控制地体重转移至一侧上肢,可以有或没有躯干的转移
前臂支撑② [见图5-8(f)]	4～5个月	双侧前臂、双手和腹部负重,肘关节位于肩关节前方,髋关节外展,外旋。更加成熟的头部控制能力,抬头并维持头部于中线位,下颌主动收起。颈部伸长胸部抬起
伸臂支撑 [见图5-8(g)]	4～6个月	双手、下腹部和双侧大腿负重,上肢伸展。肘关节位于肩关节前方,腿部接近中立位。下颌收起。胸部抬高,膝关节屈曲和伸展。双脚可以并拢嬉玩,重心可以侧方移动,在这个姿势下小儿可向后退
不伴躯干旋转的 从俯卧位翻转 至仰卧位 [见图5-8(h)]	6～8个月	身体的一侧负重,肩带和骨盆平行,躯干伸展。运动由头部转动为起始从俯卧位至仰卧位,无躯干旋转
泳状运动 [见图5-8(i)]	5～8个月	腹部支撑,双侧对称,肩胛骨内收,双臂外展外旋,下肢外展伸展,腰椎伸展。头部抬高,并且双上肢或四肢抬高支撑面,主动伸展模式。婴儿可以向前、向后或左右摇摆,不要求身体向前移动,有时可以只看到双上肢或者双下肢的主动伸展。应该经常可以看到躯干的主动伸展
前臂支撑下够物 [见图5-8(j)]	5～7个月	一侧前臂、手和腹部负重,一侧前臂支撑,下肢接近中立位。重心主动转移到一侧,未负重的上肢进行有控制地够物,在够物时不会失去平衡
轴向旋转运动 [见图5-8(k)]	6～8个月	躯干、双上肢和双手负重,抬头90°,下肢外展外旋。以腹为中心做旋转运动,双上肢和双下肢同时运动,躯干侧屈
伴有躯干旋转的 从俯卧位翻转 至仰卧位 [见图5-8(l)]	7～9个月	身体的一侧负重,肩带和骨盆带不平行,躯干旋转。作以肩带、骨盆带或头的运动为起始,躯干旋转
四点跪① [见图5-8(m)]	7～9个月	双手、双膝负重,双髋关节屈曲、外展、外旋,腰椎前凸,肩关节是内旋或中立位。保持此姿势,可能前后摆动或斜向摆动,可能推动身体向前而跌倒

（续表）

姿势动作	存在时间	表现
一侧支撑卧位 ［见图 5-8(n)］	7～9 个月	一侧的肘部、前臂、下肢和躯干负重，头部侧方直立，躯干侧方屈曲，位于上方的下肢屈曲内收或屈曲外展。双下肢分离，肩部稳定，可用非负重上肢够物，以躯干为轴身体旋转。非负重下肢可由髋关节外展位变为内收位，此动作的重要特征是肩部的稳定和下肢的部分分离。婴儿可能在此姿势下停留一会，也可能经常变进或变出此体位
交替腹爬 ［见图 5-8(o)］	7～9 个月	互为对侧的上肢和下肢支撑，一侧髋部屈曲，另一侧伸展，上肢屈曲，抬头 90°，躯干旋转，上肢和下肢交替运动伴有躯干旋转。此运动必须有双上肢和双下肢同时运动
四点跪转换到坐或半坐位 ［见图 5-8(p)］	7～10 个月	双手、身体一侧的下肢、足和身体对侧的足支撑，负重侧下肢屈曲、外旋，双上肢外展。重心转移到负重侧躯干，并有躯干伸展，随着玩耍可变进或变出此体位，可以转成坐位，有骨盆的控制
交替手膝爬① ［见图 5-8(q)］	8～13 个月	互为对侧的手和膝部支撑，双上肢外展，双下肢外展外旋，腰椎前凸。随着躯干的侧屈重心从一侧转移到另一侧，对侧上、下肢同时运动。为早期的手膝爬运动模式，特点为下肢的运动尚不成熟，并且缺乏躯干旋转
上肢伸展支撑下够物 ［见图 5-8(r)］	8～10 个月	双侧膝和一侧手部支撑，在四点跪位下将一只手抬离支撑面，负重的上肢伸直，非支撑的上肢够物，头、双肩和躯干旋转，负重的上肢可以有一定的弯曲
四点跪② ［见图 5-8(s)］	8～11 个月	双手和双膝支撑，双下肢弯曲，髋关节的位于骨盆的下方，腰椎平坦。腹肌收缩，可以前后或斜向摆动，可以推动身体向前移动。髋关节位于骨盆下方的成熟四点跪姿势模式
变化的四点跪 ［见图 5-8(t)］	8～12 个月	双手、一侧膝部和对侧足负重，伸出侧下肢在髋关节处屈曲以使脚可以踩在支撑面上，在此姿势下玩耍，可以向前移动。伸出的下肢髋关节可以在骨盆下方也可以外旋，此项运动不是独立站的过渡运动，仅是四点跪的另一种姿势
交替手膝爬② ［见图 5-8(u)］	9～11 个月	互为对侧的手和膝支撑，肘关节位于肩关节下方，膝关节位于髋关节下方，腰椎平坦。上肢和下肢交替运动，伴有躯干旋转，为成熟的手膝爬模式，伴有成熟的下肢姿势和躯干旋转，腰椎前凸已消失

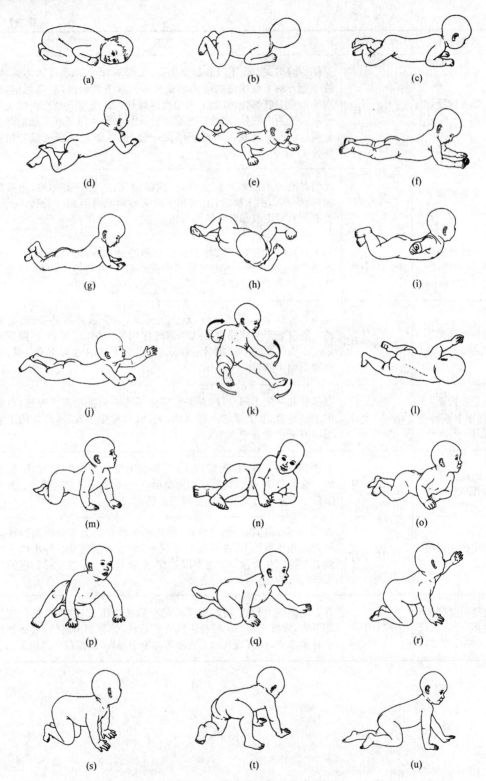

图 5-8 俯卧位姿势动作发育

（引自：Martha C. Piper, Johanna Darrah. 黄真, 李明译. 发育中婴儿的运动评估——Albrta 婴儿运动量表[M]. 北京：北京大学医学出版社, 2009）

知识拓展

完成成熟四爬动作必备能力

1. 俯卧位单手支撑，能支撑躯干上半身；
2. 上肢向前方或侧方的保护性伸展反应能力（降落伞反应）；
3. 俯卧位的侧方转移与四爬的动态平衡能力；
4. 髋关节的屈肌、伸肌、外展肌、内收肌等肌群在下肢交互运动中对骨盆的支撑力；
5. 与头部分离的躯干四肢的独立运动，即四爬时，躯干与四肢不受 STNR 等影响；
6. 上下肢协调的交替运动能力。

3. 坐位姿势运动发育

坐位是卧位与立位的中间体位，是抗重力伸展以及相关肌群发育的过程，与平衡反应关系密切。例如，拱背坐时前方平衡反应发育完成，直腰坐时侧方平衡反应发育完成，扭身坐时后方平衡反应发育完成。

坐位姿势初期的姿态是，躯干前倾轻度屈曲，上肢向前方伸展，手掌着床支持体重。下肢方面，髋关节明显屈曲，外展、外旋。随着月龄的增长，逐渐不需要上肢的支持，与此同时躯干也开始伸展。在这个时期，上肢从支持身体的功能中解放出来，开始进行手的游戏和对外界的探索活动。在可以保持坐位姿势的同时，在手离开的状态中颈部可进行回旋动作。进一步，当坐位稳定后，可以进行躯干回旋，完成去取身后玩具等物品的动作。

随着婴幼儿的正常发育，随时可表现出各种各样的坐位姿势。与此相反，由于肌力低下或痉挛性瘫痪所致的病态坐位的特征为：持续地取一定的坐位姿势，或者只能取某种坐位姿势。由于肌力低下，容易出现对折（folding）的姿态，这样的姿态在 4 个月前的正常婴儿也常见到。

痉挛型双瘫儿童难以取两膝伸展的长坐位。为了维持长坐位，要通过将躯干明显地前倾来取得平衡，多数需要用上肢支持。以痉挛性瘫痪为主的脑性瘫痪多数取 W 型坐位。这样的姿势，是为了防止向左右或后方倾倒而形成的下肢和髋关节的姿态。

侧坐位应用于从坐位向俯卧位转换，或者从四点支持位转换为坐位的过程中，是连接较大的姿势变换时起重要作用的坐位姿势。侧坐位与其他姿势相比，为了维持躯干姿势而需要高度平衡，所以当坐位平衡不充分时，需要上肢的支持。

（1）发育顺序：全前倾→半前倾→扶腰坐→拱背坐→直腰坐→扭身坐。

① 全前倾。新生儿期婴儿屈曲占优势，脊柱不能充分伸展，扶其肩拉起时，头向后仰，呈坐位时全前倾，头不稳定[见图 5-9（a）]。

② 半前倾。2～3 个月婴儿脊柱明显伸展，坐位时脊柱向前弯曲呈半前倾姿势，头可竖直[见图 5-9（b）]。

③ 扶腰坐。4～5 个月婴儿扶持成坐位时脊柱伸展,为扶腰坐阶段,头部稳定[见图 5 - 9(c)]。

④ 独坐。6 个月婴儿,但需双手在前支撑,脊柱略弯曲,呈拱背坐[见图 5 - 9(d)]。

⑤ 直腰坐。7 个月婴儿脊柱伸展与床面呈直角,是坐位的稳定阶段[见图 5 - 9(e)]。

⑥ 扭身坐。8～9 个月婴儿直腰坐位稳定,可以左右回旋身体,称为扭身坐阶段。这个阶段婴儿可以在坐位上自由玩耍,也可以由坐位变换成其他体位[见图 5 - 9(f)]。

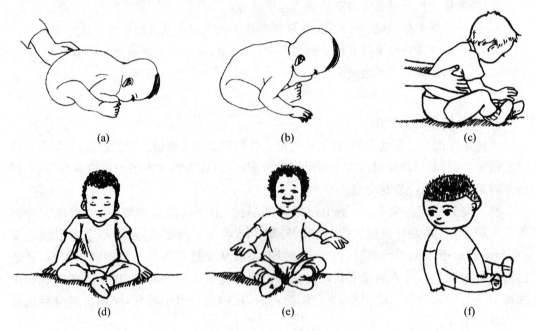

(a)　　　　　　　　　　(b)　　　　　　　　　　(c)

(d)　　　　　　　　　　(e)　　　　　　　　　　(f)

图 5 - 9　坐位姿势运动发育

(2)坐位平衡反应发育顺序:前方坐位平衡→侧方坐位平衡→后方坐位平衡。

(3)坐位姿势发育过程中出现的姿势动作(见表 5 - 6)。

表 5 - 6　坐位姿势动作发育

姿势动作	存在时间	表现
扶持坐 [见图 5 - 10(a)]	新生儿 1 个月	臀部和双下肢负重,髋关节屈曲、躯干屈曲,短暂抗重力抬头至中线位并保持、上颈椎伸展
上肢支撑坐 [见图 5 - 10(b)]	2～5 个月	臀部、下肢和双手负重,头部抬起,肩部抬高,髋关节屈曲、外展、外旋,膝关节屈曲,胸腰椎弯曲。头维持在中线位,主要用上肢支撑体重
拉起坐 [见图 5 - 10(c)]	3～5 个月	臀部和腰椎负重,上肢屈曲,双髋和双膝关节屈曲,双足可离开支持面。在此项运动开始时,小儿的头部运动可能滞后,但很快便可收起下颌。可以有不同程度的屈腿帮助进行此项运动

姿势动作	存在时间	表现
短暂坐 ［见图 5 - 10(d)］	4～6 个月	臀部和双下肢负重，头位于中线，肩关节在髋关节前方，胸椎伸展，腰椎弯曲，髋关节屈曲、外旋。头伸展，肩胛骨内收，上臂伸展，不能长时间维持此姿势
上肢伸展支撑坐 ［见图 5 - 10(e)］	4～6 个月	臀部、双下肢和双手负重，头部抬起，腰椎弯曲，胸椎伸展，胳膊伸直支撑，髋关节屈曲、外展、外旋，膝关节屈曲。头部可自由转动，伸直的上肢支撑，不能无监视下保持此姿势
无上肢支撑 的短暂坐 ［见图 5 - 10(f)］	5～7 个月	臀部和双下肢负重，肘关节屈曲，胸椎伸展，髋关节屈曲、外展、外旋，坐位支撑面广，膝关节屈曲，不能肯定独自保持坐位
短暂坐位下 重心转移 ［见图 5 - 10(g)］	5～8 个月	臀部和双下肢负重，髋关节屈曲、外展、外旋，双上肢自由活动，重心可以向前、后、侧方转移，可以将身体由后方移至中线，不能无监护下保护此姿势。尝试重心转移时容易失去平衡
独坐① ［见图 5 - 10(h)］	6～8 个月	臀部和双下肢负重，肩关节在髋关节上方，双上肢自由活动，坐位支撑面较广。双上肢可离开身体进行活动，可以玩玩具，可独自坐，不需要存在躯干旋转
坐位下转身够物 ［见图 5 - 10(i)］	6～9 个月	臀部和双下肢负重，独坐，躯干旋转，够物侧躯干伸展
坐位变到俯卧位 ［见图 5 - 10(j)］	8～13 个月	双手、双侧前臂和躯干负重，婴儿从坐位下躯干越过下肢向前或侧方屈曲，双下肢屈曲、外展、外旋。从坐位转移到俯卧位，可用上肢拉，可无躯干旋转，下肢无活动
坐位变到四点跪 ［见图 5 - 10(k)］	7～10 个月	双手和一只脚支撑，从独坐转移到四点跪。骨盆、臀部和非负重下肢主动抬离支持面，有控制地变为四点跪的姿势
独坐② ［见图 5 - 10(l)］]	8～12 个月	臀部负重，双下肢分离，坐姿多变化，坐位支撑面较窄。双下肢可保持各种姿势，婴儿可以随意进、出此位置。小儿坐姿呈多样化可得分，包括"W"坐姿和侧坐，小儿可以独立完成姿势的控制

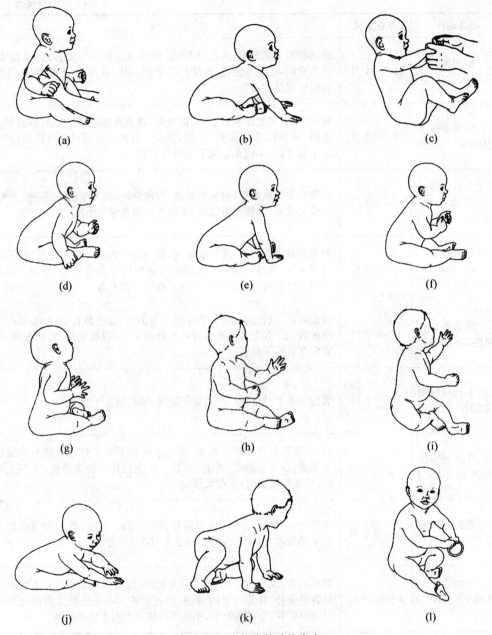

图 5 - 10 坐位姿势动作发育

（引自：Martha C. Piper，Johanna Darrah. 黄真，李明译. 发育中婴儿的运动评估——Albrta 婴儿运动量表［M］. 北京：北京大学医学出版社，2009）

知识拓展

完成成熟翻身动作必备能力

1. 仰卧位、侧卧位、俯卧位之间姿势转换时头颈部的控制,包括能抗重力悬空,竖直地伸向前后左右方向;

2. 与头部分离的躯干四肢的独立运动,即翻身时,躯干与四肢不受颈部翻正反射、ATNR 等影响;

3. 躯干和骨盆的控制能力,尤其是回旋能力;

4. 下肢髋关节的多轴运动和下肢的分离运动;

5. 上肢的支撑能力。

4. 立位姿势运动发育

长时间持续的处于直立位是人类具有的特性。上肢从支撑身体,或用于移动的功能中得以解放,这在人类进化方面具有重要意义。

(1) 立位姿势运动发育阶段

立位姿势运动发育是由原始反射的阳性支持反射开始,立位平衡反应出现后,便出现了独站与步行。立位姿势运动发育可以分为如下 10 个阶段:

① 阳性支持反射。新生儿足底接触到支撑面,便出现颈、躯干及下肢的伸展动作,使身体直立呈阳性支持反射,也可引出踏步反射,这是人类站立的最初阶段[见图 5-11 (a)]。

② 不能支持体重。2 个月时婴儿阳性支持反射逐渐消失,下肢出现半伸展、半屈曲的状态而不能支持体重[见图 5-11(b)]。

③ 短暂支持体重。3 个月时婴儿膝部与腰部屈曲,可以短暂支持体重[见图 5-11 (c)]。

④ 足尖支持体重。4 个月时婴儿由于伸肌张力较高,下肢伸展并支持体重,多呈足尖支持状态[见图 5-11(d)]。

⑤ 立位跳跃。5~6 个月婴儿站立时,出现跳跃动作[见图 5-11(e)]。

⑥ 扶站。7~8 个月时婴儿被扶持腋下站立,多数可站立,髋关节多不能充分伸展[见图 5-11(f)]。

⑦ 抓站。9 个月时婴儿可抓物站立或在抓住检查者的手后自行站起,脊柱充分伸展[见图 5-11(g)]。

⑧ 独站。10 个月时婴儿在抓站的基础上,由于立位平衡功能的逐渐完善,可以独自站立,开始时间较短,以后逐渐延长[见图 5-11(h)]。

⑨ 牵手走。11 个月时婴儿站立稳定后,则可以牵手向前迈步[见图 5-11(i)]。

⑩ 独走。12 个月时婴儿可以独自步行,称为独走阶段,由于个体差异,发育速度有所不同,有的婴幼儿独走较早,有的则较晚,一般不应晚于 18 个月[见图 5-11(j)]。

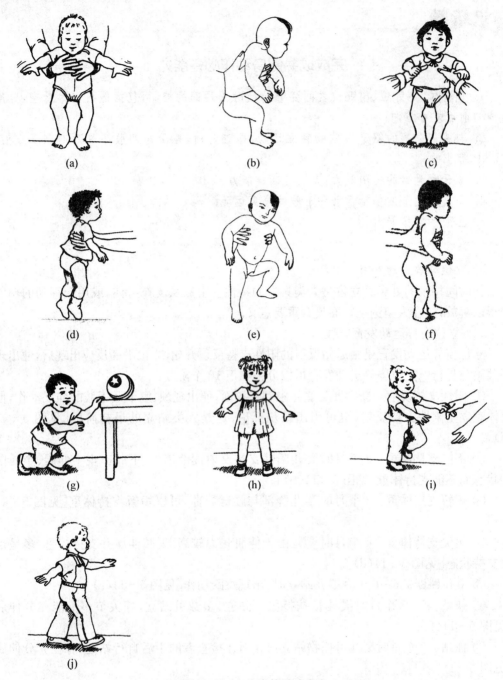

(a)

(b)

(c)

(d)

(e)

(f)

(g)

(h)

(i)

(j)

图 5-11　立位姿势运动发育

（2）立位姿势类型

① 扶物立位，独自立位。在婴儿期后半期的抓物立位时期，常见到躯干稍稍前倾，抓握眼前的物体，一侧下肢呈明显外旋状态。若见到轻度的足外翻，一般是处于肌紧张发育尚未充分的时期。

　　进入独自站立时期,下肢用基底加宽站姿支持身体。最初的时期常有将上肢向前侧方上举的倾向,逐渐地将上肢下降至身体侧方,或开始取自由的肢位。在幼儿期常见到的姿势是:腹部向前方凸出,腰部明显前弯,而且膝关节过度伸展占有很高的比率。这一表现虽有个体差异,但一般是随年龄增长逐渐减轻。

　　② 足尖站立,足跟站立。在婴儿期后半期,当扶物站立时,有时见到尖足位,多数随着月龄增长而自然消退,但是部分有痉挛型截瘫或伴有精神发育迟缓的儿童要注意观察。

　　③ 单足站立。持续地单足站立的必要条件是抗重力肌的肌力和高度平衡反应的发育。另外,视觉信息也起作用。单足站立是检查肌力和保持平衡能力的灵敏方法,除了各种神经、肌肉疾病外,也有助于筛查抗痉挛药物的副作用等。

　　小儿从 3 岁左右开始能够睁眼状态下单足站立,其持续时间和姿势的稳定性随年龄增大而增加。到了学龄期开始能够闭眼状态下单足站立 10 s 以上,在低年级尚不稳定。

　　在睁眼状态下能够单足站立的初期,两上肢向侧方或上方上举,躯干明显地向支持的足侧倾斜,重心放在支持侧的足上。随着年龄增大,躯干的倾斜度逐渐减小,上肢上举的程度也减小。而且,当一只足离开地面时,身体重心的移动也只是腰部稍向支持足侧活动。在单足站立能够维持 20 s 以上时,上肢的位置可以自由变换,如下垂、两手在背部互握、举向前方等。

5. 步行姿势运动发育

　　除鸟类之外,只有人类是主要用双足进行移动运动。人类在用双足移动时,是用足底形成狭小的支持面来支持重心较高的身体,那么就必须有高度姿势保持功能的发育。

　　Martin 等(1962)举出人类步行的必要条件:① 抗重力功能;② 踏步运动;③ 维持平衡功能;④ 推进力。所谓抗重力功能就是对抗重力支持身体,使人能维持立位的姿势。踏步运动(stepping)是指使身体移动的下肢节律性运动。维持平衡(equilibrium)是针对步行时身体重心的变动,为了维持立位,通过使重心落于支持基底面内来调节姿势的平衡反应。下肢的节律性交互运动在新生儿期即可见到,但在新生儿期尚没有只维持立位的抗重力功能。5～7 个月左右,下肢的抗重力功能逐渐成熟,所以当被动地支持躯干时能够维持立位姿势。但是,下肢的节律性交互运动从表象上消退,而且维持立位平衡的平衡反应也尚未成熟。至 7～9 个月,通过抗重力功能来维持立位和对抗躯干的倾斜,开始出现将下肢迈出的踏步反应(stepping reaction)。但是,因为这一时期立位平衡的维持尚未成熟,如果没有被动的支持就会跌倒。至 12 个月前后,平衡反应已经成熟,立位上可行走数步。其后,随着维持立位平衡功能的进一步成熟,开始进行节律性的前进移动。

　　步行姿势运动发育有以下特点:

　　(1) 步宽由大到小的发展。呈宽基步态[见图 5 - 12(a)],由于小儿的身体重心位置较成人高,立位平衡还不健全,所以为了稳定步态而加大步宽,增加与地面接触面积。小儿跨步时只采用髋关节外展、外旋并增大步幅的姿势才能满足这一要求,随着步态平衡的稳定性提高,步幅逐渐变窄。婴儿早期的四肢位爬行动作实际上是训练重心向左右平行地移动,为步行期髋关节的内收内旋做准备的。步行时膝关节和脚朝向前方,使得身体能够很容易地变换步行方向。

（2）上肢由上举到下降发展。开始练习步行时呈挑担样步态［见图 5-12(b)］，双手为了维持平衡而上举、外展，肩胸关节内收，躯干呈伸展状，有利于保持身体的稳定。

（3）上肢无交替运动到有交替运动。当行走无须依靠上肢来保持身体平衡时，上肢就起到帮助骨盆回旋的作用，表现为手腕的甩动（4 岁）。

（4）肩与骨盆的无分离运动到有分离运动。成熟步态时骨盆和肩胛带的运动方向是相反的。

（5）步态无节律到有节律的发展。早期步行时，由于小儿脚短小，与地面的接触面积相对较小，不易获得步态的平衡，只有通过增加步数来获得这种平衡，表现为小跑步态。这种步态不仅步幅不一致，而且重心在上下左右的偏移较大，容易疲劳，只能行走短距离。随着脚掌的增宽，立位时间相对延长，稳定性增强，逐渐变成缓慢步态。

（6）骨盆无回旋到有回旋的发展。早期步行时的姿势缺乏骨盆回旋，稳定时当务之急，必须依靠髋关节周围的肌群协调收缩。随着踝关节支撑力的增强，髋关节周围肌群的共同收缩已无必要，结果就出现了骨盆的回旋动作。随着年龄的增长，腹部脂肪减少，腹肌力量作用增强，进一步帮助骨盆回旋。

（7）足尖与足跟接地时间短，主要为脚掌着地。由于踝关节的支撑力不足，需要髋关节和膝关节的过度屈曲，使足上提，脚掌用力着地。当踝关节的支撑力得到加强后，髋、膝关节的过度屈曲也就不需要了，踝关节呈踢球样着地（2 岁）。然后逐渐发育，过渡到足跟着地、足尖着地的正常成人步态。

（8）站立位的膝过伸展。早期步行时，为确保下肢能够支撑身体，站立时膝关节呈轻度过伸状态。随着躯干的平衡和下肢支撑力量的增加，足跟着地的瞬间使得膝关节呈伸展位，而在步态周期的立位相时膝关节变成轻度屈曲状。这时膝关节的轻度屈曲不但可以缓冲足跟着地时的冲击力，而且还可以抑制重心的惯性移动。早期步行时身体重心向上下左右方向移动的幅度较大，能量消耗也较多。由于膝关节的轻度屈曲状态缓冲了重心的垂直偏移，故而不容易疲劳，使得较长距离的步行成为可能。

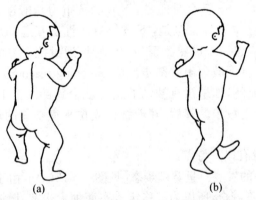

(a)　　　　　　　　　　　　(b)

图 5-12　步行姿势运动发育

6. 立位姿势发育过程中出现的姿势动作(见表5-7)

表5-7 立位姿势动作发育

姿势动作	存在时间	表现
扶持站① [见图5-13(a)]	新生儿	双下肢间断负重,头部向前屈,髋关节位于肩关节后方,髋关节和膝关节有间断屈曲,双足可以并拢,婴儿不会在检查者的手中滑动
扶持站② [见图5-13(b)]	1~3个月	双足或脚趾负重,头与身体一线,髋关节位于肩关节后方,髋关节屈曲、外展。下肢有各种运动,膝关节可以伸直或弯曲,膝关节可以过伸,也可以一只脚站立。抗重力运动中下肢的运动是多种多样的,有时在休息时可以看到下肢的屈曲
扶持站③ [见图5-13(c)]	4~8个月	双足负重,头位于中线位,肩关节和髋关节对线,髋关节外展、外旋。躯干主动控制,双下肢活动变化多样:可能是上下跳动,可能是一条腿站和膝关节过伸站立
支撑下拉站起 [见图5-13(d)]	7~10个月	双上肢和双足负重,双上肢位于支撑面上,髋关节外展、外旋,身体前倾倚靠支持物,腰椎前凸。上肢用力向下推,膝关节伸直到站立,双下肢不一定是完全对称,小儿可能是足部用力蹬到站立位。脚的姿势是变化多样的:可以是脚趾负重,也可以是脚的内侧缘负重
拉物站起 [见图5-13(e)]	8~10个月	双足及部分上肢支撑,髋关节屈曲、外展、外旋,腰椎前凸,站的基底面宽。手扶持支撑面站起,重心可以从一侧移到另一侧,一只脚可以抬起,躯干无旋转。小儿可以独自完成站立姿势,除了从半跪站起来,小儿可以通过其他姿势拉物站起
伴有旋转的扶站 [见图5-13(f)]	8~10个月	双足和一侧上肢支撑,髋关节外展,躯干旋转。躯干和骨盆旋转,并可放开一只手,小儿的站起支持面仍较宽
无旋转侧行 [见图5-13(g)]	9~13个月	双足、部分上肢支撑,下肢外展、外旋,站立基底面较宽,躯干无旋转地侧行,小儿有时用脚趾站起;但在站立时部分时间有全脚掌着地
单膝跪 [见图5-13(h)]	8~11个月	一侧屈曲的膝关节和对侧的脚、扶支撑物的上肢负重,可以站起或在此姿势下玩耍
站立位有控制地下移 [见图5-13(i)]	9~11个月	双脚、一侧支撑的上肢负重,一只手扶住支撑面,站立位下有控制地下移,下肢的姿势可以是多样的,双下肢可以对称性地,或非对称性地进行运动,有控制的运动
伴有旋转的侧行 [见图5-13(j)]	9~12个月	双足、部分上肢负重,朝向前进方向半转身,身体旋转地侧行
独站 [见图5-13(k)]	10~13个月	双足支撑,肩胛骨内收,腰椎前凸,髋关节外展、外旋,独自站立片刻,双足有平衡反应,上肢位于高位至中位之间,平衡反应为双足背屈或脚趾抓地动作
早期踏步 [见图5-13(l)]	11~14个月	双足支撑,肩胛骨内收,腰椎前凸,髋关节外展、外旋,独自行走,以小步幅快速前进,上肢的位置从高位到中位之间。小儿第一次尝试独自行走,可能经常跌倒
从蹲位站起 [见图5-13(m)]	11~14个月	双足支撑,站立蹲下再站起,髋和膝关节进行有控制的屈伸运动,婴儿可能快速地从蹲位站起

（续表）

姿势动作	存在时间	表现
从手足支撑 位站起 ［见图 5-13(n)］	12~15 个月	双手和双足支撑，独立站起，在没有支撑的情况下双手迅速推地站起
独立行走 ［见图 5-13(o)］	12~14 个月	双足支撑，上肢位于中间到下方水平，腰椎前凸，下肢呈中立位或轻度外展，独自行走
蹲 ［见图 5-13(p)］	12~15 个月	双足负重，躯干前倾，通过脚的平衡反应和躯干的位置来维持蹲的姿势，小儿可以在蹲位下玩耍

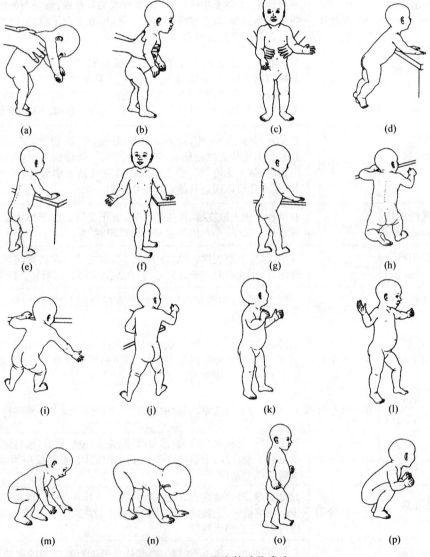

图 5-13 立位姿势动作发育

（引自：Martha C. Piper，Johanna Darrah. 黄真，李明译. 发育中婴儿的运动评估——Albrta 婴儿运动量表［M］. 北京：北京大学医学出版社，2009）

知识拓展

完成成熟辅助侧走动作必备能力

1. 立位时躯干能完全伸直,进而具备回旋能力;
2. 立位时髋关节能外展前伸及膝关节屈曲;
3. 立位时重心能向前后左右转移;
4. 立位平衡反应能力,包括踝策略、髋策略、迈步策略等;
5. 从屈膝位站起的能力,涉及躯体的控制能力、下肢的支撑力、下肢的分离动作、平衡反应等。

7. 婴幼儿姿势运动发育特点

(1)婴幼儿姿势、运动的发育是抗重力的发育过程。婴幼儿从出生时的仰卧位、俯卧位,经过翻身、坐、站到行走,是随着婴幼儿身体的抗重力屈曲活动与抗重力伸展活动的逐渐发育,不断克服地心引力,从水平位置逐渐发育成为与地面垂直位置的发育过程。

(2)婴幼儿姿势、运动发育的顺序。① 由头向尾的发育;② 由近端向远端的发育;③ 由全身性整体运动向分离运动的发育;④ 由粗大运动向精细运动的发育;⑤ 由不协调到协调的发育。

(二)学龄前期至成人期姿势运动发育

1. 学龄前期姿势运动发育

随着儿童的年龄增长、肌肉的运动和耐力不断增强,而大肌群比小肌群发育快,为儿童的粗大运动发育奠定了基础。与婴儿期相比,学龄前期动作得到进一步发展,主要表现在掌握跑和跳的技巧上。

(1)转移行能力

① 3~4 岁,单脚上楼梯,双脚跳跃,用脚尖走路;② 4~5 岁,单脚下楼梯,用脚尖站立,跑和走很好;③ 5~6 岁,交替双脚跳跃,走细直线,滑行,原地向上跳的姿势成熟等。

(2)姿势运动的发育顺序

学龄前期儿童姿势运动发育见表 5-8、表 5-9。

表 5-8　学龄前期儿童姿势运动发育顺序

顺序	动作项目名称	年龄(月)
1	单脚立 10 s	38.1
2	单脚跳	40.2
3	抓住蹦跳的球	46.3
4	脚跟对脚尖向前走	47.0
5	脚跟对脚尖退着走	51.9

表 5‑9 学龄前儿童姿势运动发育进程

3～4 岁	4～5 岁	5～6 岁
(1) 能沿地面直线或在较窄的低矮物体上行走一段距离 (2) 能双脚灵活交替上下楼梯 (3) 能身体平稳地双脚连续向前跳 (4) 四散跑时能躲避他人的碰撞 (5) 能双手向上抛球	(1) 能在较窄的低矮物体上平稳地走一段距离 (2) 能以匍匐、膝盖悬空等多种方式钻爬 (3) 能助跑跨跳过一定距离，或助跑跨跳过一定高度的物体 (4) 能与他人玩追逐、躲闪跑的游戏 (5) 能连续自抛自接球	(1) 能在斜坡、荡桥和有一定间隔的物体上较平稳地行走 (2) 能以手脚并用的方式安全地爬攀登架、网等 (3) 能连续跳绳 (4) 能躲避他人滚过来的球或扔过来的沙包 (5) 能连续拍球

儿童自获得了双足步行能力以后，在长期的实践应用过程中不断提高，步态的稳定性和速度不断提升。5～6 岁时，已完全适应高低不平的支持面，平衡协调地控制身体行走。并且随着年龄的增长，儿童运动技能的提高，运动操作步骤逐渐由繁到简，向节约能量消耗，提高运动效率方向发育。

2. 学龄期姿势运动发育

粗大运动发育主要表现为运动协调性获得了最快的发育。学龄早期，儿童肌肉更加发达，粗大运动越来越灵活、熟练。如骑自行车更熟练，能用手和身体保持平衡。同时体能也在稳步增强，随着运动记忆能力的发育，感、知觉信息转化为本体运动的能力也随之增强。6～7 岁儿童已经能较好地组织起复杂的动作，完成包含有多个步骤或连续性的动作组合，如跳绳、游泳、舞蹈和体操等技能。9～10 岁后的儿童不仅在运动中掌握了更多的技能，而且更具有组织性和合作性，普遍能参加有规则的、集体的运动并进行比赛，如跑步、跳远、跳高、游泳和球类等运动。运动对儿童骨骼与肌肉的发育、增强体质和增加社会相互关系等方面有显著作用，恰当的粗大运动能增强儿童的体质，提高学习效率，而且集体运动可以增强伙伴关系。对于多数儿童，应强调运动的娱乐性和对体能的促进，而不是竞赛。在重视体育运动的国家，儿童热衷于参加体育活动，粗大运动能力的强弱对建立自信和加强伙伴关系有较明显的影响，可以促进自尊、自信及受伙伴欢迎的程度。

3. 青春期姿势运动发育

运动素质如速度、耐力、下肢爆发力、协调性、灵活性等的提高与肌肉形态、功能的发育相一致。女孩在 11～14 岁以前，男孩在 19 岁以前，各项指标均随年龄的增长而提高。男孩的突增高峰在 19～22 岁，女孩 11～14 岁出现第一次高峰，14～17 岁有所下降，19～25 岁出现第二次高峰。12 岁以前男孩各项指标略高于女孩，13～17 岁后差别迅速增大，18 岁以后更大并渐趋稳定。其中速度、耐力和腰腹肌力发育较早，其次是下肢爆发力、臂肌静止耐力等。

4. 成人期姿势运动发展

青年期体力和精力处于"鼎盛"时期，运动能力强，能承担较强负荷的运动，通常男性体力精力强于女性，此期能为社会做出较大贡献。

老年人因肌力下降，且韧带萎缩，弹性消失、变硬，肌强度、持久力、敏感度持续下降，加上关节的退变和大脑功能的衰退,最终老年人动作迟缓、笨拙,举步抬腿不高,行走缓慢不稳。

知识拓展

粗大运动发育的影响因素

1. 家族遗传因素

由于遗传因素,有些婴幼儿存在暂时性运动发育迟缓,如开始走路的时间比较晚家族中也有类似的历史,随着年龄的增长,运动发育最终会达到正常水平。

2. 环境因素

从养育方式方面来看,我国多数母亲是让婴幼儿常处于仰卧位,而西方国家的母亲常让婴幼儿处于俯卧位,这样西方国家婴幼儿的俯卧位发育就要早于我国的婴幼儿。从地域方面来看,生长在热带的婴幼儿无须棉被的束缚,四肢自由活动,粗大运动的发育要早于生长在寒冷地带、经常被棉被及厚重衣服束缚的婴幼儿。另外,经常锻炼的婴幼儿要比缺乏锻炼的婴幼儿运动发育要好。

3. 心理因素

有的婴幼儿胆小或特别小心,摔过几次后就不敢再练了,这种婴幼儿独立行走的时间较晚。

4. 精神发育迟滞

大多数精神发育迟滞的婴幼儿运动发育较正常儿童延迟,与学习、建立和巩固运动功能及技巧迟缓有关,也与肌张力偏低有关。但精神发育迟滞儿童不存在异常姿势,都能够学会粗大运动的基本功能。

5. 神经肌肉疾病

脑瘫常表现为运动发育落后,进行性肌营养不良症最先出现的异常是粗大运动发落后。

6. 脑损伤和脑发育障碍

是影响运动发育最常见的原因。

(1) 中枢神经系统的先天畸形。如脊柱裂、脑膨出、无脑畸形、小脑畸形、脑积水等都会影响婴儿的运动发育。

(2) 脑室周围白质软化。是指脑室周围白质发生对称性动发育缺血性坏死。早产儿缺氧缺血时最容易损伤脑室周围白质。已有证据显示,早产儿脑室周围白质软化与脑瘫发生有紧密联系。

(3) 缺氧缺血性脑病。是由围生期缺氧所致的颅脑损伤,是新生儿死亡和儿童伤残的主要原因。

(4) 胆红素脑病。是指未结合胆红素在中枢神经系统的聚集、联合、沉积引起的一种病变。病变的特点是基底神经节、海马、丘脑下部、齿状核等被染成亮黄色或深黄色。胆红素脑病与脑瘫有紧密联系。

(5) 产伤或外伤所致脑损伤。产伤或外伤引起新生儿硬膜下出血、蛛网膜下腔出血、小脑出血、脑室内出血和脑实质出血等,各种类型出血都可造成不同程度的颅脑损害,导致运动发育落后或运动障碍。

7. 其他疾病

包括骨关节疾病、四肢的先天畸形、癫痫等,都可导致运动发育落后或运动障碍。

第二节 粗大运动发育评定

一、评定内容及方法

(一)评定的目的和原则

评定要以正常儿童整体发育标准为对照进行全面的评定。对于脑发育障碍或脑损伤的婴幼儿,重视异常发育特点即脑的未成熟性和异常性,区分原发损伤或继发障碍,评定应在治疗前、中、后多次进行,根据评定的结果制订和修改治疗方案,并对康复治疗效果做出客观评价。

(二)评定内容和方法

1. 姿势与运动发育评定

(1)姿势评定。观察婴幼儿从一个动作转换成另一个动作时,身体各部位之间所呈现的位置关系,即克服地心引力所呈现的自然姿势。只有保持正常的姿势,才能出现正常的运动。

(2)运动发育评定。主要观察婴幼儿是否遵循运动发育规律,即由上到下、由近到远、由粗到细、由低级到高级、由简单到复杂、连续不断的发育。评定时根据婴幼儿的年龄判断是否存在发育落后或异常。

(3)异常姿势和运动发育评定。主要观察是否存在发育落后和发育的分离。发育的分离是指要幼儿发育的各个领域之间存在很大差距,如精神与运动、各运动之间、各部位之间功能与模式的分离。

以脑瘫儿童为例,其姿势和运动发育的主要特征为:① 运动发育延迟同时伴有异常姿势和异常运动模式;② 四肢和躯干的非对称性;③ 固定的运动模式;④ 抗重力运动困难;⑤ 做分离运动困难的整体运动模式;⑥ 发育不均衡,如上肢与下肢、仰卧位与俯卧位、左侧与右侧运动发育不均衡;⑦ 肌张力不均衡,如异常肌张力,姿势变化时的肌张力增高、降低或动摇;⑧ 原始反射残存,立直反射及平衡反应出现延迟或不出现;⑨ 感觉运动发育落后,感觉"过敏"而导致运动失调;⑩ 联合反应和代偿性运动。

(4)动态观察。应动态观察异常姿势和运动模式是否改善或恶化。如果异常模式改善,运动发育正常化的可能性就大。如果恶化进展,病态固定成型,脑瘫的可能性就大,或康复治疗效果差。通过评定婴幼儿姿势与运动发育情况,可以早期发现异常,也可以作为康复效果评定的客观指标。

2. 原始反射发育评定

原始反射在怀孕时或出生时就出现,大约在出生后 6 个月左右消失或被整合,对于具有出生前、新生儿期危险因素和特异性症状的婴儿,以及表现出运动发育迟缓的婴儿,尽管原始反射还是判断脑成熟程度的常用方法之一,但是在目前学术界受到了颇多的质疑。原始反射检查结果会受到各种因素的影响而产生较大的差异,如检查者操作上的微妙区别、婴儿的觉醒状态、紧张状况等。为了尽可能地客观化,应该在不同的环境下重复多次检查。常用的原始反射检查有以下几种:拥抱反射、非对称性紧张性颈反射、紧张性迷路反射、Galant 反射、踏步反射、阳性支持反射、握持反射、觅食反射、放置反射、对称性紧张性颈反射、上肢移位反射、交叉伸展反射等。

3. 肌力评定

对于不同年龄段的儿童,肌力评定的要求不同。婴幼儿前期,运动较少,对其进行肌力评定意义不大,当儿童会坐、会爬甚至会站立,对其做肌力评定有重要意义,能配合的儿童采用徒手肌力检查法(manual muscle testing,MMT)。不能配合的儿童(包括一些特殊儿童)由于其无法理解与合作,肌力仅能在自然环境下的活动中评定,往往采用功能性肌力评定。具体测量部分内容可见表 5-9 至表 5-11。

表 5-9 髋、膝关节屈伸功能性肌力评定

项目	年龄(月)	检查方法	表现与解释
髋、膝关节屈曲	15～17	站在楼梯前,楼梯的最高阶放有玩具	扶物双脚一台阶,走上 4 个台阶(屈髋肌与腘绳肌负责将下肢抬上台阶)
	18～23	站在楼梯前,楼梯的最高阶放有玩具	不扶物双脚一台阶,走上 4 个台阶
	24～29	站在楼梯前,楼梯的最高阶放有玩具	扶物一脚一台阶,走上 4 个台阶
	24～36	仰卧,脱掉厚重衣服、鞋子、袜子等,要求其空中踩"自行车"	将膝关节屈曲至胸前,显示屈髋肌和屈膝肌的肌力
	36～41	站在楼梯前,楼梯的最高阶放有玩具	不扶物一脚一台阶,走上 4 个台阶(屈髋肌与腘绳肌负责将下肢抬上台阶)
髋、膝关节伸展	12～14	跪位	可以维持在臀部离腿的跪位 5 s
	18～23	站立,将网球或玩具放在离其约 30 cm 的地面上,鼓励其将玩具拾起	蹲下,拾起球又回复到站立位,且没有跌倒
	24～60	俯卧,小桌子支撑胸部和骨盆处,要求其将下肢踢往天花板;仰卧,观察其四肢的活动,要求其做出完整拱桥式,将臀部抬离地面的动作;仰卧,要求其空中踩"自行车"	完成该动作表示臀大肌的肌力可(注意屈膝以避免腘绳肌协助臀大肌执行此动作);完成该动作表示臀大肌的肌力可;如果下肢维持在空中踢直,表示伸髋肌与伸膝肌的肌力可

表 5-10 肩、髋关节外展功能性肌力评定

项目	年龄(月)	检查方法	表现与解释
肩、髋外展	24～60	站立,检查者牵其一手,并要求其轮流抬高左右脚,观察骨盆的活动	当右脚抬高时,两侧骨盆应在同一高度。如果右侧高度下降表示左髋外展肌肌力不良

表 5-11 踝关节跖、背屈功能性肌力评定

项目	年龄(月)	检查方法	表现与解释
踝跖屈	24～29	检查者示范双手叉腰且用足尖走路	在口语的要求下,可以模仿动作且走5步
踝背屈	36	检查者示范双手叉腰且用足跟走路	在口语的要求下,可以模仿动作且走5步

注:以上4张表格资料来源:廖华芳,王丽颖,刘文瑜,等.小儿物理治疗学第三版[M].台北:禾枫书局,2011:207-211.

4. 肌张力评定

肌张力的变化可反映神经系统的成熟程度和损伤程度。肌张力评定一般采用改良Ashworth痉挛量表(modified Ashworth scale, MAS)(见表5-12)评定。婴幼儿肌张力评定的指标量化比较困难,评定中可采用以下方法:① 通过观察、触摸及被动运动了解肌张力,如握住婴幼儿前臂摇晃手,握住小腿摇摆其足,通过观察手和足的活动范围判断肌张力;② 根据关节活动范围判断,关节活动范围大,说明肌张力低,反之则肌张力高;③ 痉挛型脑瘫儿童肌张力增高,可表现为"折刀式";④ 不随意运动型脑瘫儿童表现为肌张力的动摇性变化,静止时正常或接近正常,活动时增高;⑤ 强直型脑瘫表现为"铅管状"或"齿轮状"肌张力增高;⑥ 共济失调型脑瘫肌张力多不增高或可能降低;⑦ 精神发育迟滞、精神运动发育迟滞、遗传代谢性疾病儿童多表现为肌张力降低。

表 5-12 改良 Ashworth 痉挛量表

级别	标 准	结果
0	被动活动肢体在整个范围内均无阻力	肌张力不增加
1	被动活动肢体到终末端时有轻微的阻力	肌张力稍增加
1+	被动活动肢体在前1/2ROM中有轻微的"卡住"感觉,后1/2ROM中有轻微的阻力	肌张力稍增加
2	被动活动肢体在大部分ROM内均有阻力,但仍可以活动	肌张力轻度增加
3	被动活动肢体在整个ROM内均有阻力,活动比较困难	肌张力中度增加
4	肢体僵硬,阻力很大,被动活动十分困难	肌张力高度增加

5. 关节活动度评定

关节活动度是指关节向各个方向所能活动的角度,分为主动活动范围和被动活动范围。关节活动度的测量可采用目测法,但准确的测量多使用量角器进行。

临床上常用的检查和测量方法如下：

（1）头部侧向转动试验。正常时下颌可达肩峰，左右对称，肌张力增高时阻力增大，下颌难以达肩峰。

（2）臂弹回试验。使婴幼儿上肢伸展后，突然松手，正常时伸展上肢有抵抗，松手后马上恢复原来的屈曲位置。

（3）围巾征。将婴幼儿手通过前胸拉向对侧肩部，使上臂围绕颈部，尽可能向后拉，观察肘关节是否过中线，新生儿不过中线，4～6个月肘过中线。肌张力低下时，手会像围巾一样紧紧围在脖子上，无间隙；肌张力增高时肘不过中线。判定标准具体见表5-13。

（4）腕关节掌屈角。前臂中间位，腕关节掌屈，测量桡骨与第二掌骨之间形成的角度。肌张力增大时角度增大，降低时角度减少。判定标准具体见表5-13。

（5）足背屈角。婴幼儿取仰卧位，检查者一手固定其小腿远端，另一手托住足底向背推，观察足从中立位开始背屈的角度。肌张力增高时角度减小，降低时角度增大。判定标准具体见表5-13。

（6）腘窝角。婴幼儿取仰卧位，屈曲大腿使其紧贴到胸腹部，然后伸直小腿，观察大腿与小腿之间的角度。肌张力增高时角度减小，降低时角度增大。正常1月龄后应大于$90°$，判定标准具体见表5-13。

（7）股角（内收肌角）。婴幼儿取仰卧位，检查者握住其膝部使下肢伸直并缓缓拉向两侧，尽可能达到最大角度，观察两大腿之间的角度，左右两侧不对称时应分别记录。肌张力增高时角度减小，肌张力减小时角度增大。正常4个月龄后应大于$90°$，判定标准具体见表5-13。

（8）跟耳试验。婴幼儿取仰卧位，检查者牵拉其足部尽量靠向同侧耳部，骨盆不离开床面，观察足跟与髋关节的连线与桌面的角度。正常4个月龄后应大于$90°$，判定标准具体见表5-13。

（9）牵拉试验。婴幼儿取仰卧位，检查者握住其双手向前上方牵拉，正常婴幼儿5个月时头不再后垂，上肢主动屈肘用力。肌张力低时头后垂，不能主动屈肘。

表5-13 婴儿关节活动度测量项目的判定标准

检查项目	各月龄关节角度正常范围				关节角度变化与肌张力变化	
	0～3个月	4～6个月	7～9个月	10～12个月	肌张力增高	肌张力减低
围巾征	肘不过中线	肘过中线	肘过中线	肘过中线	肘不过中线或离中线距离增大	肘过中线或过中线更显著
腕关节掌屈角	$30°$	$45°～60°$	$70°～90°$	$90°$	关节角度增大	关节角度减小
足背屈角	$60°～70°$	$60°～70°$	$60°～70°$	$60°～70°$	关节角度减小	关节角度增大
腘窝角	$80°～100°$	$90°～120°$	$110°～160°$	$150°～170°$	关节角度减小	关节角度增大
股角	$40°～80°$	$70°～110°$	$100°～140°$	$130°～150°$	关节角度减小	关节角度增大
跟耳试验	$80°～100°$	$90°～130°$	$120°～150°$	$140°～170°$	关节角度减小	关节角度增大

6. 姿势控制评定

姿势控制评定主要包括矫正反应、平衡反应、平衡测定等。

（1）矫正反应。用来评定身体回复或矫正到正确姿势的能力，以及躯干保持直立或者上下肢体保持着同一直线的能力。常用的矫正反应包括迷路性矫正反应、视觉矫正反应、兰道反应、颈矫正反应、躯干矫正反应、躯干矫正反应、降落伞反应等。

（2）平衡反应。用来评定当身体重心移动时，身体为了保持平衡而做出适当反应的能力。常用的平衡反应包括：① 仰卧位倾斜反应；② 俯卧位倾斜反应；③ 坐位前方平衡反应；④ 坐位后方平衡反应；⑤ 坐位侧方平衡反应；⑥ 四点位倾斜反应；⑦ 站立位前方平衡反应；⑧ 站立位后方平衡反应；⑨ 站立位侧方平衡反应。

（3）平衡测定。常采用平衡测定仪和儿童平衡量表。平衡测试仪由受力平台、放大器、电子计算机及分析软件构成，受力平台由多个压力感受器组成，测定受试者重心移动的位置、面积和形态等参数，通过配套软件分析重心移动的轨迹、幅度、速度等，可以为人体平衡功能综合判断提供有价值的客观定量资料。

① 儿童平衡量表（Pediatric Balance Scale，PBS）

是从成人 Berg 量表（Berg's Balance Scale，BBS）修订而来，用来测试轻至中度运动障碍儿童的平衡能力。包括坐到站、站到坐、转移、独站、独坐、闭眼站立、双腿并拢站立、一脚在前一脚在后站立、单脚站立、360°转身、转身看后方、站立位时从地面捡起物品、站立位时双脚轮流放置到板凳、站立时上肢向前伸展并向前移动等 14 个测试项目，每项计分为 0～4 等，该测试不需要特殊工具，测试时间大约 15 分钟，具有良好的信度。

② Carr-Shepherd 平衡评定

a. 坐位平衡

0 分：完全不能完成。

1 分：在支持下保持坐位平衡（治疗者给予儿童帮助）。

2 分：无支持下保持坐位平衡 10 s（儿童不抓握任何物体，膝足并拢，双足平放在地上）。

3 分：无支撑下保持坐位平衡，身体前倾，体重均匀分布（儿童头部直立，挺胸，重心在髋关节前，体重分布在双侧下肢）。

4 分：无支撑下保持坐位平衡，并能向后转动头部及躯干（儿童双足并拢平放在地上，手放在膝上，不接触身体）。

5 分：无支撑下保持坐位平衡，并能身体向前，手摸地面，然后回到坐位平衡（儿童双足平放地上，手接触至少足前 10 cm 的地面）。

6 分：无支撑坐在椅上，向侧方弯腰，手摸地面，然后回到坐位平衡（儿童双足平放在地上，不抓握任何物体，保持下肢不动，必要时可支撑患侧上肢）。

b. 坐位→站立位

0 分：儿童完全不能完成。

1 分：儿童在治疗者帮助下站起来。

2 分：儿童借助辅具站起来，但体重分布不均匀，需要用手来支撑。

3 分：儿童自己站起来，体重分布均匀，不需要用手来支撑。

4 分：儿童自己站起来，体重分布均匀，并能保持髋膝伸直 5 s。

5分:儿童自己站起来,体重分布均匀,髋、膝完全伸直,然后再坐下

6分:10 s内,儿童不需要任何帮助,自己站起来,坐下3次。

二、常用的评定量表

评定儿童运动质量、运动功能和运动发育水平,并能对运动功能情况进行预测,主要的评定方法和量表有:GM Trust 全身运动评估(GM trust course on Prechtl's assessment of general movements,GMs)、0～1 岁神经运动检查 20 项(infant neurological motor assessment,INMA)、Alberta 婴幼儿运动量表(Alberta infant motor scale,AIMS)、Peabody 运动发育量表(Peabody developmental motor scales,PDMS)、粗大运动功能测试(gross motor function measure,GMFM)和粗大运动功能分级系统(gross motor function classification system,GMFCS)等。

1. Peabody 运动发育评定

福利奥(M. Rhonda Folio)和菲威尔(Rebecca R. Fewell)于 20 世纪 60 年代末至 70 年代初期编制了 Peabody 运动发育评定(Peabody developmental motor scales second edition,PDMS)试验版,1974 年正式出版。20 世纪 90 年代原作者发布了修订版,即 PDMS‐2。PDMS‐2 是目前儿童早期干预领域中被广泛应用的运动发育评定量表,适用于所有 0～72 个月的儿童。包括了两个相对独立的部分,粗大运动发育评估量表(Peabody developmental motor scale-gross motor,PDMS-GM)和精细运动发育评估量表(Peabody developmental motor scale-fine motor,PDMS-FM)。其中粗大运动发育评估量表(Peabody developmental motor scale-gross motor,PDMS-GM)包括 151 个测试项目,分别测试反射(8 项)、姿势(30 项)、移动(89 项)、实物操作(24 项)4 个运动技能区的能力。每个项目得分都分为 0、1、2 级。测试结果包括 5 项分数,即各个分测试的原始分、相当年龄、百分位、标准分以及发育商。发育商用来评定被试儿童相对于同龄儿童的粗大运动发育水平,可以有效地鉴别运动发育正常儿童和发育迟缓儿童。PDMS‐2 还配套了运动训练方案,可根据测评结果确立儿童适宜的训练目标和方案,体现了以家庭为中心的干预理念。

PDMS 主要用途为:① 用于评定相对于同龄儿的运动技能水平。② 通过评定粗大运动发育商(gross motor quotient,GMQ)和精细运动发育商(fine motor quotient,FMQ),比较和判断粗大运动和精细运动的发育水平是否有差异。③ 对每个个体的运动技能进行定量和定性分析,并且转换到个体训练目标中,对教育和干预治疗很有价值。④ 可以用于评定运动技能进步情况。⑤ 作为研究工具很有价值,因为其评分可以用于研究不同种群儿童的运动发育水平,以及不同干预措施对运动技能发育的影响。

2. 粗大运动功能测试

粗大运动功能测试(gross motor function measure,GMFM)是目前脑瘫儿童粗大运动评定中使用最广泛的量表,有 GMFM‐88 和 GMFM‐66 两个版本。GMFM 88 项包括 88 个项目,分为五个分区:A 区为卧位和翻身,总分 51 分(17 项);B 区为坐位,总分 60 分(20 项);C 区为爬和跪,总分 42 分(14 项);D 区为站位,总分 39 分(13 项);E 区为走、跑和跳,总分 72 分(24 项)。评定结果包括 5 个分区的原始分和百分数,以及目标区域百

分数和总百分数。GMFM 88 项属于顺序量表,5 个分区可以独自或组合进行评定。GMFM 量表主要用于测量脑瘫儿童的粗大运动功能状况随时间或干预而出现的运动功能改变,测试的是被测儿童完成某个项目的多少而不是完成某个动作的质量,正常的 5 岁儿童应该可以完成所有 88 项测试。GMFM－66 属于等距量表,能提供测试项目的难度表,便于设定康复干预目标。

GMFM 量表主要用途为:① 确定脑瘫儿童粗大运动功能发育水平和最新运动功能发展区域,用于运动治疗的目标选择。② 跟踪观察脑瘫儿童粗大运动功能的发育状况,分析和预测不同类型、不同分级脑瘫儿童粗大运动发育轨迹和结局。③ 判断各种干预和治疗方法对脑瘫儿童粗大运动的影响,以及各种方法之间的疗效对比。④ 与其他评定指标相结合,全面地分析影响运动功能的因素。

附:

粗大运动功能评估量表(GMFM－88 和 GMFM－66)

Version 1.0 翻译

儿童姓名:_____ 　　编号:_____

评估日期:_____(年/月/日)　　GMFCS Level[1]

出生日期:_____(年/月/日)　　□　□　□　□　□

实足年龄:_____(年/月)　　　　　　　Ⅰ　Ⅱ　Ⅲ　Ⅳ　Ⅴ

测试环境(如房间、衣着、时间、其他需要描述的内容)

评估者:_____　_____　_____

GMFM 是一种标准化视诊仪器,设计并有效的测量脑瘫儿童的粗大运动功能发育。计分意味着一般指导原则。多数项目的每一个分值都具有特定的描述。重要的是这些指导原则包含在手册中,被用于每一个计分项。

计分项:0＝无法进行此项运动(无法开始)

1＝仅能开始此项运动(运动完成＜30％)

2＝部分完成

3＝全部完成

NT＝无法测试(用于 GMAE 计分)

如果使用 GMFM－66 量表(GMAE)软件,重点是分辨无法完成(NT)的选项中真正的"0"分(儿童无法开始进行此项运动)。

GMFM－66 评估使用的项目用阴影和星号(＊)识别。GMFM－66 只在脑瘫儿童中有效使用。

在适当的评分处打钩(√)

项目　A:卧位 & 翻身		计分				NT
	1. 仰卧,头位于中线:旋转头部时肢体对称	0□	1□	2□	3□	1
＊	2. 仰卧:双手位于中线,手指交叉	0□	1□	2□	3□	2
	3. 仰卧:头抬起 45°	0□	1□	2□	3□	3

	4. 仰卧:屈曲右髋和右膝到达全范围	0□	1□	2□	3□	4
	5. 仰卧:屈曲左髋和左膝到达全范围	0□	1□	2□	3□	5
*	6. 仰卧:右上肢和手拿玩具穿过中线	0□	1□	2□	3□	6
*	7. 仰卧:左上肢和手拿玩具穿过中线	0□	1□	2□	3□	7
	8. 仰卧:自右侧翻身至俯卧	0□	1□	2□	3□	8
	9. 仰卧:自左侧翻身至俯卧	0□	1□	2□	3□	9
*	10. 俯卧:抬头至竖直	0□	1□	2□	3□	10
	11. 前臂俯卧:头部竖直,肘部伸直,胸部抬起	0□	1□	2□	3□	11
	12. 前臂俯卧:右前臂支撑,对侧上肢向前方完全伸直	0□	1□	2□	3□	12
	13. 前臂俯卧:左前臂支撑,对侧上肢向前方完全伸直	0□	1□	2□	3□	13
	14. 俯卧:自右侧翻身至仰卧	0□	1□	2□	3□	14
	15. 俯卧:自左侧翻身至仰卧	0□	1□	2□	3□	15
	16. 俯卧:使用肢体自由向右翻身90°	0□	1□	2□	3□	16
	17. 俯卧:使用肢体自由向左翻身90°	0□	1□	2□	3□	17

A 部分总分 [   ]

项目	B:坐位	计分				NT
*	18. 仰卧,检查者握住儿童双手:可以自主坐起且头部控制良好	0□	1□	2□	3□	18
	19. 仰卧:翻身至右侧坐起	0□	1□	2□	3□	19
	20. 仰卧:翻身至左侧坐起	0□	1□	2□	3□	20
*	21. 坐在垫子上,治疗师支撑儿童胸部:头部直立保持3 s	0□	1□	2□	3□	21
*	22. 坐在垫子上,治疗师支撑儿童胸部:头部直立保持10 s	0□	1□	2□	3□	22
*	23. 坐在垫子上,上肢支撑:保持5 s	0□	1□	2□	3□	23
*	24. 坐在垫子上:上肢无支撑,保持3 s	0□	1□	2□	3□	24
*	25. 坐在垫子上玩前方的小玩具: 身体屈向前方,触碰玩具后,返回上肢支撑状态	0□	1□	2□	3□	25
*	26. 坐在垫子上:儿童向右侧弯45°,触碰玩具,并回到起始位置	0□	1□	2□	3□	26
*	27. 坐在垫子上:儿童向左侧弯45°,触碰玩具,并回到起始位置	0□	1□	2□	3□	27
	28. 右侧坐:保持上肢无支撑状态5 s	0□	1□	2□	3□	28
	29. 左侧坐:保持上肢无支撑状态5 s	0□	1□	2□	3□	29
*	30. 坐在垫子上:有控制的转换到俯卧位	0□	1□	2□	3□	30
*	31. 双脚在前坐在垫子上:从右侧至四点跪位	0□	1□	2□	3□	31
*	32. 双脚在前坐在垫子上:从左侧至四点跪位	0□	1□	2□	3□	32
	33. 坐在垫子上:无上肢辅助,旋转90°	0□	1□	2□	3□	33
*	34. 坐在板凳上:保持上肢和下肢可以自由活动,10 s	0□	1□	2□	3□	34
*	35. 站立:从坐在小板凳至站立	0□	1□	2□	3□	35

		计分				NT
*	36. 在地上:从地上至坐在小板凳上	0□	1□	2□	3□	36
*	37. 在地上:从地上至坐在大板凳上	0□	1□	2□	3□	37

B部分总分 　　　　　□

项目	C:爬行 & 跪位		计分			NT
	38. 俯卧:腹爬 1.8 m	0□	1□	2□	3□	38
*	39. 四点跪位:保持双手和双膝负重,10 s	0□	1□	2□	3□	39
*	40. 四点跪位:至坐位,双手可自由活动	0□	1□	2□	3□	40
*	41. 俯卧:达到四点跪位,双手和双膝负重	0□	1□	2□	3□	41
*	42. 四点跪位:右上肢前平举,手超过肩水平	0□	1□	2□	3□	42
*	43. 四点跪位:左上肢前平举,手超过肩水平	0□	1□	2□	3□	43
*	44. 四点跪位:爬行或上肢爬行 1.8 m	0□	1□	2□	3□	44
*	45. 四点跪位:相对向前爬行 1.8 m	0□	1□	2□	3□	45
*	46. 四点跪位:用双手和双膝/足爬行 4 步	0□	1□	2□	3□	46
	47. 四点跪位:用双手和双膝/足向后爬行 4 步	0□	1□	2□	3□	47
*	48. 坐在垫子上:使用上肢跪起,双上肢无支撑,保持 10 s	0□	1□	2□	3□	48
	49. 直立跪位:使用上肢协助右膝向前半跪位,上肢无支撑,保持 10 s	0□	1□	2□	3□	49
	50. 直立跪位:使用上肢协助左膝向前半跪位,上肢无支撑,保持 10 s	0□	1□	2□	3□	50
*	51. 直立跪位:向前跪走 10 步,双上肢无支撑	0□	1□	2□	3□	51

C部分总分 　　　　　□

项目	D:站立		计分			NT
*	52. 在地上:通过大板凳站立	0□	1□	2□	3□	52
*	53. 站立:保持上肢无辅助,3 s	0□	1□	2□	3□	53
*	54. 站立:一只手扶住大板凳,抬起右足,保持 3 s	0□	1□	2□	3□	54
*	55. 站立:一只手扶住大板凳,抬起左足,保持 3 s	0□	1□	2□	3□	55
*	56. 站立:保持上肢无辅助,20 s	0□	1□	2□	3□	56
*	57. 站立:上肢无辅助,抬起右足,10 s	0□	1□	2□	3□	57
*	58. 站立:上肢无辅助,抬起左足,10 s	0□	1□	2□	3□	58
	59. 坐在小板凳上:不用上肢辅助站起	0□	1□	2□	3□	59
*	60. 直立跪位:无上肢辅助,通过右膝半跪位站立	0□	1□	2□	3□	60
*	61. 直立跪位:无上肢辅助,通过左膝半跪位站立	0□	1□	2□	3□	61
*	62. 站立:无上肢辅助,有控制的坐在地上	0□	1□	2□	3□	62
*	63. 站立:无上肢辅助,转换为蹲位	0□	1□	2□	3□	63
*	64. 站立:无上肢辅助,从地上捡起物品,并回到站立位	0□	1□	2□	3□	64

D部分总分 　　　　　□

项目　E:行走、跑步 & 跳跃		计分			NT
* 65. 站立,双手扶住大板凳:向右侧走 5 步	0☐	1☐	2☐	3☐	65
* 66. 站立,双手扶住大板凳:向左侧走 5 步	0☐	1☐	2☐	3☐	66
* 67. 站立,双手上举:向前行 10 步	0☐	1☐	2☐	3☐	67
* 68. 站立,单手上举:向前行 10 步	0☐	1☐	2☐	3☐	68
* 69. 站立:前行 10 步	0☐	1☐	2☐	3☐	69
* 70. 站立:前行 10 步,停住,转身 180°,返回	0☐	1☐	2☐	3☐	70
* 71. 站立:向后行 10 步	0☐	1☐	2☐	3☐	71
* 72. 站立:双手搬动较大物体,向前行 10 步	0☐	1☐	2☐	3☐	72
* 73. 站立:在 20 cm 宽的平行线内连续前行 10 步	0☐	1☐	2☐	3☐	73
* 74. 站立:沿 2 cm 宽的直线连续前行 10 步	0☐	1☐	2☐	3☐	74
* 75. 站立:右足先行,每步高于膝关节水平	0☐	1☐	2☐	3☐	75
* 76. 站立:左足先行,每步高于膝关节水平	0☐	1☐	2☐	3☐	76
* 77. 站立:跑 4.5 m,停住并返回	0☐	1☐	2☐	3☐	77
* 78. 站立:用右足踢球	0☐	1☐	2☐	3☐	78
* 79. 站立:用左足踢球	0☐	1☐	2☐	3☐	79
* 80. 站立:双脚同时跳跃 30 cm	0☐	1☐	2☐	3☐	80
* 81. 站立:双脚同时向前跳跃 30 cm	0☐	1☐	2☐	3☐	81
* 82. 右足单腿站立:在一个 60 cm 的圆圈内,向前连续跳跃 10 次	0☐	1☐	2☐	3☐	82
* 83. 左足单腿站立:在一个 60 cm 的圆圈内,向前连续跳跃 10 次	0☐	1☐	2☐	3☐	83
* 84. 站立,抓住一侧把手:交替腿向上走 4 步,再抓向另一侧把手	0☐	1☐	2☐	3☐	84
* 85. 站立,抓住一侧把手:交替腿向下走 4 步,再抓向另一侧把手	0☐	1☐	2☐	3☐	85
* 86. 站立:交替腿向上走 4 步	0☐	1☐	2☐	3☐	86
* 87. 站立:交替腿向下走 4 步	0☐	1☐	2☐	3☐	87
* 88. 站立 15 cm 的台阶上:双足同时跳下	0☐	1☐	2☐	3☐	88

E 部分总分 ☐

这个评估是否能反映儿童"日常(规律)"的表现?　是☐　否☐

注释:

_____

_____

_____

_____

_____

_____

GMFM 计分总结

检查部分	每部分计分%的计算	目标区域
A. 卧位 & 翻身	$\dfrac{A 部分总分}{51}=\dfrac{}{51}\times100=$ ___ %	A. ☐
B. 坐位	$\dfrac{B 部分总分}{60}=\dfrac{}{60}\times100=$ ___ %	B. ☐

C. 爬行 & 跪位　　　　$\dfrac{C部分总分}{42}=\dfrac{}{42}\times100=\underline{}\%$　　　　C. □

D. 站位　　　　$\dfrac{D部分总分}{39}=\dfrac{}{39}\times100=\underline{}\%$　　　　D. □

E. 行走、跑步 & 跳跃　　　　$\dfrac{E部分总分}{72}=\dfrac{}{72}\times100=\underline{}\%$　　　　E. □

$$总分=\dfrac{\%A+\%B+\%C+\%D+\%E}{部分的总和}$$

$$=\dfrac{++++}{5}=\dfrac{}{5}=\underline{}\%$$

$$目标总分=\dfrac{每一个目标区域的\%分数的综合}{目标区域的数量}$$

$$=\underline{}=\underline{}\%$$

3. 粗大运动功能分级系统

粗大运动功能分级系统（gross motor function classification system，GMFCS）以自发运动为依据，侧重于坐（躯干控制）和行走功能，主要通过评价脑瘫儿童在日常环境（家庭、学校和社区）中的能力来确定其不同的级别，描述不同 GMFCS 级别脑瘫儿童在不同年龄阶段的能力，使用什么辅助具，实际状况如何，更多地关注儿童的功能能够做什么，而不是不能做什么。GMFCS 将脑瘫儿童分为 5 个年龄组（0～2 岁、2～4 岁、4～6 岁、6～12 岁、12～18 岁），每个年龄组根据儿童运动功能从高至低分为 5 个级别（Ⅰ级、Ⅱ级、Ⅲ级、Ⅳ级、Ⅴ级）。

4. Alberta 婴儿运动量表

Alberta 婴儿运动量表（Alberta infant motor scale，AIMS）是通过观察评定 0～18 月龄或从出生到独立行走阶段婴儿运动发育的工具。对婴儿俯卧、仰卧、坐位和站立位运动控制情况进行评定，更加重视对运动质量的评定，具有很好的信度和效度，在国际上应用广泛，尤其在对日趋增长的高危婴儿群体进行监测以尽早发现运动发育异常并给予早期干预治疗方面，可以有效地发现高危儿与正常婴儿运动发育速度的不同，并可以敏感地发现高危儿可疑的运动模式特点。早产儿在矫正月龄 4 个月时即可发现其异于足月儿的运动模式特点，以及早产儿的运动发育水平是否明显落后于足月儿或常模数据，可以敏感地反映出早产儿异于正常婴儿的运动发育。

5. 其他评定量表

临床上还可选用国内外公认的其他评定量表，如功能独立性评定（FIM）量表、新生儿 20 项行为神经测定（NBNA）量表和 Gesell 发育诊断量表（GDDS）（详见第八章）等。近年来，提倡按照国际疾病、健康和功能分类（ICF）进行综合分析。

知识拓展

运动功能的异常发育

由于影响运动发育的因素不同，导致运动障碍的机制不同，所以异常发育的特点也不同。下面重点介绍脑发育障碍或脑损伤所导致的异常发育。

1. 运动发育的未成熟性

婴幼儿在发育过程中,由于未成熟的脑组织受到损伤或出现发育障碍,可导致运动功能发育迟缓或停止,运动发育顺序和规律被破坏,与同龄儿相比运动发育明显落后或停滞,如出生后100天不能抬头,8个月不会坐,10个月不会爬,15个月不会迈步走等。

2. 运动发育的异常性

神经系统中的高级中枢对于低级中枢的调节和抑制作用减弱,感觉运动发育迟缓,从而释放出原始的运动模式。运动发育的异常性可表现为以下几方面:① 原始反射亢进和残存;② 立直反射及平衡反应延迟出现或不出现;③ 肌力和肌张力异常,由于脑损伤部位和程度不同,导致运动障碍的特点不同,如锥体系损伤呈痉挛性截瘫;锥体外系损伤呈不自主运动、肌阵挛或强直;小脑损伤出现平衡障碍、共济失调、震颤等;④ 运动不规律、不协调或不自主运动;⑤ 病理反射出现等。运动发育的异常性可表现为运动的原始模式整体模式、联合反应模式、代偿性的异常模式等。

3. 运动发育的不均衡性

可表现为以下几方面:① 运动发育与精神发育的不均衡性;② 粗大运动和精细运动发育过程中的分离现象;③ 不同的体位运动发育的不均衡性;④ 各种功能发育不能沿着正确的轨道平衡发展;⑤ 由外界刺激的异常反应而导致的运动紊乱。

4. 姿势运动的非对称性

由于ATNR、STNR、TLR等原始反射的发育很难实现对称性和直线化发展,难以实现竖头,将双手向胸前聚拢,手、口、眼动作的协调,抗重力伸展和体轴的自由回旋。

5. 运动障碍的多样性

因脑损伤部位和程度不同,导致运动障碍的特点不同。例如,锥体系损伤呈痉挛性瘫痪;锥体外系损伤呈不自主运动、肌阵挛或强直;小脑损伤呈平衡障碍、共济失调、震颤等。

6. 异常发育的顺应性

由于得不到正常运动、姿势、肌张力的感受,不断体会和感受异常的姿势运动模式,形成异常的感觉神经通路和神经反馈,导致发育向异常的方向发展,并强化而固定下来,异常姿势和运动模式逐渐明显,症状逐渐加重。

婴幼儿期处于脑发育的关键期,脑在结构和功能上都有很强的适应和重组能力,其可塑性最强,是学习运动模式最具发展潜力的时期,是具备早期治疗的最佳条件,可通过一定的方法使儿童学习正常的运动模式,促使未成熟性向着成熟性发展,抑制异常姿势和运动模式的固定和发展,促进正常姿势和运动模式的建立和发展。因此,早期发现异常,早期干预和治疗效果最好。

能力测验

思考题

1. 从仰卧位到站立位,可以采用哪几种途径独立站起来?
2. 婴儿刚会走路时步态是怎样的?为什么?

第六章　精细运动发育

案例引导

杨某,男,7个月7天,系第2胎第2产,孕36周,剖宫产生后因"缺氧、窒息"在我院 NICU住院好转后出院。现患儿双眼追视反应尚可,对外界声音刺激反应迟钝,竖头欠 稳,四肢主动活动偏少,有手入口动作,中线位活动较少,双手拇指内收,四肢肌张力显著 增高,辅助检查:颅脑MR检查示"双侧额颞叶局部脑白质信号在T1W1上稍低";脑干诱 发电位示"轻度异常脑干听觉诱发电位"。

思考:

1. 正常7个月婴儿的精细运动特点有哪些?
2. 姿势对精细运动发育有哪些影响?
3. 视觉发育对精细运动发育有哪些影响?
4. 原始反射对精细运动发育有哪些影响?
5. 该儿童精细运动异常发育的原因可能有哪些?
6. 请为该儿童选择合适的评估量表。

知识导图

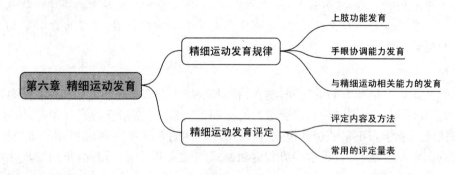

学习目标

1. 掌握抓握动作和双手协调动作发育的过程以及抓握动作发育的规律。
2. 熟悉手眼协调能力发育的过程和特征。
3. 了解精细运动发育的评定内容、方法及常用的评定量表。

　　精细运动是完成游戏、学习、工作，进行日常生活活动所需的重要技能，是在视觉、姿势、移动能力发育的基础上逐步发展而来的，三者之间存在相互促进和影响的关系，对儿童的健康发展有着重要的意义。

第一节　精细运动发育规律

　　精细运动能力(fine motor skills)指个体主要凭借手以及手指等部位的小肌或小肌群的运动，在感知觉、注意等心理活动的配合下完成特定任务的能力。发育早期的儿童需要完成伸手够取、抓握和松开玩具、捏小物体，以及学会涂鸦、绘画、书写、使用筷子等诸多活动，精细运动能力是这些活动的基础，同时也随着视觉、认知能力、移动能力的发育而逐步呈现精细运动的复杂化。儿童的精细运动能力可以体现出神经系统发育的成熟性，并与其他能力发育存在相互作用、相互影响、相互促进的关系。与粗大运动发育一样，精细运动能力的发展也要经历较长的时期，并遵循一定的发育顺序。一般来说，3岁前是精细运动发育最为迅速的时期。

一、上肢功能发育

　　上肢功能的发育是随着感觉、姿势运动、认知的发育而逐步发展的，在发育早期会受到原始反射的影响而呈现不随意的运动模式。当原始反射消失和抗重力伸展能力提高后，由近端向远端逐渐发育成熟，上肢功能在姿势运动发育中起到了重要的作用。

　　(一)上肢的粗大运动的发育

　　精细运动必须在躯干稳定且保持直立姿势的情况下发挥出来，而不是总是用以维持坐位平衡和支撑，上肢的粗大和精细运动发育密切相关，相辅相成。根据近端向远端的发育顺序，儿童将按照次序发展出对肩胛骨、肘、腕、手掌、手指的稳定和运动控制能力，并且在很多运动中与躯干协同发挥作用。另外一个顺序是直线运动模式早于旋转模式出现，例如最先发育的是上肢各关节最基本的屈曲和伸展的动作，再出现肩关节内、外旋的控制能力。在典型的发育中，儿童是逐步学会同时使用双侧肢体的，或者独立地使用其中一侧肢体。由于原始反射的存在，一侧上肢的使用会反射地引起另一侧上肢的非随意运动，随着反射影响的减退，获得对称移动双侧上肢的技能，最后可独立地使用两侧上肢。

　　1. 仰卧位上肢的粗大运动发育

　　由于婴儿早期受到紧张性颈反射与交叉反射的影响，动作呈现为非随意动作，随着原始反射的消失，逐步出现随意运动。

　　(1)新生儿期：四肢呈现为屈曲或屈曲状，左右对称或者稍有非对称。

　　(2)2～3个月：由于受到非对称性紧张性颈反射的影响，通常呈非对称的伸展姿势。

　　(3)4～7个月：四肢呈现对称性屈曲，可以伸手抓脚送入口中。

　　(4)8～9个月：四肢自由伸展。

　　2. 俯卧位上肢的粗大运动发育

　　俯卧位是抗重力伸展发育的阶段。

(1) 新生儿期～2个月：新生儿受紧张性迷路反射的影响而呈现四肢屈曲状态。

(2) 3～4个月：可以肘部支撑，胸部可以抬离支撑面。

(3) 6个月：前臂可以伸直，手支撑及躯干的力量可以维持胸部及上腹部离开支撑面。

(4) 8个月：可以用双手或者肘部支撑，胸部离开支撑面腹爬，但腹部不能离开支撑面。

(5) 10个月：用手、膝进行四爬，腹部可以离开支撑面。

3. 坐位上肢的粗大运动发育

坐位下的上肢功能受到姿势发育的影响，一般在6个月后在坐位姿势下上肢功能才会表现出来。

(1) 6个月：可以拱背坐，双上肢需在前侧支撑。

(2) 7个月：可以直腰坐，坐位稳定姿势下可以摇晃上肢、打击和抓取一定范围内的玩具。

(3) 8～9个月：可以扭身坐，在上肢和躯干的带动下回旋身体，可以在上肢支撑下由坐位转换至其他体位。

4. 立位及步行上肢的粗大运动发育

9个月大的儿童可以利用上肢的力量抓物站立或者抓手站起。在开始练习步行时，双上肢为了协同身体维持平衡而呈现挑担样步态。随着躯干平衡能力的增强，立位时双上肢可以自由活动，步行时双上肢平举高度逐渐下降，上肢可以帮助骨盆回旋，也可以不参与帮助骨盆回旋。当步态成熟时，骨盆和肩胛带的运动方向相反。

(二) 手功能的发育

人类的手独一无二，大拇指同其他4个手指相对的结构是人手的最大优越性，使得人类学会了制造和使用工具。但是手功能并不是与生俱来的，而是受到感知、认知、心理、社会文化因素、教养习惯等的影响。手的精细动作主要包括伸手及运送、抓握、主动放开物体、手中操作、双手运用和使用工具。

1. 伸手及运送动作发育

伸手及运送动作的目的是在精确的时间和空间中将手移动至目标处，是手在主动抓握动作之前的准备。新生儿出现前够物，对面前的物体做出缺乏协调性的击打动作，会在7周左右时消退，也积极努力地将手带入自己的视线范围；3～4个月发展了必要的眼、手和肩膀的控制力，够物重新出现，对存在于附近的玩具进行有目的的手臂前伸运动，准确性也渐次提高。其余的参见本节上肢粗大运动的发育。

2. 抓握动作发育

抓握动作是最基本的精细动作，并由此发展出涂鸦、绘画、书写和生活自理等的动作技巧。手部的触觉也是除听觉、视觉以外探索环境的重要工具，丰富了对外部物体和环境的认知。抓握动作的发育让更精确、更复杂的运动成为可能。首先，通过伸手抓握还可以让儿童了解其"手臂的长度"，可以收集所抓握物体的信息；其次，抓握可以直接控制住物体，使儿童逐步具备使用工具的能力。

（1）抓握动作的分类

① 根据抓握目的分类。可分为强力抓握（power grasp）与精细抓握（precision grasp）。强力抓握是指整个手部的使用（见图 6‐1），而精确抓握是拇指与其他指尖的对掌（见图 6‐2）。在多数的上肢运动中都是根据活动需要和物体特征来决定使用何种抓握模式的，例如，对于操控小型物体时需要指尖提供大量的感觉回馈和移动物体所需的控制，所以通常会使用精确抓握，对于中型物体两种模式皆可以使用，大型物体则是使用强力抓握。

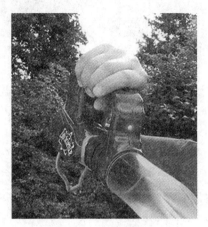

图 6‐1 强力抓握

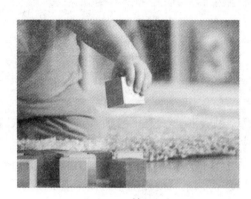

图 6‐2 精细抓握

② 根据有无拇指对掌参与分类，可分为没有拇指对掌参与的抓握动作和使用拇指对掌的抓握动作。

A. 没有拇指对掌参与的抓握动作。包括钩状抓握、强力抓握和外侧指捏。

a. 钩状抓握（hook grasp）。是用于需要维持抓握的力量来运送物体时所使用的，如儿童提起书包时指间关节屈曲（见图 6‐3），掌指关节可呈屈曲或者伸展，如果需要钩状抓握的力量增大时，拇指可以屈曲并按在其他手指的上方。

b. 强力抓握（power grasp）。通常用于操控工具和其他物体、手拿着倾斜的物体等情况，此时以手部的尺侧固定物体和控制物体的位置，用手部的桡侧来使用工具，如儿童挖沙子时右手使用强力抓握的模式（见图 6‐4）。

c. 外侧指捏（lateral pinch）。也叫侧捏（见图 6‐5），是在小的物体上施加力量用于操控物体。此时部分的拇指内收、掌指关节屈曲。

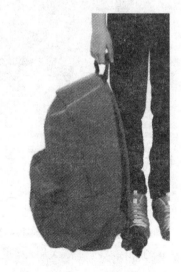

图 6‐3 使用勾状抓握提书包

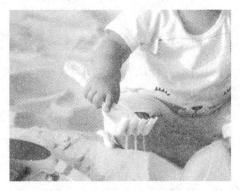

图6-4 使用强力抓握挖沙子

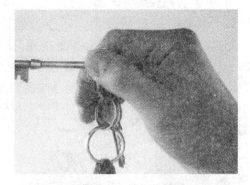

图6-5 外侧指捏

B. 使用拇指对掌的抓握动作。包括指尖捏、标准抓握、球型抓握、柱状抓握和盘状抓握。

a. 指尖捏。拇指对掌时与食指间对掌形成一个近似圆形的形状(见图6-6)。

b. 标准抓握。有两种模式,即拇指指腹与食指指腹对掌(可称为指腹-指腹捏、两点捏或捏握,见图6-7)、拇指指腹同时与食指指腹和中指指腹对掌(可称为三点捏或者三指抓握)。这两种模式下拇指与其他手指形成一个椭圆形或类似椭圆形的形状,前臂也稍微外旋,使拇指与桡侧的手指离开物体的表面而清楚地看见物体。

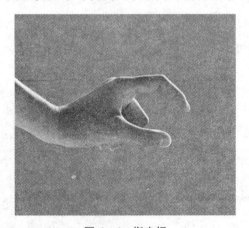

图6-6 指尖捏

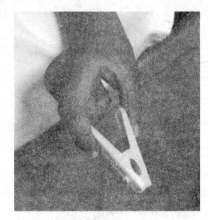

图6-7 两点捏

c. 球形抓握。手腕伸展、手指外展、少许的掌指关节和指间关节屈曲、小鱼际突出以协助手部形成"杯状"来控制物体(见图6-8)。

d. 柱状抓握。手部的横弓扁平使手指握住物体,手指仅稍微外展,指间关节和掌指关节围绕柱状物体依次屈曲(见图6-9)。

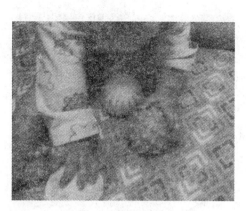

图 6‑8 球状抓握

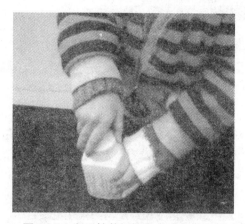

图 6‑9 左手柱状抓握和右手盘状抓握

e. 盘状抓握。包含了依照物体大小而调整的手指外展、掌指关节伸展和指间关节屈曲。当物体较大时手腕更加屈曲,剩下手指指腹与物体相接触(见图 6‑9)。

(2)抓握动作发育规律

① 由无意识抓握向随意抓握发育。儿童大约 3 个月时握持反射消失后,开始出现无意识的抓握,如无意识抓握身边的衣服、玩具、被子等,此时手的动作开始逐步发育(见图 6‑10)。6 个月左右时可以注意到手的存在并且能随意张开,可随意出现抓握动作,即手动作发育的一个重大飞跃,开始出现了拇指和其余四指相对立的抓握动作(见图 6‑11)。

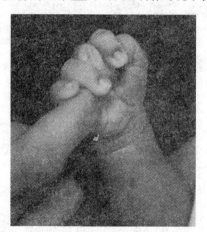

图 6‑10 握持反射

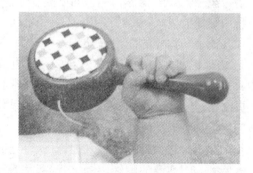

图 6‑11 拇指和其余四指相对立的抓握动作

② 由手掌的尺侧抓握向桡侧抓握发育:儿童开始抓握时通常是先用手掌的尺侧握物(见图 6‑12),随后是全手掌抓握。随着上肢前臂旋前、旋后动作的发育,桡侧手掌动作逐渐出现,如桡侧抓握、抓捏动作的发育,最终可用拇指和食指对捏物体(见图 6‑13)。前臂旋转很重要,此时手部的位置便于让拇指与桡侧的手指探索物体,并且使得在抓握时可以看到自己的手指。

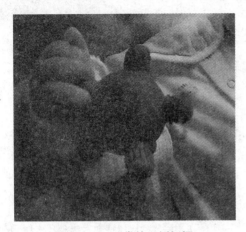

图 6-12 手掌的尺侧抓握

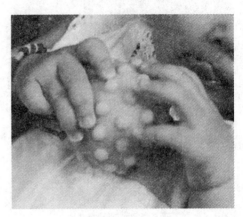

图 6-13 手掌的桡侧抓握

③ 由全手掌抓握模式向成熟的对指抓握模式发育。即由不成熟的手抓握模式(见图 6-14)向成熟的手抓握模式的发育。儿童在 6~9 个月大时抓握物体的能力显著提高。一般从 7 个月开始,关节由近端至远端逐步获得稳定,出现拇指与其余四指对立的抓握方式,开始可以玩弄小物体,这也是手眼协调运动的初步发展阶段;9 个月大时能够使用食指和拇指握住小的物体;8~9 个月大时可以用拇指与桡侧手指握住较大的物体,并且可以依照物体的形状调整抓握模式;在 12~15 个月大时,拿饼干和其他扁平物体的能力提升。

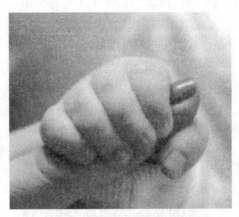

图 6-14 全手掌抓握

④ 由抓握物体向放开物体发育。儿童首先会抓握物体,随后学会张开手放开物体,手的放开动作较抓握动作更为精细,并且通常具有一定目的性,如松开抓握的积木是为了搭出更高的高度,把小珠子松开放在小瓶子里是为了摇晃时听见清脆的声音等。

(3) 抓握动作发育过程

儿童对于身边的物体更感兴趣,有获得它们的欲望,想去探索它们并且与其他物体互动的欲望会影响抓握的顺序。触觉、视知觉的发育让儿童学会更成熟和多变的抓握模式,一个典型的抓握动作发育顺序为:

① 0~5 个月之内儿童没有自主的手部运用,手掌依照不同的感觉刺激交替地张开和合拢,随着抓握反射逐渐消失,自主的抓握开始出现。

② 6 个月已可用手掌的桡侧抓握(4~5 个月抓握动作有明显的进步,5~6 个月较少有变化)。

③ 6~8 个月大时抓握各种物体的能力显著增加,粗略地抓握小物体约在 7 个月大时出现。

④ 9 个月时能够用食指和拇指握住细小的物体，8～9 个月时可用拇指和桡侧手指握住较大的物体，并且可以依照物体的形状调整抓握模式，抓握技巧明显提升。

⑤ 10～12 个月时使用拇指和其他手指指腹控制小物体的能力明显增进，在抓握开始前手指的准备更精确，尺侧手指动作的抑制更多，以及手腕伸展和前臂外旋能力增强。

⑥ 1 岁后的抓握动作进一步发育，开始出现更精确的模式。

⑦ 12～15 个月时出现能拿薄饼干和其他扁平物体的能力，显现出手肌控制的提升。

⑧ 18 个月～3 岁时，多数依照里程碑发育的儿童获得可控制的盘状抓握、柱状抓握和球状抓握的能力。

⑨ 强力抓握的控制在学龄期长期持续发展。

⑩ 外侧指捏模式可能在 3 岁时就出现，但是儿童通常在学龄期后才开始有利地使用这个模式。

⑪ 所有的抓握模式在 5 岁时完全发育，但使用工具的能力会持续地发育至学龄期早期。

（4）抓握动作发育的意义

① 通过抓握物体与外界接触，同时与视觉协同向儿童提供丰富的感知觉信息，通过反复的接触，认识物体的属性，如形状、大小、质地、冷热等。这是认识物体属性的重要方式。

② 通过抓握物体的动作掌握控制物体的方法，体验使用工具的方式和结果，总结经验，是松开物体、手中操作、双手运用、手眼协调、使用工具的动作发育的基础。

③ 在抓握和使用各种物体的同时，与身边的人进行互动，如父母、小伙伴等，能够主动伸手去要、拿到手里、摆弄，有效地探索环境和人际交往，进而增强了情绪情感、心理-社交能力的发育。

3. 主动放开物体动作发育

主动放开物体动作，需要手臂和手指的控制来完成。将一个物品置于某处而松手，需要手臂移至某处并保持稳定，手指与拇指伸展后放下物体或者物体落下，放下物体的动作难度与物体的大小和放置的精确度有关，例如将大球松手丢在地上的难度不大，而将小球松手放在小瓶子里的难度就比较大，典型发育顺序如下：

（1）4 个月前在握持反射（正常存在时间 0～4 个月）的影响下，会紧握拳，当主动握物动作出现后，此反射消失。儿童在无法掌握松手放开物体的动作时，会不自主松手失去放在手中的玩具，或者被别人拿走，随着视觉、认知能力的发育，开始出现主动放开物体的动作。

（2）5 个月时，虽然出现了主动抓握物体的动作，但仍然不协调、不准确，松手放下物体的动作也不准确。

（3）6 个月时，随着粗大运动的发育，身体近端及躯干的稳定度较前提高，此时可以伸手抓住玩具，当其掉落时后能够再次抓住。

（4）7 个月时，玩积木时可以将积木从一只手换至另一只手中（即换手），在两手之间传递物体时传递侧的手具有一定的放下物体的能力，但仍然需要接受侧的手握住传递物体的协助。

（5）8个月时，能将手中的玩具递给其他人，但还不知道如何松手。

（6）9个月时，开始可以在不用另一手固定物体的情况下放开物体，松手时手臂可正常伸展。当在不同的位置移动手臂以放下物体时，可表现出更好的上肢控制。

（7）10～12个月时，开始可以在肘关节稍微屈曲时松手，也可以在松手时将手或手臂在某个物体的表面获得支撑。

（8）约在1岁时可以在肩、肘、腕稳定的状态下放开物体，但掌指关节往往是不稳定的，往往手张得很大，随后逐渐发展出将物体放入较小容器和堆积木的能力。

（9）主动放开物体的动作在1岁后逐步提高，可控制手指伸展放下小物体（见图6-15）。

4. 手中操作动作发育

（1）手中操作动作的分类

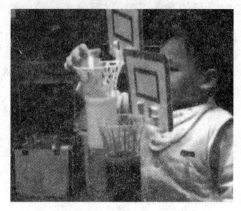

图6-15　松开小球投篮

包括手指到手掌间转移、手掌到手指间转移、移位、简单旋转和复杂旋转。所有动作均需要有良好的手内肌控制的能力。

① 手指到手掌间转移。在这个动作中，拇指指腹和其余手指的指腹捏住物体，再将物体转移至手掌中，停在张开的手掌中或是将物体握在手掌中。在手指到手掌的转移过程中，手指从伸展逐渐屈曲，物体在手中呈直线的移动（见图6-16）。

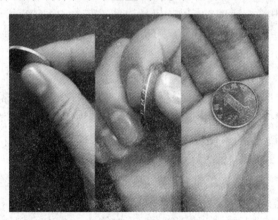

图6-16　捡起硬币并转移到手掌中

② 手掌到手指间转移。手掌到手指间转移与手指到手掌间转移的动作相反，需要拇指的分离控制以及从手指屈曲转向手指伸展的模式，此模式较手指到手掌间转移难（见图6-17）。

③ 移位。移位动作是可以使在指腹上的物体更换位置，并在手表面上做呈直线的运动，物体通常都在手的桡侧，例如在握笔后调整笔的位置用于书写，将两页书分开（见图6-18）、投币、扣扣子、系鞋带等。此时拇指在整个移位过程中保持掌指关节、指间关节伸展下的对掌或内收，其余四指的掌指关节、指间关节只有稍微地移动。

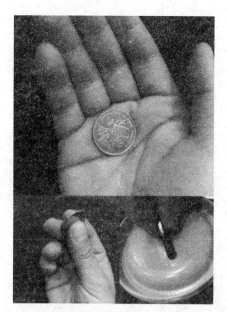

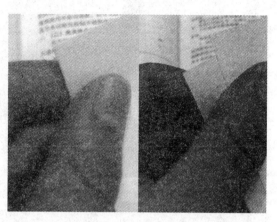

图6-17 硬币从手掌移至指腹后投入存钱罐   图6-18 分开书页

④ 简单旋转。简单旋转是将指腹上的物体旋转≤90°的范围,如将小瓶盖旋开(见图6-19)或稍微调整拼图的位置,此时手指的分离运动很少。

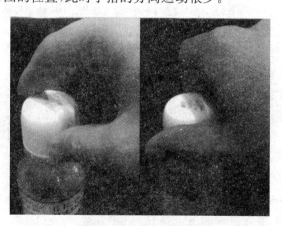

图6-19 旋开小瓶盖

⑤ 复杂旋转。单次或多次地将物体旋转180°~360°,此时拇指与其余四指交替产生动作,手指的分离运动较多,被操纵的物体移动范围较大,如写错字时,将铅笔整个翻转过来使用另一端的橡皮擦的翻转动作(见图6-20)。

此外,手中操作动作时,手中是否同时有另外一个或几个物体将影响操作的难度。例如,手中没有其他物体时扭开一个瓶盖和手里握着一个瓶盖再去打开另一个瓶盖的动作,显然后者的难度更大。当有其他物体固定在手里时所使用的手中操作动作,即为包含固定(with stabilizition)。例如,用一只手一颗一颗地拾起硬币就是具有包含固定的手指到手掌间转移,这比单纯拿起一个硬币的动作的难度要大(见图6-21)。

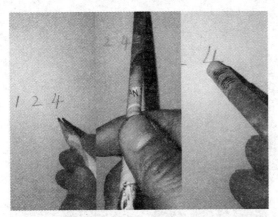
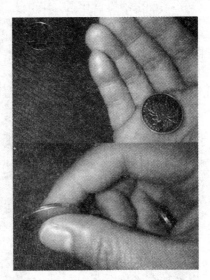

图 6－20　将铅笔整个翻转过来使用另一端的橡皮擦　　　图 6－21　手中有硬币时再拾起一个硬币

（2）手中操作动作的发育进程

① 12～15 个月时，可使用手指到手掌间转移的动作，并可以在手中隐藏住小物体。

② 2～2.5 岁时，可利用手掌到手指间的转移、简单旋转操纵一些物体。

③ 2.5～3 岁时，初步掌握复杂旋转的动作技巧，但不成熟，经常会有困难。

④ 3～3.5 岁时，通常具有一定的移位技巧，但动作不固定。

⑤ 4 岁时，在没有其他辅助的情况下，可以使用复杂旋转的动作。

⑥ 6 岁时，通常有一定的具有包含固定的手中操作动作。

⑦ 6～7 岁时，掌握具有包含固定的各种手中操作动作。例如，先进行具有包含固定的手掌到手指间转移，再做出具有包含固定的复杂旋转动作。

⑧ 7～10 岁时，逐步熟练地掌握具有包含固定的各种手中操作动作，动作的准确性和复杂性进一步提升，而技巧使用的速度则持续发展到 12 岁。

5. 双手运用动作发育

正常儿童的双手运用动作的发育进程是由不对称到对称，再到双手活动中使用的分离动作和不对称动作，发育进程如下：

（1）0～3 个月时，动作模式为不对称的，原因是受到原始反射的影响。

（2）3～10 个月时，当原始反射的影响逐渐减弱，对称性动作开始出现，可进行双侧伸手、抓握、用口碰触手和物体，此时动作大多为对称性动作模式。这些动作的控制从近端起始于肩膀，使手可以在中线活动。

（3）9～10 个月时，可双手各拿一个物体并在中线互相碰撞，两手同时各自持物的能力对于进一步的双手运用而言是非常关键的。

（4）10 个月时，双手的操作动作已经完全分离，可以一只手抓握物体，另一只手操作物体的某些部分，这样可以发展出更复杂的双手技巧。

（5）17～18 个月时，可以经常一手固定或拿着物体，另一只手对物体进行操作。此时可以分离身体左右两侧的动作，可因不同的目的而使用双手，固定侧的上肢具有一定的肩、肘、腕部的稳定度。

（6）18～24 个月时，初步具有双手同时操作的技巧。

（7）2～3 岁时，展现出双手同时操作的能力，逐渐掌握复杂的分离性活动，如可以用剪刀剪东西，约在 2.5 岁发展成熟。

6. 使用工具的动作发育

使用工具的动作更为复杂，儿童必须使用工具间接操纵物体，而不是直接用手。使用工具是生活自理、游戏和休闲、学校和工作任务的关键技巧。进食和游戏的使用工具技巧是在儿童可以熟练伸手、抓握和松手的基本技巧之后发展的，约在 2 岁时开始出现。此技巧和手中操作技巧同时出现，手中操作技巧比抓握和双手的熟练度对于使用工具技巧的发展更为必要。此外，使用工具时根据双手的角色可分为辅助手和操作手，也具有一定的发育性。使用工具技巧与手眼协调动作之间是交叉的，本部分仅介绍使用工具的动作发育部分。

（1）使用工具的动作发育进程

使用工具技巧的关键在于与这些工具进行高度互动和认知发育，需要知道想做什么（任务的动机方面），以及想要如何达成（任务的操作方面）。这两个部分都需要认知技巧发展和动作技巧的操作观念。

如同任何的新技巧，在发展工具使用的技巧时，即使是在同一个活动中所使用的方式也是不同的。经过不断练习后，可以从高度的注意力转为自动的执行，而不需要过多的关注，即为成熟的技巧。通过练习，表现能更快、更准确、更流畅。以儿童使用剪刀为例，一般发育为：2 岁时可以使用剪刀，使剪刀并拢发出声音；2.5 岁时可剪开约 15 厘米的纸张；3～3.5 岁时可沿着直线剪约 15 cm 长的纸张；3.5～4 岁时可剪圆圈的形状；4～5 岁时可剪方形形状；6～7 岁时发展出更复杂的剪刀使用技巧。对于抓握剪刀的方式会随着时间而改变，拇指在把手其中一个洞内的位置是不变的，而其他手指的位置和姿势会随使用成熟度和剪刀的种类而改变，6 岁后可将中指放入把手下方的洞中（图6-22）。

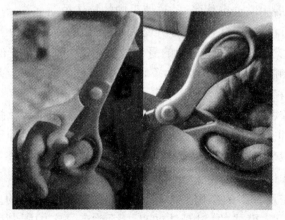

图 6-22　使用剪刀中指逐渐可以放入把手下方的洞中

（2）辅助手的作用

针对一些需要双手操作才可完成的动作，如右利手的儿童在书写时，右手作为惯用手持笔写字，左手作为辅助手固定纸张或者按住抄写的课本；剪纸时，右手持剪刀，左手要根据所剪的线条转动纸张以确保剪裁的准确性（见图6-23）；儿童使用勺子进食时，辅助手要具有固定餐盘或者餐碗的作用。

二、手眼协调能力发育

手眼协调（hand-eye coordination）是指在视觉配合下手的精细动作的协调性。手眼协调能力的发育随神经心理发育的成熟而逐渐发展起来，标志着发育的成熟度。

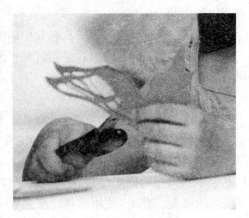

图6-23　剪纸

视觉在精细运动功能发展中扮演重要的角色，尤其是在学习新的动作技巧时。一般儿童4个月大时，便可以在视觉的引导下伸出手拿取物体，但并不准确，直到6个月大时才能准确地伸手。大约在9个月大时可以根据视觉、本体感觉来引导手部的动作。精细运动能力的持续发展离不开手眼协调能力发育，手眼协调能力发育同时也是精细运动能力发育的关键。

（一）手眼协调能力发育过程

1. 手张开、双手抱握阶段

（1）时间：0～3个月。

（2）俯卧位。出生后由于紧张性迷路反射的作用而呈全身屈曲状态，四肢活动时较显著。此时上肢分离运动尚未发育，一旦紧张稍有解除就会出现腕关节背伸、五指张开的动作。由于颈部肌肉发育尚未成熟，会再次出现手握拳状态。偶尔出现无意识抓握物体动作，随着肘关节伸展手掌会突然张开，致使手中的物体掉落。

（3）仰卧位。随着双肩对称姿势的出现，手腕可以移到中线位置。当手能够移到口的位置时，必须由视觉确认手和口之间的身体位置。2个月可以注视自己的一只手或者两只手。随颈部控制能力的进一步提高，不仅可以看自己正在活动着的手，视线还会从手移向物体，再从物体移向手。

（4）上肢与躯干之间的分离运动、手眼协调能力发育机制。① 腕关节产生的不规则运动；② 拥抱反射、非对称性紧张性颈反射等使上肢出现强制性伸展反射；③ 儿童在俯卧位时抬头而压低双肩，压低双肩又促使头的上抬，这种抗重力状态就会使身体各部位之间产生相互促进的作用。

（5）原始反射在发育中的作用。原始反射和自主运动之间的关系十分微妙，原始反射的形式是具有固定模式的，对身体的自主运动有一定的限制作用，但对身体的协调性运动起到了一定的促进作用。例如，逃避反应和手握持反射之间的关系。触摸手掌尺侧和指甲会引出婴儿的逃避反应，出现腕关节背伸和手指伸直外展，握持反射则表现为腕关节掌屈和手指屈曲内收（见图6-10）。在发育进程中逃避反应和手握持反射之间的拮抗作用，使得握拳姿势逐渐发育成为具有腕关节背伸和手指屈曲、内收能力的功能手。

2. 手功能开始发育阶段

随着儿童学会了翻身、坐位等运动能力的发育，逐渐进入伸手够取、抓握玩具等手功能的快速发育时期。约从4个月起，开始在视觉的引导下伸出他们的手来拿取物体，准确地伸手约在6个月大时完成。

（1）时间：4～6个月。

（2）仰卧位：当颈部、肩胛带和躯干的抗重力伸展活动得到进一步发育后，上肢受到身体姿势位置的影响逐渐减弱，在仰卧位时手可以向前方伸出。随着躯干稳定性的提高，上肢能够带动肩胛带一起向前伸出。例如，4个月大时可以伸手抓玩具，6个月大时能抱住脚玩耍（见图6-24）。

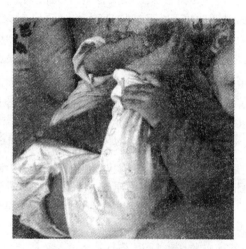

图6-24 6个月婴儿抱脚玩耍

（3）俯卧位。当需要将一侧上肢向前伸展时，与仰卧位不同，为了支撑躯干维持姿势平衡，会诱发整个腕关节呈过伸展状态。因为在这一时期，无论上肢或是下肢，只要有某个关节出现伸展或屈曲动作就会引起其他所有关节的伸展或屈曲，即各关节间还未出现分离运动。同样，不仅仅是上下肢，躯干的伸展也会诱发四肢的伸展以至波及全身。随着躯干向抗重力方向的伸展幅度增加，要使俯卧位时髋关节呈完全伸展状态，必须使身体重心转移至臀部下方，只有这样，才能比较容易地完成向前伸出一侧上肢的动作。例如，婴儿5～7个月大时，随着上肢的支撑性的活跃，上腹部也可离开床面，重心可以移向一侧，非支撑侧的上肢可举起够取玩具（见图6-25）。当双手不再同时负责支撑身体后，一侧上肢可抽离用以自由运动以探索环境和摆弄玩具，为精细运动的进一步发育奠定基础。

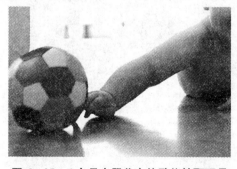

图6-25 6个月大婴儿在俯卧位够取玩具

（4）感知觉及认知功能。6个月的儿童可完成双手在前支撑，脊柱略弯曲的拱背坐。此时眼球运动已经平稳，能够在视觉诱导下伸手和握持前方物体（见图6-26）。握持反射的减弱与消失有助于手伸向目标物体，这是视觉诱导的握持能力获得前的伸手动作。在双上肢支撑下身体左右移动促进了上臂回旋动作的熟练，上臂的外旋动作使得眼睛容易看到手中握持的物体。6个月开始使用视知觉和触知觉来引导动作发展，并且开始发展空间中物体分布的认识，发展出将视知觉和物体立体的触知觉（主动触摸物体以收集物体资讯)配对的能力。随着视线对手和物体的注视，将手的感觉运动和视觉信息有机地结合在一起，从而产生感知觉和认知。对看到过和摸过的物体，就能回想出该物体的形状、大小、颜色、重量等特征。将物体拿在手里(即不会掉下去)的能力主要与完整的感觉功能有关，并且触觉信息对于预测握起和提起物体所需要的力量而言非常关键。

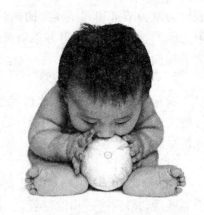

图6-26　6个月大婴儿在坐位下玩水果

(5)机制：在上肢支撑还不充分阶段，通常以颈部过度伸展、利用对称性紧张性颈反射来增加上肢的支撑能力。儿童早期上、下肢运动受颈部活动的影响较大，随着用手支撑并抬高身体使得身体重心可以向左右移动，上肢渐渐出现选择性动作的发育。通过不断的俯卧位维持及姿势变换练习，上肢支撑能力增强，进而促进手的伸展、物体握持及维持动作的发育。启动和维持握力需要触觉和本体觉的刺激和统合。

3. 手功能多样化发育阶段

儿童7个月大时一般可以获得独坐的能力，进而解放双手，使手眼协能力和双手协调自主控制动作得到迅速发育，即进入了用视觉引导手的动作、手功能呈现多样化发育阶段。9个月开始可以调整手臂握住垂直的物体，并且能适当改变手部的形状以符合物体表面的凹凸不平。

(1)时间：7~9个月。

(2)姿势变换对手功能多样化发育的作用。此时期儿童采用坐位、四爬位、跪位等姿势，并且进行姿势的相互转换。高姿位有利于儿童对环境的探索，所需的发育时间也比较长，与此同时还必须学会从卧位到坐位、从坐位到跪立位等多种姿势的变换。姿势变换时常通过伸展上肢动作作为支撑，跌倒时常通过伸展上肢动作以保护身体，这样使得手功能得到迅速发育和提高。随着抗重力伸展姿势的稳定发育，腕关节背伸和伸手功能得到发育。在坐位按住某物时，躯干已经具备了伸展能

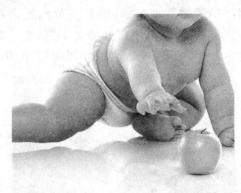

图6-27　9个月时姿势转换够取苹果

力。由于目测距离准确性的提高，伸手抓物时手够不到或伸过头的情况开始减少，逐渐发育成手能伸向目标物体(见图6-27)。

(3)爬行对手功能多样化发育的作用。爬行使手掌逐步具备了支撑身体重量的能力，也促进了形成拱形形状、手指的伸展、外展，促进了手掌的桡侧和尺侧的功能分离，能稳固地抓住物体。承重与手功能发育关系密切，承重可提供信息反馈使儿童注意到手，同时有助于手张开，上肢伸出。通过手掌向前后、左右做爬行运动，也促进手指的外展、伸展，以及手掌侧和尺侧功能的分离(见图6-28)。这些活动均有利于拇指与其他手指对

指功能的发育,也为下一阶段手指的抓捏或翻阅动作发育奠定基础。

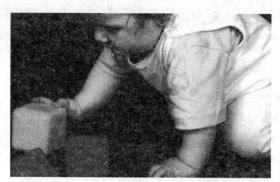

图6-28　婴儿爬行并抓握前方玩具

4. 手功能熟练阶段

手功能熟练阶段是指手指操作等上肢精细动作发育的熟练阶段。

(1)时间:10~12个月。

(2)坐位。此时不再需要上肢保持身体平衡,使得腕关节和手指得到解放,可用指尖转动物体,使得手指功能得到进一步发育。

(3)立位与步行。当获得稳定的立位平衡后,上肢运动功能发育逐渐从姿势的影响中摆脱出来,能够完成更有自主选择性的够取、抓握、放下等动作。但在学步过程中,需借助上肢伸展(挑担样姿势)来保持步态的平衡。独立行走能力的获得更进一步解放了儿童的双手,使精细运动有机会得到一步发育。

(4)手指分离动作发育。当尺侧3个手指能够屈曲之后,使得尺侧有了较好的稳定性,能够完成使用食指指物的动作。能将小的物体放入比较小的容器内等取物动作的获得,为分离动作的完成提供保证。开始时,使腕关节保持在悬空的位置进行手指动作非常困难,可以先将手放在容器的边缘以固定腕关节,然后再进行操作。此外,由于手指伸展常常会引起前臂旋后的联合运动,因此,当前臂旋后时可能会出现手指张开、手中物体掉落的现象。手的动作开始前,一般先由视觉引导手指的活动,熟练后,即使眼睛不看手指也能顺利完成操作活动。9~12个月时可使用拇指和其他手指指腹控制小物体的能力明显提高,在抓握开始前手指的准备更精确,尺侧手指动作的抑制更多(如尺侧3个手指能够屈曲后,尺侧的稳定性增加),以及手腕伸展和前臂外旋能力增强。10个月时双手操作动作已经分离,可手抓握物体且另一手操作物体的某些部分。

(5)手眼协调能力快速发展阶段。一般为1~3岁,此时经常进行涂鸦、挖沙、穿珠子、搭积木、捏橡皮泥等活动,对手眼协调能力的发展有促进作用。这样的活动能丰富感知觉、注意、记忆、思维等方面的经验,发展创造力、想象力,并且在与他人分享、互动时又具有一定的社会特征。

(6)手眼协调能力的继续发展阶段。在学龄前期和学龄期时手眼协调能力稳固提高。如3~4岁能系上并解开扣子,张开双臂接球,剪纸,用拇指和食指、中指持笔;5岁左右能用手抓住球,能用线穿珠子,握笔熟练,能用铅笔模仿画三角形;6岁左右握笔的姿势纯熟,能用线穿针等。

学龄期儿童的视觉输入、大脑信息加工的本体运动通路的发育更成熟,传入和传出的协调性更好,因而精细运动的反应速度更快,精确性更高。6~7岁小肌群尚未发育好,手脚并不很灵活。到8岁时可熟练进行小肌群的精细运动,如书写、绘画及使用剪刀和乐器的能力都迅速发展起来。但学龄期儿童的手眼协调能力尚未达到很高的水平,所以精细运动在速度、强度和协调性上还不及青少年和成人。

(二)手眼协调能力发育特征

1. 整体运动向分离运动发育

随着躯干稳定性的增高,手和眼不再受姿势的影响,由最初的手腕整体运动逐渐向手指的精细运动分化发育。

2. 抓握的稳定点由近端逐渐向远端发育

(1)手外旋抓握(1~2岁)。稳定点在躯干,由肩部带动上肢,方可完成手的外旋抓握。

(2)手内旋抓握(2~3岁)。稳定点在肩和上臂,由肘部和前臂的运动完成手的内旋抓握。

(3)三指静态抓握(3~4岁)。稳定点在肘部和前臂,由手指关节的运动,出现三指的静态抓握。

(4)三指的动态抓握(4岁以后)。手指关节稳定保障手指运动,手指的运动带动笔尖的运动。因此,稳定点逐渐由近端向远端发育,最终发育成能够画画、写字的手的抓握形态。

3. 眼和手发育的共同形式

眼和手发育过程具有共同特征,即都经过无目的(random)、到达(reach)、抓握(grasp)、操作(manipulation)的顺序性发育过程。

(1)不随意的动作。即无目的阶段,如视觉主要以视觉反射、不规则的眼球转动为主,上肢以全伸展或全屈曲等共同运动形式或反射为主。

(2)定向运动。为达到目标物体出现了定向运动的发育阶段。此时,视觉发挥了定向作用,上肢功能是能将手伸向目标物体。

(3)抓握阶段。能抓握目标物体的发育阶段。视觉起固定作用,即双眼注视物体,上肢功能是紧紧抓牢物体,经过这一阶段最后达到操作阶段。

(4)操作阶段。视觉操作是指调节运动和视线移动,上肢功能操作是指抓、捏、回旋等手的精细动作的操作。手与眼之间的关系是视觉先于上肢,上肢接受视觉引导的同时共同协调发育。

儿童在6个月以前,由于还不会坐,卧位摆弄物体时,多数情况下眼睛看不见手上的物体,手的活动范围与视线不交叉。6个月后,能坐起来玩时,双手可以在视线的监控下摆弄物体,此时手的活动范围与视线交叉。这样,通过手和眼的作用,可以发现物品更多的特性,更快地了解环境。例如,对于一个玩具,眼睛能看到它的颜色、形状,手能摸到它的软硬、质地。在视觉的监控下,通过手的摆弄,还可以发现物体的其他方面的特性等。

4. 从防御向功能发育

当手遇到危险刺激时会做出防御反应,从最初只具有感觉、防御的手向具有探索、功能的手方向发育。

5. 从手到眼的发育

发育早期手活动主要有逃避反应、握持反应，由本体感觉和触觉刺激诱导产生，逐渐发育到由视觉刺激诱导，最终发育成为触摸物体后就能像看见物体一样感知物体。

（三）手眼协调能力发育的意义

眼睛可以看到物品的色彩、形状、大小等特性，而手则可以触摸物品，感受它的软硬、粗糙度、冷热等特性，通过手和眼的共同作用，可以发现手中物品更多的特性，可以更快更全面地了解周围环境。例如，通过摆弄不同重量的球，发现扔轻的气球，它会慢慢地落向地面，并且扔不太远，而扔重的足球会跑得更远，扔的时候需要的力气也要大一些。此外，在眼睛的监控下，通过手的动作，还可以发现物体的上下、左右、前后等空间特性。

眼睛的单独活动与手的单独活动对儿童的成长没有特别的意义，只有手眼协调活动才能真正有效地促进儿童各项能力的全面发展，因此，手眼协调能力的发育对促进运动能力、智力和行为起着非常重要的作用，对儿童来说具有划时代的意义。

知识拓展

利手的发育

利手，又称为惯用手（hand preference），也叫作"优势手"。利手是指在日常生活、工作、学习和劳动活动中惯用或善用的手。可分为右利手（右撇子）、左利手（左撇子）和两利手。世界上约90%的人为右利手，关于其成因，说法众多。有的认为由遗传因素决定；有的强调后天环境、社会、文化和功能上的原因；有的则认为与大脑两半球的功能单侧化有关，把它当作大脑两半球功能单侧化的标志，即认为右利手者言语优势脑在左半球，左利手者则是右半球。

三、与精细运动相关能力的发育

（一）书写能力发育

书写是一个相当复杂的技巧，需要多年的练习才能发展出此技巧。许多儿童一旦能握住书写工具后，很快就会开始在纸上画图和涂鸦，当儿童渐渐长大成熟，他们会有意地书写一些有意义的信息。起初只是画出东西，然后会涂鸦，接着是画出类似字的形状以及一连串的文字，学龄前儿童的书写能力发育除了要能驾驭肢体动作和知觉处理的流程外，还要学会语言并学会拼写和发音。

1. 握笔姿势与书写动作发育

无论绘画还是书写都要以灵活运用手中的笔类工具为前提。一般而言，2～6岁是儿童握笔动作技能迅速发育阶段。

（1）手掌向上的握笔动作。通常儿童一开始会先使用较原始的握笔方式来握笔，包括整个手和手臂的运动，表现为抓笔时手掌心向上，手掌与手指一起活动来抓握笔。运用这种笨拙的握笔动作形式,儿童很难进行有目的的绘画和书写动作(见图6-29)。

(2)手掌向下的握笔动作。这是过渡型的握笔方式,握笔的时候手指是呈屈曲的状态,手掌向上的握笔动作逐渐被手掌向下的握笔动作取代,拇指与其他四指开始在绘画和书写动作中起到越来越重要的作用(见图6-30)。

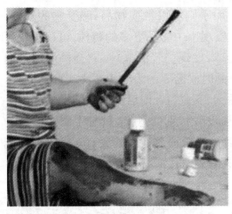

图6-29　手掌向上的握笔动作

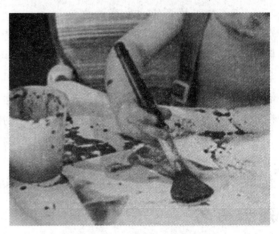

图6-30　手掌向下的握笔动作

(3)手指握笔动作。即成熟型握笔,笔杆主要是由拇指、食指及中指的远端指骨稳定住,可能食指也会参与其中(见图6-31)。手腕会有一些背伸,但仍是相当有弹性而非固定不动的。儿童握笔的部位逐渐向笔尖部位靠近,可用手指调整握笔的姿势和位置,手臂及肘部的动作频率逐渐减少。2~3岁可握住靠近笔尖的部位,主要依靠肩关节的活动进行绘画和书写,逐渐发展为用肘部来控制笔的运动,最后发展为用手指的活动来控制笔的运动。

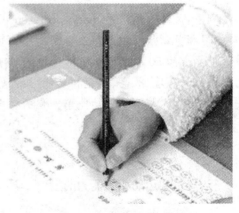

图6-31　成熟型握笔

可见握笔动作的发育有以下特征:① 握笔部位逐渐靠近笔尖;② 随着运笔动作的不断成熟,身体坐位姿势趋于垂直,这种姿势可以减少手臂的支撑作用,使手的动作更为灵活、自由。也就是说,在握笔绘画和书写动作中,离躯干中线越近部位的活动越来越少,而躯干远端部位的活动越来越频繁。

知识拓展

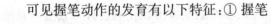

儿童书写前准备

目前在探讨儿童是否已经准备好接受正式的书写教学上仍有争论,儿童的成熟度、环境经验以及兴趣,都是会影响其初期尝试以及成功完成书写的因素。有些儿童在4岁时会表现出已经准备好书写,其他儿童可能在 6 岁前都尚未准备好。儿童开始接受书写教育前必须准备好书写的技巧。若尚未准备好书写就接受书写教学,可能会因此受挫以及发展出较差的书写习惯,之后要改掉这些习惯可能很困难。

一般来说,在接受书写前具备的 6 个技巧:(1) 小肌肉的发展;(2) 手眼协调;(3) 握住工具或书写用具的能力;(4) 能流畅写出基本笔画的能力;(5) 字的知觉包含能辨识字的形状,注意到相似和相异处,能推论出某些笔画的动作;(6) 可分辨左右以及能使用视觉分析,决定哪些笔画会组成一个字。准备好这些书写所需的技巧后,还需要一些完整的感觉动作系统。书写需要视觉、动作、感觉和知觉系统的整合。书写的表现元素包含运动觉、动作计划能力、手眼协调、视觉动作整合以及手的精细运动能力。

2. 绘画动作发育

大多数儿童在 15～20 个月就开始出现无规则、无目的的乱涂乱画动作。大约 4 岁 11 个月左右能达到完成水平线、垂直线、圆圈、正十字、右角平分线、正方形、左角平分线、交叉线和三角形 9 种图形的水平。随着手的动作控制能力的发育以及练习经验的增多,从最初无目的地涂抹到开始有目的地画画需要经历以下几个阶段。

(1) 乱涂阶段(scribbling stage)。主要是获得绘画所必需的手眼协调能力。

(2) 组合阶段(combining stage)。主要是图形的出现与混合,开始学会描绘螺旋、十字等基本几何图形,2 岁左右能画出一系列螺旋和圆圈,随着动作协调控制能力及目的性的增强,能对正方形、长方形、三角形等基本图形进行较为精确的临摹和绘画。之后,能够进行简单的几何图形组合的绘画。

(3) 集合阶段(aggregate stage)。不仅能够完成几个简单图形混合的较为复杂的图形,而且能将几个图形、图像组合,例如,同时有人物和图像的图片。

(4) 图画阶段(pictorial stage)。在绘画中混合图形的数量增多,图画的内容也更为复杂,绘画动作也更为精确、复杂。几乎所有儿童绘画动作的发育都经历上述四个阶段,但达到每一阶段的具体年龄存在较大的个体差异。

(二) 日常生活能力发育

日常生活能力包括更衣、进食、保持个人卫生(如洗漱、修饰)在内的自理活动(self-care activities),是基本日常生活活动(basic activities of daily living,BADL)的重要内容。这些在成年人看来很简单的生活自理活动,对于发育早期的儿童而言却要付出极大努力,达到一定的发育水平后才能完成。例如,只有当动作协调能力发育到一定水平后,才能使身体各部分进入相应的衣服空间中,如把一条腿伸到裤管里。不同生活自理动作发育对个体能力的要求不尽相同,因此其发育过程与顺序也存在一定的差异。日常生活能力发育的顺序一般如下:21 个月时可以稳稳地拿住茶杯;24 个月时可以穿上衣和外套、拿稳勺子(不倾斜);32 个月时可以在帮助下穿衣服;36 个月时可以自己穿鞋、解开能够到的扣子、扣上纽扣、独立进食(几乎没有食物外溢)和从水罐中倒水。

附：婴幼儿精细运动发育顺序(见表6-1)

表6-1 婴幼儿精细运动发育顺序

年龄	精细运动
新生儿	紧握拳,触碰时能收缩; 可引出握持反射,持续2~3个月,主动探物动作出现时,此反射消失
1个月	双手常常握拳,物体碰到手时,握得更紧
2个月	偶尔能张开手,给物体能拿住;偶尔把手或手里的物体送到口中舔
3个月	用手摸物体,触到时偶尔能抓住; 手经常呈张开姿势,将哗啦棒放在手中,能握住数秒钟
4个月	仰卧清醒状态时,双手能凑到一起在眼前玩弄手指,称之为"注视手的动作",此动作6个月以后消失; 常常去抓东西,但距离判断不准,手常常伸过了物体; 用整个手掌握持物体,手握哗啦棒的时间较以前长些,而且会摇晃,并用眼睛看手里的哗啦棒片刻; 出现最初的手眼协调
5个月	物体碰到手时出现主动抓握动作,但动作不协调、不准确; 会玩衣服,把衣服拉到脸上; 能玩玩具并将玩具抓握较长时间; 住往双手去拿,把东西放到口中
6个月	迅速伸手抓面前的玩具,玩具掉下后会再抓起; 用全手抓积木,能握奶瓶,玩自己的脚; 准确地拿取悬垂在胸前的物体; 会撕纸玩; 当手中拿着一块积木再给另一块积木时,会扔掉手中原有的积木然后去接新的一块
7个月	可用拇指及另外2个手指持物; 会用一只手去触物,能自己将饼干放入口中,玩积木时可以将积木从一只手倒换到另一只手上(传递); 手中有积木再给另一块积木时,能保留手中原有的一块不扔掉; 会模仿堆积木
8个月	桡侧手掌或桡侧手指抓握,用拇指和三指捏起桌上的小物体; 会用多种方法玩同一个玩具,如放入口中咬、敲打、摇晃等; 能将物体递给旁边的人,但还不知道怎样松手、怎样给; 喜欢从高椅或是小车上故意让物体掉下去
9个月	能将双手拿的物体对敲; 可用拇指和食指捏起小物体(大米花、葡萄干等)
10个月	用拇指与另一手指准确捏起0.6 cm的串珠,很熟练; 可用食指触物,能扔掉手中的物品或主动将手中物品放下,向小儿索取玩具时,不松手
11个月	喜欢将物体扔到地上听响; 主动打开包积木的花纸

(续表)

年龄	精细运动
12 个月	能用拇指与食指捏较小的物体,单手抓 2～3 个小物品,会轻轻抛球; 会将物体放入容器中并拿出另一个; 全手握住笔在纸上留下笔道
15 个月	搭 2 块或 3 块积木(边长 2.5 cm 的正方体); 用匙取物; 全手握笔,自发乱画; 会打开盒盖(不是螺纹的); 能倾斜瓶子倒出小物体,然后用手去捏
18 个月	搭 3～4 块积木; 能几页几页翻书; 用小线绳穿进大珠子或大扣子孔; 用匙外溢; 自发地从瓶中倒出小丸
21 个月	搭 4～5 块积木; 模仿画线条,但不像; 用双手端碗
24 个月	搭 6～7 块积木; 会转动门把手; 旋转圆盖子; 穿直径 1.2 cm 的串球; 正确用勺; 开始用手指握笔,模仿画垂直线; 能一页一页翻书; 用匙稍外溢
27 个月	能模仿画直线,基本像; 会拆装简单拼插玩具; 会脱袜
30 个月	搭 8～9 块积木; 模仿画水平线和交叉线,基本像; 能较准确地把线绳穿入珠子孔,练习后每分钟可穿入约 20 个珠子; 会穿裤子、短袜和便鞋,解开衣扣; 一手端碗
36 个月	搭 9～10 块积木; 捏起珠子放入直径 5 cm 的瓶中; 会折纸,折成正方形、长方形或三角形,边角整齐; 能模仿画圆形、十字形,能临摹"O"和十字,基本像; 系纽扣; 向杯中倒水,能控制流量

知识拓展

精细运动发育的影响因素

1. 性别因素

女婴的精细运动一般优于男婴,说明婴儿运动发育不仅与脑的形态及功能发育有关,还与脊髓和肌肉的发育密切相关,并具有一定的性别特征。

2. 遗传因素

遗传性因素所致的染色体病、单基因及多基因病,如唐氏综合征、猫叫综合征等,在不同程度上影响儿童的精细运动发育。但也有家族史的暂时运动发育障碍和迟缓的儿童,运动发育会随年龄进一步发育正常,应注意鉴别。

3. 家庭、社会环境及父母文化程度因素

家庭环境对儿童健康具有重要的作用。适宜的居住环境、健康的生活习惯、科学的养护和教育、适宜的体育锻炼、良好的医疗保健服务等诸多因素都是儿童健康成长的因素,达到以上这些条件的前提是具有适当的家庭经济基础和稳定的社会形态。文化程度较高的父母非常重视子女的各项发育水平,也能更早地发现发育的问题而就医,能够遵循科学的健康管理程序和医疗建议,提供符合儿童发育规律的玩具和安全适宜的活动场所,这对儿童精细运动发育、智力发育和其他能力的发育具有很大的推进作用。

4. 围生期危险因素

宫内发育的胎儿受母亲的生活环境和生活习惯(如吸烟、吸毒、酗酒、饮浓茶和咖啡、接触环境中的有毒物质、受X线照射等)、营养(如严重营养不良等)、情绪和心理状况(如焦虑症、抑郁症等)、药物和疾病(如病毒性感染、致畸药物等)等的影响。这些因素都可以造成胎儿的发育异常,如早产儿、低出生体重儿、脑发育不全、先天畸形等,易导致儿童的精细运动发育迟缓或者障碍。

5. 非父母抚养的因素

非父母抚养或者大部分时间都由他人(如祖父母、外祖父母、保姆等)抚养的儿童的"运动权利"和"环境权利"可能会受到一定的影响,如代养者会过多考虑安全和卫生因素,或者过度溺爱幼儿,这样产生了限制儿童运动和接触环境的机会,导致精细运动发育水平低于同龄儿童。同样,代养者的文化程度水平和生活习惯也是儿童发育的影响因素。

6. 感知觉因素

(1) 视觉发育异常。先天性白内障、屈光不正、后天性眼病及外伤等,还见于某些眼病、营养不良、非母乳养引起的微量元素作用失调、琴棋书画幼年化、视觉负担过重、过近过久看电视及其他媒体、用眼环境不佳(如过亮或过暗的光线)。新生儿的室内过度照明,通宵开灯也可造成视觉发育不良,视觉发育异常就会造成一定程度的精细运动发育的异常,二者呈正相关的关系。

(2) 感觉减退。因神经损伤、烫伤、烧伤等造成手部的感觉减退,导致感觉反馈较少,影响了手部感知觉的发育,如烫伤和烧伤等也可影响手部的活动度,进一步影响精细运动的发育。

7. 姿势发育及运动异常因素

（1）原始反射残存。如握持反射、非对称性紧张性颈反射的残存会产生固定的运动模式，会影响随意性的精细运动的发育。

（2）异常姿势。如头、颈、躯干、上肢、手、骨盆、下肢的异常姿势及运动模式会影响伸手取物、抓握、释放、手中操作、双手协调和使用工具动作的发育。例如，头的过度后伸、坐位时的骨盆后倾及为了保持平衡躯干和头颈的屈曲、因肌张力高导致的屈腕握拳和拇指内扣、坐位或步行不稳时需要上肢代偿而保持平衡等情况，均可不同程度导致视线的固定狭窄、上肢的运动机会减少、手和眼的协调运动减少等情况的发生，进而影响精细运动的发育。

第二节　精细运动发育评定

精细运动发育与感知觉、运动、认知、言语、情绪等能力发育密切相关，所以评定儿童的精细运动发育可以及时发现精细运动存在的问题与其他缺陷。评定儿童精细运动发育的水平，可为制订康复治疗计划提供客观依据并能确定疗效。为了达到上述目的可选用不同的评定内容、方法和评定量表。

一、评定内容及方法

（一）手功能发育评定内容和方法

1. 按精细动作发育顺序进行评定

包括以下几方面：

（1）抓握动作。新生儿期握持反射存在，1 个月内攥得很紧（拇指放在其他手指的外面）；2 个月可用拨浪鼓柄碰手掌，能握住拨浪鼓 2～3 秒钟不松手；3 个月，握持反射消失，将拨浪鼓柄放在小儿手掌中，能握住数秒钟。

（2）抓住动作。3 个月仰卧位能用手指抓自己的身体、头发和衣服；4 个月手与拨浪鼓接触时，手会主动张开来抓，并握住、摇动及注视拨浪鼓；5 个月，能抓住近处的玩具；6 个月两只手能同时各抓住一个小玩具；7 个月能伸手抓住远处的玩具。

（3）耙抓动作。6 个月能够伸手去触摸小玩具并抓住拿起来，而不仅仅是接触；7 个月所有的手指都可弯曲地做耙抓的动作，并能成功地抓住小玩具。

（4）倒手动作。7 个月，先给一个小玩具，待拿住后再给另一个玩具，会把第一个玩具换到另一只手里，再去接第二个玩具；8 个月倒手的动作更加熟练。

（5）对捏动作。8 个月逐渐形成拇指和其他手指，特别是拇指和食指的对捏。如果将一粒小丸放在桌面上，能用拇指和其他手指捏起小丸；9 个月，将小丸放在桌面上，能用拇指和食指捏起小丸；10 个月能用拇指和食指的指端捏起小丸，动作比较熟练、迅速；12 个月，给一粒小丸，会捏起并往瓶子里投放，但不一定准确。

（6）翻书动作。15 个月开始在大人鼓励下出现翻书动作；24 个月能用手捻书页，每次一页,可以连续翻3次以上。

(7) 折纸动作。24个月会将一张纸折成两折或三折,但不成规则;30个月能将纸叠成方块,边角基本整齐;36个月能折正方形、长方形和三角形,边角整齐。

2. 不同年龄精细运动发育评定方法

可通过精细运动年龄评价表对儿童的精细运动发育进行评定(见表6-2)。年龄范围为4~72个月,共计42个项目,总分为72分。得分越低,说明精细运动发育水平越低。

表6-2 精细运动年龄评价表

姓名		性别		月龄		诊断	
月龄	检查项目					得分	评分
4个月	轻轻地握拳(单手)					4	
7个月	握住边长2.5 cm的骰子					1	
	用拇指握住边长2.5 cm的骰子					1	
	将握住的边长2.5 cm的骰子转移至另一只手					1	
10个月	能用拇指和其他手指正确捏起直径0.6 cm的珠子					3	
12个月	捏起珠子放入直径为5 cm的瓶中					1	
	能将2个边长3.7 cm的正方体叠起					1	
18个月	能将3个边长3.7 cm的正方体叠起					6	
21个月	能将5个边长3.7 cm的正方体叠起					3	
24个月	能将6个边长3.7 cm的正方体叠起					1	
	能用手翻书(6页中翻4页)					1	
	用线穿直径1.2 cm的珠子					1	
30个月	能将8个边长3.7 cm的正方体叠起					3	
	握住蜡笔书写					3	
36个月	能将9个边长3.7 cm的正方体叠起					3	
	将珠子放入瓶中(10个,30 s)					3	
48个月	将珠子放入瓶中(10个,25 s)					3	
	用笔画圆					3	
	健手按3个按钮(10 s内完成9次)					1.5	
	患手按3个按钮(10 s内完成8次)					1.5	
	将45根小棒竖起(180 s)					3	
60个月	用笔画四方形					6	
	将珠子放入瓶中(10个,20 s)					6	

（续表）

月龄	检查项目	得分	评分
66 个月	绕线团(30 s)	0.6	
	将 45 支钉竖起(140 s)	0.7	
	用镊子将 5 支钉竖起(60 s)	0.7	
	健手按 3 个电按钮(10 s 内完成 10 次)	0.7	
	患手按 3 个电按钮(10 s 内完成 9 次)	0.7	
	水平按 2 个电按钮(10 s 内完成 6 次)	0.7	
	垂直按 2 个电按钮(10 s 内完成 6 次)	0.7	
	健手拧螺丝(55 s)	0.6	
	患手拧螺丝(55 s)	0.6	
72 个月	用笔画五角星	0.6	
	绕线团(15 s)	0.6	
	用镊子将 5 支钉竖起(35 s)	0.6	
	将 45 支钉竖起(130 s)	0.6	
	健手按 3 个电按钮(10 s 内完成 11 次)	0.6	
	患手按 3 个电按钮(10 s 内完成 10 次)	0.6	
	水平按 2 个电按钮(10 s 内完成 8 次)	0.6	
	垂直按 2 个电按钮(10 s 内完成 7 次)	0.6	
	健手拧螺丝(50 s)	0.6	
	患手拧螺丝(55 s)	0.6	
合计		72	

3. 其他评定方法(见表 6-3)

表 6-3　其他评定方法

评定内容	评定方法	评定用品
手粗大抓握功能评定	可将五指自然伸展抓住大号木钉；可抓住大号木钉，但拇指内收，只用 4 个手指抓握；可抓住大号木钉，但掌指关节伸展，指间关节屈曲如"猿掌样"抓握；不能抓住大号木钉，只有将木钉放到他手中时患儿可用手握住；即使将木钉放到患儿手中，也不能握住	大号木钉规格：直径约为 1 英寸(约 2.5 cm)的木质圆柱体，长约 10 cm

（续表）

评定内容	评定方法	评定用品
手精细抓握功能评定	指腹捏：可用拇指的指腹和食指的指腹捏起中号木钉；可用拇指的指腹和食指的指侧捏起中号木钉；可4个手指屈曲将木钉"捞"到手中；不能使用手指取物	中号木钉规格：直径约为1 cm的木质圆柱体，长约9 cm
	指尖捏：可用拇指和食指指尖捏起小木钉；用手先将小木钉移至桌边，再用指腹捏起；不能运用手指指尖捏取细小物品	小号木钉规格：直径约为0.5 cm的木质圆柱体，长约8 cm
传递物体功能评定	可随意自如地将一只手中的积木传递到另一只手中去玩，而不会让积木掉到地上；可完成双手间传递积木动作，但是用一只手从另一只手中将积木抽出来的；可偶尔将一只手中的积木递到另一只手中，有时积木会掉到地上；不能用双手传递积木	积木规格：边长为1英寸（约2.5 cm）的木质正方体
双手粗大协调性评定	双手可在体前正中线自如地将两块拼插块拼插在一起；双手可完成拼插动作，但不能在体前进行，而是在体侧完成；先将一拼插块放在体前，再用另一只手抓住另一块拼插上去；不能完成拼插动作	拼插块规格：市售拼插玩具即可
双手精细协调性评定	双手可在体前正中线，将螺丝拧下来；只能一只手固定，另一只手去拧，反过来就不能完成；在体侧完成拧螺丝动作；只会双手同时转来转去，不能将螺丝拧下来	螺丝螺母规格：市售螺丝螺母玩具即可

（二）手眼协调功能发育评定

1. 按手眼协调能力发育顺序评定

儿童手眼协调能力按照一定的顺序发育，但发育的早晚不尽相同，可根据儿童手眼协调能力发育顺序进行评定（见表6-4）。

表6-4 手眼协调能力发育顺序

年龄	手眼协调能力
3～4个月	开始看自己的手和辨认眼前目标
5～7个月	6个月前，手的活动范围与视线不交叉；6个月后，手的活动范围与视线交叉，但手眼协调能力仍然比较差
9个月	能用眼睛去寻找从手中掉落的物品；喜欢用手拿着小棒敲打物品，尤其喜欢敲打能发出声音的各类玩具与物品
10～12个月	能够理解手中抓着的玩具与掉落在地上的玩具之间的因果关系，因此喜欢故意把抓在手中的玩具扔掉，并且用眼睛看着、用手指着扔掉的玩具
12～18个月	开始尝试拿笔在纸上涂画，翻看带画的图书

（续表）

18~24 个月	发展出更高级的手眼协调动作；能够独自把积木搭高；拿着笔在纸上画长线条；把水从一只杯子倒入另一只杯子，等等
3 岁以上	手眼协调能力获得大幅度的发展

2. 手眼协调功能评定

内容如下：

（1）可准确地将圆木插到木棍上，头部始终保持在身体正中直立位；

（2）可完成插木块动作，但头转向一侧，用眼余光视物；

（3）可完成插木块动作，但头转向一侧，用手去触摸木根的位置，然后插上；

（4）无法完成这个动作。

二、常用的评定量表

（一）以正常儿童发育里程碑为评定基础的精细运动评定量表

此类量表可评定儿童的精细运动能力，属于普遍适用的综合评定量表。其中 Gesell 发育诊断量表（GDDS）、Bayley 婴幼儿发育量表详见第八章。

1. Peabody 运动发育评定量表

可采用 PDMS－2 的精细运动发育评估量表（Peabody developmental motor scale-fine motor, PDMS-FM），包括 98 个测试项目，分别测试抓握、手的使用、手眼协调和操作的灵活性等运动能力。详见第五章。

2. 丹佛发育筛查测验

丹佛发育筛查测试（Denver developmental screening test，DDST）的精细动作包括跟过中线、抓住拨浪鼓、坐着会找毛线团、拇指-他指抓握、拇指-食指抓握、模仿画"O"、模仿画十字、模仿画"口"等项目。详见第八章。

（二）残疾儿童的精细运动评定量表

此类量表具有一定的应用限制，仅限于相应特殊儿童精细运动发育及能力评定，属于专科专项量表。

1. 精细运动功能测试量表

精细运动功能测试量表（fine motor function measure scale，FMFM）分为 5 个项目，共计 61 项，包括视觉追踪（5 项）、上肢关节活动能力（9 项）、抓握能力（10 项）、操作能力（13 项）、手眼协调能力（24 项），采用 0、1、2、3 级评分法，原始分满分为 183 分，通过查表可以得出具有等距特性的精细运动能力分值，得分范围在 0~100 分。

2. 手功能的分级系统

瑞典学者 Eliasson 等于 2006 年发表了针对脑瘫患儿手功能的分级系统（manual ability classification system，MACS）。MACS 是针对脑瘫患儿在日常生活中操作物品的能力进行分级的系统，旨在反映患儿在家庭、学校和社区中最典型的日常能力表现，通过分级评定双手在日常活动中的参与能力。MACS 参照 GMFCS 的分级方法，Ⅰ级为最高，Ⅴ级为最低，适用于 4~18 岁脑瘫儿童。

3. 上肢技巧质量测试量表

上肢技巧质量测试量表(quality of upper extremity skill test,QUEST)产生于加拿大,是一种根据评估者的观察来对痉挛型脑瘫儿童上肢运动质量进行量化评估的工具,从而避免了因评估者的操作造成的误差。目前,我国关于中文版 QUEST 量表的研究已有报道。该量表适用于 18 个月~8 岁的痉挛型脑瘫,包括 7 个分测试、21 个项目、84 个题目。7 个分测试中 4 个分测试(分离运动、抓握、负重、保护性伸展反射)的满分为 100 分,最终得分取平均值;另 3 个分测试(手功能分级、痉挛分级、合作性分级)采取评估者主观性评测及描述。

知识拓展

精细运动的异常发育

1. 全面性发育迟缓(global development delay,GDD)

(1) 定义

GDD 是指婴幼儿运动、言语或认知中有 2 项或者 2 项以上标志性的发育指标/里程碑没有达到相应年龄段婴幼的水平。

(2) 主要表现

① 具有 2 项或 2 项以上标志性的发育指标/里程碑没有达到相应年龄段婴幼儿的水平,临床特征主要为运动合并言语发育落后,运动合并认知发育落后,言语合并认知发育落后,运动、言语、认知发育均落后。

② 临床上具有暂时性、预后不确定的特征。部分 GDD 患儿可发育为正常儿童,部分则预后不佳,可发展成为学习困难、脑性瘫痪、注意缺陷多动障碍、发育性协调障碍等疾病。

③ 与遗传代谢病相关。部分 GDD 是遗传及遗传代谢病的早期表现。

④ 共患病。有研究称 GDD 共患癫痫(10.3%)、听觉障碍(9.2%)、先心病(5.9%)。

2. 发育性协调障碍(development coordination disorder,DCD)

(1) 定义

DCD 是指由于运动能力和运动协调能力的不足导致日常生活能力和学习成就受到影响的一组神经发育障碍性疾病。

(2) 主要表现

① 运动技能获得困难。临床主要表现为粗大运动技能障碍,如跳绳、跳跃。精细运动的障碍表现为扣纽扣、使用工具、系鞋带等动作上有困难。

② 感觉运动协调障碍。包括视觉空间信息处理障碍、身体两侧协调使用障碍(使用工具时的双手分工动作、跳跃)等。

③ 体位控制和平衡能力障碍。需要身体平衡能力的动作中更加明显,如踢球、打篮球等。

④ 处理问题的计划策略障碍。尤其是在有速度和精准度要求的活动方面有困难,如书写障碍、家务整理等。

⑤ 学习新运动技能困难。对于学会的技能可以做得很好，但对于新的技能的学习过程会出现困难。

3. 脑性瘫痪(cerebral palsy,CP)(定义参见第一章)

主要表现：

(1) 运动功能障碍。早期以运动发育落后为主，如精细运动发育达不到同一年龄段小儿精细运动发育水平。

(2) 持续性姿势及运动模式异常、肌张力和肌力异常。因持续性姿势及运动模式异常、肌张力和肌力异常常表现为手指关节掌屈、手握拳、拇指内收、腕关节屈曲、前臂旋前、肘关节属曲、肩关节内收等。这些表现可影响抓握动作、知觉功能、双手协调动作、手眼协调功能等精细运动的发育。

(3) 发射发育异常。主要为原始反射延迟消失，立直反射及平衡反应延迟出现，痉挛型 CP 儿童可有病理反射。

(4) 随年龄增长的继发性损伤。如继发的骨骼肌肉问题(肌肉挛缩、骨骼变形、骨折等)。

4. 智力障碍(intellectual disability，ID)(定义参见第一章)

大多数 ID 患儿的运动发育落后，但一般不存在明显的异常姿势和肌张力障碍，在精细运动方面较正常儿童落后，在对精细动作的学习、认知、动作计划方面有困难。

5. 注意缺陷多动障碍(attention deficit hyperactivity disorders，ADHD)

简称多动症，是儿童时期最常见的神经发育障碍性疾病之一，临床上以持续存在且与年龄不相称的注意力不集中、多动、冲动为核心症状。部分 ADHD 手指精细协调困难，快速轮替动作不灵活，如使用筷子、握笔写字、学做手工等会有困难。

6. 其他

如颅脑损伤、脊髓损伤、脑血管病、脑积水、分娩性臂丛神经损伤、吉兰-巴雷综合征、脊髓性肌萎缩、肌营养不良、颅内肿瘤等神经系统疾病均可造成儿童精细运动的发育障碍。

能力测验

思考题

1. 前锯肌功能是在哪些活动中获得发展的？

2. 手眼协调发育规律有哪些？如何理解？

第七章 言语发育

案例引导

黄某,男,3岁7个月,自发表达单词约10个,能理解部分日常会话,能用单词、发声或动作表示需求,好动,在家主要玩iPad,不喜欢看书。

思考:

1. 正常儿童出生后,什么时候才能够发出声音?
2. 儿童什么时候才能够开口说话?
3. 该儿童言语发育有没有异常?
4. 言语异常发育的可能原因有哪些?
5. 请为该儿童选择合适的评估量表。

知识导图

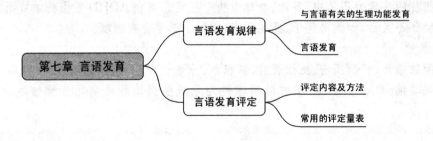

学习目标

1. 掌握言语发生的分段及言语发育的特点。
2. 熟悉言语的基本概念及言语活动的形式、语音发育的过程、言语发生发育的生理基础。
3. 了解影响言语发育的评定内容、方法及常用的评定量表。

第一节　言语发育规律

人与动物有着根本的区别,其中重要的一点就在于语言的创造和使用,人类的语言是极其灵活和丰富的,人类每天都在产生和理解语言,所以言语发育与认知发育有着密切的联系。我们获得的信息大部分来自口头或书面语言(对于聋人,抑或是手语),而且还用语言来交流,也会在思维、计划、推理、决策制定等认知加工过程中运用语言。

"语言"和"言语"在日常生活中经常被混用,从言语病理学的角度来说,两者有区别,但又紧密联系。

语言在人类社会中是一种约定俗成的符号系统,是思维、交流的工具,有形式、内容、用法三个要素。其中形式包括音、形(字/词形)和语法,内容是指语意(义),用法也称语用,三个要素在言语发育中逐渐被统整。

言语,则指人们的语言实践,是人运用语言材料和语言规则表达思想、进行交流的过程,既包括感知与理解过程(听、读),也包括表达过程(说、写)。言语根据功用和结构,可分为用来进行交流的外部言语和伴随思维进行的、不出声的内部言语两种。外部言语又可分为口头言语和书面言语,口头言语又包括对话言语和独白言语两种。

言语活动要以语言为工具,离开了言语的语言最终将从社会中消失。二者概念的区分主要是为了帮助治疗人员能够正确理解各种言语障碍,并进行有效的康复治疗。

另外,还有一词与语言、言语密切相关,就是"沟通",是指人与人之间利用各种媒介(如口语、书面语、表情、眼神、身体动作、手势、图片等)进行信息交换的过程,简单来说,是指传情达意。沟通似乎是与生俱来的本能,如新生儿常以哭叫来表示肚子饿了;半岁的宝宝以手舞足蹈来欢迎妈妈;5岁的儿童嚷着要吃冰激凌。成人对儿童适当地回应,不仅满足儿童的心愿,还使彼此间的感情因交流而更进一步。可见沟通是人与人之间思想情感交流的过程,方式可多样。

儿童语言获得是指对母语的理解和获得能力的发育,即主要指儿童对母语口语中听话和说话能力的发展。因此,儿童语言的获得是对语言形式、语言内容和语言运用的综合习得。

一、与言语有关的生理功能发育

言语活动包括听、说、读、写四个方面,本部分重点介绍与听、说有关的生理发育。

图7-1呈现了言语的产生(说话)和感知(听话)过程,该图说明了听觉言语处理过程需要多个系统共同作用而完成。即言语信号以声波形式传到外耳道,再传到鼓膜,引起振动,通过锤骨→砧骨→镫骨(在镫骨小头的末端和鼓室后壁之间有块镫骨肌,主要是拉镫骨小头向后,使镫骨底离开前庭窗)传到前庭窗,引起内耳中淋巴振动,从而刺激螺旋器上毛细胞转变成听觉神经传递的电信号,又经听觉传导通路传递到大脑的言语中枢。经言语中枢的加工处理后,言语理解和言语表达就产生了,引起一系列神经冲动(运动指令),经外周神经传递到言语表达器官,产生言语声。这就是言语交流活动必须经过的三个基

本阶段——言语知觉、言语理解和言语表达。

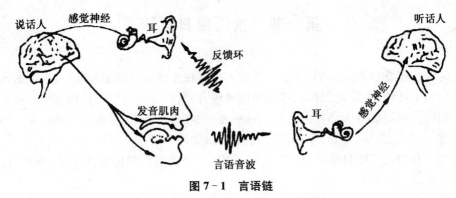

图 7-1 言语链

（一）语音听觉系统的发育

语音听觉是言语知觉的重要内容,其功能的发展是言语发育的重要生理基础。在个体发育过程中,听觉发育得比较早。研究表明,幼小的婴儿已能辨别语音的细微差异。

语音听觉系统主要包括外耳、中耳和内耳。婴幼儿耳的构造与成人有许多不同之处。外耳道较狭窄,鼓膜较厚。5 岁时外耳道壁还未完全骨化和愈合。这个过程直到 10 岁才能完成。儿童咽鼓管较成人粗短,近水平位。所以当鼻咽腔感染时,能引起中耳炎,同时鼓室内的浓液也容易流到鼻咽腔。内耳的耳蜗是听觉的重要部分。幼儿时期基膜纤维的感受能力较成人强,所以幼儿的听觉较成人敏锐。

人耳的结构与它感受声音的能力是相适应的。研究表明,人类发出声音的范围与听觉的范围是相符合的。人耳对语音的各种频率特别敏感,使人有可能在感知言语时区别细微的差异。

知识拓展

胎儿的声音感知与听觉记忆

美国心理学家特鲁布指出,6 个月以上的胎儿对母亲的言语有反应,对不同的乐曲声也有不同的反应,如听到贝多芬的乐曲以及各种摇滚乐曲时,胎儿会用力踢腿。法国心理学博士贝尔纳·蒂斯曾做过一个有趣的实验,他从孕妇妊娠第 8 个月起定期让胎儿听俄罗斯作曲家谢尔盖·谢尔盖维奇·普罗科菲耶夫的作品《彼得与狼》和巴松管(即低音管)的录音(声源放在母腹上方 2.5 cm 处),这时胎儿会移动,这显然是对音乐的反应。出生后,婴儿一旦听到这些乐曲,就会停止叫喊和哭闹,大有"似曾相识"之感。

出生后 1~4 个月,婴儿对人类发音器官发出的各种声音产生了特殊的敏感性,使他易于感受母亲或周围成人声音中的细微差别,也就是说婴儿对母亲比对其他成人的嗓音更为敏感,说明婴儿对语音信号的频率特征的分析是非常精细的。这种对嗓音的敏感性和已经逐渐发育的听觉器官和发音器官,为婴儿与成人早期的咿呀对话提供了条件,所以从出生 1~2 个月就可以开始母婴之间的对话,成人要创造条件让婴儿多听多说多交往,给予多种方式的言语刺激和言语交流,可以一直延续到 1 岁以后,尽量使婴儿在正确、清楚地发出这些音之前,已能正确辨别这些音。

（二）发音器官的发育

发音器官包括呼吸器官、喉和声带以及口腔、鼻腔和咽腔与附属器官等,从功能视角,发音包括呼吸、发声、共鸣、构音和语音,其成熟是儿童言语产生、发展的重要生理前提。

1. 呼吸器官

口腔、鼻腔以及通过咽喉、气管到达肺的一连串管道是呼吸器官的组成部分,其中肺的运动是言语产生的动力源,言语是在呼气的过程中产生的。言语过程中的呼气是一个缓慢的过程,呼出的气流振动声带,产生声波;而吸气是瞬时的,每次吸入较多气体。

2. 喉和声带

声带位于喉部,由声韧带和声带肌为基础,表面贴以黏膜而成,两侧声带之间的缝隙为声门。吸气时声门开大,呈倒置的"V"型,发声时两侧声带关闭,形成极小的缝隙,呈"I"型(发"咿"时,两侧声带可在中线闭合),呼出的气流经过声门,使声带发生振动,产生嗓音,形成言语的基本声源。声带的运动,是言语产生的振动源。儿童的喉头、声带在不断地成熟和发展。如新生儿能发出声音,但不能发出音节分化的语音,是因为发音器官还没有发育到能够发出语音的水平。新生儿的喉头是由很薄的软骨组成的,位置比成年人高三个颈椎,会厌软骨和膈的位置也都比较高,膈的肌肉部分也非常不发达。此外,儿童的声带比成人的短,所以儿童的声音比成人的高。

3. 共鸣腔

口腔、鼻腔、咽腔,以及附属器官组成共鸣腔,其形状和大小可以变化,是不同声音的"制造厂"。其中鼻腔是固定的形式,而口腔有形式上的变化,口腔中的舌、小舌、软腭等部位可以自由活动,使共鸣器的容积和形状发生种种变化,这就使声音产生各种不同的语音音色。在语音中以口腔共鸣的音占绝大多数,鼻腔共鸣的音较少。声带作为振动源,引起了声道的共鸣,不同的声道形状(咽腔、口腔和鼻腔)产生不同共鸣,也就是不同的语音。声音的高度(高低)决定于声带的长短和松紧程度,语音的强度受到空气压力改变的制约,声音节奏的快慢和清晰度则受到口腔中舌、小舌、软腭等部位活动程度的制约。而儿童的这些部位发育不健全,也影响其正确发音。

知识拓展

婴儿发音功能发育的影响因素

婴儿具有发音器官的遗传素质,但要完全发清语音,需要在社会环境中,经过 3~4 年的成熟过程。婴儿的哭就是发音器官的运动,也是发音功能的练习。有研究显示,婴儿的一个哭声的平均长度相当于一个音节的长度。婴儿在不断的发音练习中,逐渐使各部分的肌肉趋于协调,发音趋向正确。

4. 构音器官

构音(articulation)是指构音器官之间建构和发出言语声的协调过程。构音和语音与共鸣密不可分。构音系统是由下颌、唇、舌和软腭以及咽腔等器官组成,其中下颌、唇、舌和软腭等构音器官的运动是影响构音的最主要因素。构音的最终结果是产生语音,它是形成言语的基础和前提。

以下针对共鸣腔和构音器官的发育重点介绍口部运动发育。

口部运动发育遵循运动发育的一般规律,口部运动发育也贯穿人的一生,即使在成年期,还可以通过不断的练习来完善各种口部运动技能。

(1)口部运动很早就发育(符合头尾规律),如足月新生儿出生不久就会张口、吸吮等,之后发育遵循运动的粗细规律,从大运动发展为精细控制运动。如发/ba/音,婴儿下颌起初以大运动模式进行上下运动,唇几乎不动。随后,下颌以更精细运动模式运动,唇变得更灵活。口部运动发育成熟时,下颌运动幅度减小,唇运动幅度相对较大。口部精细运动控制程度决定着发出言语声的速度和连续性。

(2)口部运动发育遵循运动的由整体运动向分离运动发育的规律。下颌、唇、舌等部位起初作为一个整体来运动,随后逐步分离,每一部分的独立运动是产生成熟言语的前提和基础。如成熟的/l/发音,舌尖抬向上腭,同时上唇向上运动,下颌、下唇向下运动。若这几部位之间不会做分离运动,就必定用其他方式来发/l/音,幼儿常常用/w/代替/l/。

(3)口部运动与运动同样需要稳定性和灵活性的有机组合,这是高级口部控制和言语所必需的。例如,只有下颌保持相对稳定,舌才能够有效地接近或抵住上腭。若下颌不稳定,说话时下颌侧向运动或前伸过度,则舌和上腭的相对位置就会发生变化,舌就不能触及其目标位置。只有下颌保持相对稳定,舌才能进行更高级、更精确的运动。

(4)口部运动发育遵循运动的近远规律。出生至2个月,婴儿开始发声,是最近端的言语子系统肺(呼吸系统)和喉(发声系统)的运动控制产生的。2~3个月时,开始发现如何从嘴巴和鼻孔里分别导出气流和声音,是相对喉来说距离中心更远的软腭的控制运动(共鸣)产生的。4~6个月时,开始通过运动下颌、唇和舌,即口部的运动控制来发音(构音、语音),这些部位是言语子系统中的最远端。由此可以帮助理解儿童习得构音位置的顺序,从声门(发出咕噜声)开始,之后在软腭(发出软腭摩擦音)处,然后是舌(发出舌的咂咂声),最后是双唇(发出双唇的咂咂声)。

(5)口部运动发育遵循运动先前后、后两侧、最后旋转的发育规律,在进食发育过程中尤为明显。如舌首先做前后运动(吸吮吞咽模式),几个月后舌开始做左右运动(可以追踪到位于两侧的食物,然后将食物从一侧推向另一侧,最后可左右转运食物),最终舌能向各个方向做旋转运动(舌充分从下颌分化出来获得独立运动能力的信号),为获得成熟的构音技能奠定了基础。

(6)快速、精确、连续的口部运动以完成单个动作为基础。若口部单个动作不能很好地完成,那么就不能很好地完成由这个动作参与的连续动作。如还不能运动双唇发/b/音,就不可能将/b/音与元音组合。

(7)口部的所有运动模式都以节能为基础。如虽然有能力将舌大幅度地向口外伸展,但在言语中很少采用,因为太费劲,相反,舌的所有言语运动都是从口内的中间位置开始的。

(8) 所有正常的口部运动的发育与运动的发育都是有节律性地进行的。节律性首先让儿童学会了吸吮-呼吸的协同运动模式和呼气-发声的协同运动模式,数月后又让儿童学会"咿咿呀呀"有序地发辅音和元音。

(三)大脑言语中枢的发育

言语器官的活动受大脑皮层的调节与控制。如说话由位于额下回的运动性言语中枢 Broca 区控制,书写、绘画动作由位于额中回后部的书写中枢控制,听理解由位于颞上回后部的听觉性言语中枢 Wernicke 区控制,视理解由位于角回的视觉性言语中枢(阅读中枢)控制。大脑言语中枢定位的发育相对缓慢。儿童两侧大脑半球单侧性的形成,即把言语中枢单侧化于左半球,通常发生在 2~12 岁之间,这是语音定型的年龄,也是言语发育的最佳时期,这与利手分化相一致。并不是所有人都由左半球管理言语,约 96% 的右利手者符合上述情况,另外 4% 则呈现出一种镜像模式——右半球控制言语;左撇子中约 70% 的人左半球管理言语,15% 用右半球管理言语,剩下的 15% 由左右两个半球共同管理言语。儿童大脑皮层的发育顺序决定了儿童言语发育顺序。如大脑皮质从后到前的发育(即中央后回部的各皮层区先发展,逐渐向中央前回部推进,额叶最后发育完成)决定了婴儿的听音、辨音能力和对词意最初的理解能力的发展早于发音能力和表达能力。儿童的言语能力将大脑的整体功能及言语中枢的机能成熟作为物质基础。人脑的结构和机能需要在社会实践环境中生长发育并逐步趋向成熟,人脑的遗传信息决定了言语发展的潜在趋势,后天的言语刺激使得这种趋势成为现实。因此,儿童言语发育也必须在合适的言语环境下才能获得。

二、言语发育

心理学的观察和研究表明,儿童语言获得的发展遵循一定的规律,具有阶段性。虽然不同的儿童达到某一阶段水平的时间有早晚,但发展的基本阶段和先后顺序是一致的。

(一)婴儿期言语发育

1. 发育过程

言语不是从会说话的那天开始的,儿童自呱呱坠地起便开始学习语言。出生后第一年是儿童言语发生的准备阶段,儿童三方面的能力得到发育,即前语音感知能力、前言语发音能力、前言语交际能力。

(1) 前语音感知能力

婴儿期一般是儿童语音的发育阶段,是单词句出现以前的阶段,即前言语阶段。感知能力是儿童获得语言的基础,分为三个层次,即辨音-辨调-辨义,其发育见表7-1。

表7-1 前语音感知能力发育进程

年龄(月)	表现
0~3	基本掌握了听单一语音的本领； 约出生10天学会分辨言语声音和其他声音的区别； 约24天后获得辨别不同话语声音的感知能力； 约2个月后，比较清晰地感知语音学意义上的单纯语音——因为发音位置和发音方法造成的差别； 听见柔和的声音安静下来，能专注于说话者
4~8	开始时注意的是整块语音的不同音高、音长变化，并从中感知话语声音的社会意义(这时对区别汉语字词的声调并不敏感，而是对说话人的语调十分注意，能从不同语调的话语中判断出说话人的态度)； 分辨大人的喜怒语气； 会寻找声源； 约6个月时，能同时感知3种不同的语调，用微笑和平淡对愉快的、冷淡的语调做出反应，而听到恼怒的语调时，无论实在的语义内容如何，他们或是愣住、紧张、害怕，或是用发脾气的"嗯"声予以回应； 7个月听到"爸爸"能把头转向爸爸； 认识不同的声调和尾声
9~12	随着感知能力的发展，在感知人们说话时越来越多地能将语音表征和语义表征联系起来，从而分辨出一定语音的语义内容，这时汉语儿童开始学习通过汉语声、韵、调整合一体的感知来接受语言； 9个月对自己的名字及"妈妈""爸爸"有反应； 听懂父母常说的词； 10个月时大约可以理解10个左右表示人称、物体和动作的词； 听到不可以，会停止动作

(2) 前言语发音能力

在儿童出生后的1年半时间里，前言语发音是儿童语言学习的另一种主要现象，指的是儿童正式说话前的各种语音发声，类似说话前的语音操练。由于观察的角度不同，不同的研究者把前言语发音发展分为几个不同的阶段。国外五分法(J. Gleason)包括反射性发声(0~8周)、偶偶作声(8~20周)、玩弄语音(16~30周)、重叠呀呀学语(25~50周)、非重叠牙牙学语(9~18个月)。国内通常使用三分法，见表7-2。

表7-2 前言语发音能力发育进程

年龄(月)	表现
0~3 (简单发声阶段)	第1个月，哭叫是主要发音，表达需要或不舒服，渐有区辨性哭声(学会了调节哭叫声的音长、音高和音量)，不同的哭叫声表示饥饿、疼痛、无聊、要人抱或要吃奶等； 2个月时，出现偶偶作声情况(自言自语)，多为简单的元音，类似汉语单韵母(/a/、/u/、/o/、/i/、/e/)，但也有少量复韵母(/ai/、/ei/、/en/、/an/、/ao/、/ou/)，还能发出4个辅音(/n/、/h/、/g/、/k/)；除/n/之外，其余3个辅音均与元音结合，出现汉语音节类化的趋向(/he/、/hei/、/ge/、/ka/等)； 能发出笑声； 能发出"咕咕"声

(续表)

年龄(月)	表现
~4~8 (连续音节 阶段)	发音有了一定的指向性,较多的是对成人的社会性刺激做出反应; 发音大多为单音节,类似汉语音节中的零声母音节和部分声母加韵母的音节(如拉长音的/ya/、/ao/、/wa/和/ba/、/bei/、/da/、/dei/、/hi/、/ke/、/gong/、/ma/、/ni/),这是婴儿对发音结构更高级的控制的反映(独自待着的时候,或对成人逗弄做出反应的时候,操弄着更接近成人说话的语音,如/mama-ma-mama/、/ba-ba-baba/);同时发音的调也开始在音节中出现,反映出婴儿发音结构和中枢神经系统的变化; 牙牙学语; 能模仿声音; 能"一问一答"地发出声音
9~12 (学话萌芽 阶段)	能发出一连串变化不同的辅音加元音的音节;有重音和声调,似乎在说某个句子; 力图使自己的发音接近某些词语发声,出现了前阶段未出现的辅音(/x/、/j/、/q/、/s/、/z/); 会做简单手势; 10个月用身体语言表达"不""再见"; 11个月会随着音乐或歌谣做表演; 12个月在成人要求下,能把东西递给别人

(3)前言语交际能力

前言语交际能力是儿童获得语言之前,用语音及伴随动作或表情去代替语言进行交往的现象。这种特定的能力与儿童的语言感知和发音经验有密切的联系。前语言交际能力的发育见表7-3。

表7-3 前语言交际能力发育进程

年龄(月)	表现
0~3 (产生交际倾向)	1周至1个月期间,已经能够用不同的哭声表达需要,吸引成人的注意,交际倾向主要产生于生理需要; 2个月左右,会在生理需要得到满足后,对成人的逗弄报以微笑,用偶偶作声来吸引抚养者的注意;如果成人对他们的发音较长时间予以忽视,会用蹬腿、改换表情或发不同的音来表达自己的不耐烦情绪
4~10 (学习交际规则)	4个月左右在与成人的交往中开始出现变化:对成人的话语逗弄给予语音应答,仿佛开始进行说话交谈;在用语音与成人"对话"时,呈现与成人轮流说的倾向,这表明婴儿开始敏锐地感觉到人们言语交往的基本要求;当成人与婴儿的一段轮流对话结束后,婴儿会发一个或几个音来主动地引起另一段对话,从而使这种交流延续下去; 4~10个月逐渐学会使用不同的语调来表达自己的态度,往往伴以一定的动作和表情,这时的交际已具备明显的"社会性"成分
10~12 (扩展交际功能)	从交际倾向看,出现坚持表达个人意愿的倾向(当他用某种声音表示自己需要未得到成人的了解时,会重复这种行为直至成人弄明白); 从交际习惯上看,不同的婴儿会开始自己创造相对固定的"交际信号",重复语音表达一种意思;这个时期逐步还会使用语音、语调和动作表情来达到各种交际目的,除了具备指令、要求、情感表达和评论情景的交际功能外,还具有表达陈述、否定、疑问、感叹、祈使等句式意义的功能

2. 发育特点

(1) 基本规律

前言语阶段是前语音感知、前言语发音和前言语交际能力的发展时期,重点是语音的发育。先听懂,后会说,侧重于听懂;先模仿说,后主动说,侧重于模仿说。此时期已经开始对充满色彩和图片的书籍感兴趣。

(2) 语音发育

① 语音辨别能力。婴儿出生后 10 天左右能区分语音和其他声音;1 个月能在吸吮速率的变化上表现出对/b/、/p/两个辅音的辨别能力;7 周能分辨升调"/ba/↗"与降调"/ba/↘";大约 4 个月能分辨愤怒和友好的声音,也能分辨熟悉和不熟悉的声音;出生的 6 个月能感知 3 种不同的语调。

② 发音能力。发音能力晚于语音辨别能力的发育,其正确率随年龄的增长而提高。婴儿出生后第 1 个月哭叫是主要发音,学会了调节哭叫的音长、音高和音量;2 个月时发音大多为简单的元音;4 个月起增加了很多重复的、连续的音节,发音大多是辅音与元音结合为主;6 个月之后出现较多的重叠性双音节和多音节现象;约 8～9 个月出现了音调的变化,包括四声,类似词的音进一步增多。

③ 语音意识。尚未产生语音意识。

(3) 词汇发育

① 词汇量。婴儿约 1 岁时词汇量大概 10 个左右。

② 词类范围及词义。掌握的词属于实词,最先掌握名词,动词比例小,甚至没有。同时,对词义的理解也在逐步深化。婴儿 10 个月时大约可以理解 10 个表示人称、物体和动作的词。李宇明教授的研究表明,1 岁之前婴儿已能对 118 个动词语(动词性语言)发生理解反应,约占此阶段语言理解总量(230 个)的 51.3%,稍高于名词性语言的理解量,且理解的动词性语言绝大多数表示身体动作(63.55%),其次表示事件、活动(11.01%),而表示其他意义的极少。

(4) 语法结构发育

句型发育可能开始出现单词句,以一个词的含义表示一个句子的意思。

(5) 言语功能发育

在听懂简单的词的基础上说出第一个词,从此时起,他的言语开始执行最初的交际功能。此期的言语为情景性对话言语,并处于直觉行动思维状态,没有内部言语。

(二) 幼儿期言语发育

1. 发育过程

1 岁以后言语功能发育进入言语的发生发育阶段,幼儿的言语活动是从听懂成人说的话开始的,在听懂的基础上开始模仿、使用语言。2 岁以后,言语表达能力迅速发展,并表现出明显的阶段性特征(见表 7-4)。

表7-4　幼儿言语功能发育过程

年龄（月）	言语理解行为	言语表达行为
12～15	听到名字会指自己； 会听从指示； 15个月在成人指令下能指出熟悉的物品和物品的各部分	1岁左右开始说出有意义单词； 13个月能模仿小动物叫； 14个月能用体态语言表达自己的需要
15～24	18个月一天可学习12个新词，会说"不要"	能说双词句、电报句； 能用词表达想要的东西； 能说出自己的名字； 18～20个月开始说出结构完整但无修饰语的简单单句
24	能回答"在哪里"和"做什么"	开始说出有修饰语的简单单句、复杂单句，甚至复合句； 能说否定句； 能用名字表示自己； 能用所有格的语气
36	能听懂故事； 能听从2个连续的指示	能说出刚才发生的事； 会唱数到10； 会用你我他的代名词； 能依事件发生先后叙述

2. 发育特点

（1）基本规律

先听懂，后会说；先模仿说，后主动说（1～1.5岁开始主动说出一些词）。言语功能的发育分为不完整句、完整句以及特殊句型等阶段。此时期幼儿常模仿成人的动作进行书面语言的"阅读"。

（2）语音发育

① 语音辨别能力。幼儿直到2岁左右才能掌握辅音的清浊区别。

② 发声能力。幼儿1岁左右已由无意义的音节发展到词音阶段；2.5～4岁为语音发展的飞跃期，韵母发声正确率高于声母。

③ 语音意识。幼儿的语音意识表现在对别人的发声很感兴趣，辨别、纠正、模仿别人的发声，也很注意自己的发声。2岁前尚未产生语音意识；2～3岁开始出现这种语音意识，此时自己发一些音可能还不准确，但能感知它们的区别，如把"爸爸"发成"wawa"，当他爸爸要求他叫"wawa"时，他却不知所云，而当他爸爸要求他叫"baba"时，他把目光转向爸爸，但叫的仍然是"wawa"。

（3）词汇发育

① 词汇量。词汇量随着年龄增长呈现出阶段性增加（见表7-5），是由量的积累到产生飞跃的发展规律所决定的。不同民族的幼儿各年龄段的词汇量虽有差异，但并不是太显著。李石君的研究显示：1.5岁儿童的词汇量最多，为70个，2岁为270个，3岁为950个，3岁比2岁增加3倍多。可见，在词汇量发展的过程中，3岁左右是词汇量增长的高速期。

表 7-5　1~4 岁词汇量

年龄（岁）	词汇量（个）
1~1.5	50~100
1.5~2	300
2~2.5	600
2.5~3	1100
3~4	1 600

② 词类范围及词义。随着词汇量的增加,词类范围不断扩充(见表 7-6)。幼儿先掌握实词,名词最先掌握,名词和动词占绝对多数;后掌握虚词,比例较小。同时,对词义的理解也在逐步深化。12 个月之后会对成人用恼怒的语调说"宝宝你好,我们喜欢你!"表现出诧异、思索的行为反应。在之后的几个月中,幼儿说得少,说得不清楚、不准确,但却"懂得"很多,已为正式使用语言与人交往做好了"理解在先"的准备。在这一过程中,会出现词义理解的扩张和缩小。

表 7-6　1.5~3 岁各种词类比例变化表

年龄（岁）		名词	动词	形容词	副词	代词	连词	数词	象声词	语气词	词尾	合计
1.5~2.0	词数（个）	366	299	62	88	41	6	11	9	6	62	950
	%	38.5	31.5	6.5	9.3	4.3	0.6	1.2	1.0	0.6	6.0	100
2.0~2.5	词数（个）	287	354	55	102	145	7	14	4	27	70	1065
	%	26.9	33.2	5.2	9.6	13.7	0.6	1.3	0.4	2.5	6.6	100
2.5~3.0	词数（个）	208	237	62	96	151	12	5	4	33	52	860
	%	24.2	27.6	7.2	11.1	17.6	1.4	0.6	0.5	3.8	6	100

A. 名词。幼儿早期所获得的名词都是有具体意义的词语,与日常生活关系密切,兴趣是影响名词发展的一个重要因素。有时幼儿会以比喻的方式来使用名词,以填补词汇的空隙,表现出一定的创造性。

B. 动词。郭小朝、许政援在《儿童早期语言发展中动词和动词结构的运用与句子的建构》的研究中发现,27 个月内幼儿掌握最多的动词是动作动词(77.4%),其次是趋向动词(7.9%)、心理动词(5%)和存现动词(5%)。在趋向动词中,较早获得的是"上""下""进""出"等简单趋向动词,20 个月后才获得"出去""进来""上去""下来"等复合趋向动词。19 个月时幼儿开始出现能愿动词和判断动词。2 岁时能用"请""帮"等使令动词来支配他人,并有了存现动词。

C. 形容词。没有一个形容词能为多数 1.5 岁的幼儿所共同使用,幼儿 2 岁已会使用少量形容词。武进之等的调查研究显示,幼儿 2 岁掌握形容词 7 个,2.5 岁掌握 21 个,3

岁掌握 41 个。幼儿使用形容词的发展特点为：第一，最早使用的是描述物体特征的形容词，16 个月开始能说出六色的名称，2 岁出现对物体特征的描述，2.5 岁出现"饿""饱""痛"等关于机体觉的词，3 岁出现形容动作的词。从使用率看，描述物体特征的形容词使用率最高，其次是描述机体觉、动作的形容词。第二，从方言到普通话口语。以上海地区调查的同义词为例，按各词最早使用的年龄排列，幼儿表现顺序为"好看"（2 岁）、"漂亮"（3 岁）、"清爽"（3 岁）、"开心"（3 岁）。上述"好看"是上海地区的方言，在普通话口语中常使用"漂亮"。第三，掌握的形容词形式简单，包括单音形容词（如"红"）和一般双音节形容词（如"干净"）。

D. 量词。量词是汉语有别于印欧语系等语言的一种特殊的词语类别。幼儿在 2 岁前就开始使用量词，个体量词优先发展，3 岁仅能使用"个""只"等少量量词，并泛用，说明他们尚未对量词和名词的搭配加以注意。

E. 人称代词。许政援、闵瑞芳的《汉语儿童人称代词的获得》研究提示，幼儿人称代词发展大致经历三个阶段：第一，"我"的产生。在"我"产生之前，幼儿用名字来指自己，用称呼等来指他人。1.5 岁左右出现"我"，是幼儿最早使用的人称代词。一开始使用"我"作为主语或定语，而且与幼儿的名字有一个同用时期，在此期间，用"我"往往有特定的使用意向，如想得到的东西等。第二，"我"和"你"的混分。"我"出现不久，幼儿也开始使用"你"，一般用作宾语，意义其实是"我"，因为幼儿是顺着成人的话说的，并不懂得进行人称转换。到了接近 2 岁时，才能正确区分"我"和"你"，"你"也开始作为主语或定语。第三，"他"的发展。幼儿 2 岁前的话语中偶然出现第三人称"他"，但多是模仿性的。"他"的真正使用是在 2 岁左右。早期的"他"多限于指称儿童读物中的人或动物，而且在使用时常常参照不明或作复数用。3 岁左右才开始用"他"指称现实生活中的人。早期阶段"他"多用作宾语。

F. 指示代词。指示代词主要是近指代词"这"和远指代词"那"，以及在"这""那"后面添加上量词、方位性词语等所形成的"这个""那个""这边"、"那里"等复合指示代词。幼儿 2 岁前就开始使用指示代词，而且在实际话语中的使用频率还比较高。根据李宇明教授的研究，指示代词发展的主要特点有：第一，早期幼儿以自我为中心来看待世界，近指代词的发展优于远指代词；第二，单纯指示代词（"这""那"）的发展优先于复合指示代词，在复合指示代词的使用中，指代个体事物的（"这个""那个"）使用频率最高，其次是指代方位、处所的（"这里""那里""这儿""那儿""这边""那边""这面""那面"）；第三，远近参照点转换困难。

G. 疑问词。缪小春等人进行幼儿对疑问词理解的调查研究，用包含有"什么""谁""什么地方""什么时候""怎样"和"为什么"的问题进行提问，要求幼儿根据图片回答问题，凭记忆回答有关日常生活的问题，结果提示，3 岁幼儿基本上已理解并回答"谁""什么""什么地方"，可见他们已经具有人、物和空间的概念。另外，到 3 岁左右，有 4 个特指疑问词"怎么""谁""哪"和"什么"可以不表示疑问，而表示任指、虚指或定指，在反问句中的非疑问用法更是使特指疑问词丧失了疑问功能。

H. 空间方位词。根据张仁俊等关于幼儿对空间词汇掌握的研究，开始掌握"上"的年龄是 2 岁，开始掌握"里""下""后""外"的年龄是 3 岁。该研究还表明，2～3 岁幼儿看到参照物为容器状物体时,往往不顾指导语的内容,将物品放在它里面。

I. 时间词。朱曼殊等在对时间词的研究中发现,3 岁幼儿能理解"先""后""同时"的顺向句,如卡车先开,轿车后开。

（4）语法结构发育

① 句子的长度。句子的长度随年龄增长而增加。吴天敏等的研究表明,2 岁以前幼儿句长以 5 字以下的为主（84.4%）,没有 16 字以上的句子,2 岁后句长以 6～10 字为最多（2～2.5 岁为 53.3%,2.5～3.0 岁为 48%）。朱曼殊等的调查研究也显示,平均句子长度（含词量）随着年龄而增长,幼儿 2 岁简单陈述句的平均句子长度为 2.91,2.5 岁为 3.76,3 岁为 4.61。

② 句子的结构。句型发育先后出现单词句、双词句、电报句、简单句、复合句,其中单词句、双词句和电报句属于不完整句,简单句和复合句属于完整句。

A. 单词句阶段（1～1.5 岁）。到 1 岁左右开始出现单词句,其特点是:第一,单音重叠,说重叠的音,如"嘟嘟""娃娃""饭饭""灯灯""抱抱""鞋鞋"等。有此特点是由于大脑发育尚不成熟,发音器官还缺少锻炼。第二,以词代句,如对妈妈说"要",有时代表告诉妈妈他要吃东西,有时代表他要某件玩具,有时代表他要别人手中的食物或玩具,还有时则代表他要妈妈抱,等等。第三,一词多义,说出的词往往代表多种意义。需根据说话时的情景、态度、语调等才能推测出意思。

B. 双词句阶段（1.5～2 岁）。到 1.5 岁左右开始出现双词句,在理解词汇大量增加的基础上具有了词的组合能力,如"吃糖糖",在表意功能上更为明确。刚开始,两个单词连接起来说的中间有停顿,如"妈妈,饭饭"。接着,会说"妈妈饭饭"。双词句的特点是:第一,句子简单、短小。第二,句子不完整,一般是实词组合,主要是名词和动词的组合,但能让人了解其含义。第三,词序颠倒。幼儿 1～2 岁时常有颠倒词序的情况,如"对不起"说成"不对起",这是因为还不懂得正确的语法规则。随着言语的应用和实践以及在生活中获得正确的言语示范,其表达性言语会有进一步的发展。

这一阶段的后期,随着心理和行为上独立性的发展,幼儿开始不断地向成人提问,学会使用疑问句,同时言语上出现反抗性,开始学会否定句,常将"不"挂在嘴边表示拒绝,如"不去"。

C. 电报句阶段（2 岁或 2.5 岁开始）。幼儿 2 岁左右言语中出现了断续的、简略的、结构不完整的多词句,类似于成人的电报文本,这是因为此时期幼儿言语能力不足而形成的。用来构句的单词仍主要是实词。电报句的特点是:第一,出现一些语法类化现象,幼儿已经感知到语法规则的存在,并根据这些规则造出新的语言表达。第二,句子语序不怎么稳定,出现特殊语序,如"哥哥牛奶喝""宝宝袜袜穿"。第三,句子表意较为复杂化与明显化。

需要说明的是,双词句阶段较短暂,而电报句阶段是过渡阶段,难以与下一个阶段划界,所以有学者不区分双词句阶段和电报句阶段,将其合在一起笼统地称为双词句阶段或电报句阶段。

D. 简单句阶段。简单句分为简单单句与复杂单句两种。幼儿 1.5～2 岁在说出双词句、电报句的同时,开始说出结构完整但无修饰语的简单单句,如"姐姐吃糖糖""宝宝觉觉";2~2.5岁出现有简单修饰语的句子,如"两个哥哥玩积木""叔叔在写字"。在2~6岁的儿童言语中出现了3类复杂单句,由几个动词结构连用的连动句,由一个动宾结构和主谓套叠的兼语句,主语或宾语中又包含主谓结构的句子,如"小明看见了就去告诉奶奶""阿姨教我们做手工""我看见他在笑"。

儿童3岁左右开始出现较复杂的名词性结构"的"字句和"把"字句,如"这是我画的画""他能把大灰狼打死"。还出现了较复杂的时间和地点状语,各种语气词也开始出现,如"这有什么了不起啊""你跑到楼上去吧"。

E. 复合句的发育。武进之等人的研究表明,幼儿复合句的出现稍迟于简单句,是在简单句还不十分完善的时候(2.5岁左右)少量出现的。复合句出现后与简单句并行发展。吴天敏等人研究表明,1.5~2岁复合句比例为7.3%,2~2.5岁为30.5%,2.5~3岁为42.3%。

在复合句的类型分布中,2~6岁大多为联合复合句,占复合句的76.92%,而联合复合句中出现最多的是并列复合句,如"姐姐写字,哥哥看电视",其次是连贯复合句,还有补充复合句。偏正复合句(又称主从复合句)中出现较多的是因果复合句,有少量转折、条件、目的复合句,而递进、让步复合句极少。

关于关联词的使用,2岁幼儿复合句中无关联词,2.5岁开始出现关联词,3岁前使用最多的关联词有还有(还要)、也(也是、也要、也有)、又、就(就是)。

(5)言语功能发育

① 言语的交往功能。幼儿3岁前的言语多为情景性对话言语,3岁开始出现独白式言语。这个时期的叙述常常是没头没尾,很不完整。

② 言语的调节功能。用于调节功能的言语是与用于交际的外部言语相对的内部言语,是指自己思考问题时所用的一种特殊的言语形式,是进行思维的媒介之一。内部言语是言语的高级形式,是在外部言语的基础上产生的。3岁以前幼儿处于直觉行动思维状态,没有内部言语。

(三)学龄前期言语发育

随着社会实践活动进一步复杂化,与成人交往的范围日益扩大,儿童言语能力也获得了进一步发展。4岁是形象知觉发展的敏感期,儿童图像识别能力较强,能阅读绘本,进行前书写等。6岁左右篇章意识和篇章能力已经发展到较好的程度,表达的有序化已形成,所讲的故事结构趋于完整。此期言语发育的主要表现在以下几方面:

1. 语音发育

学龄前期是儿童学习语音的最佳时期,声母、韵母的发音随着年龄的增长逐步提高,错误率随年龄增长不断下降,3~4岁为语音发展的飞跃期。儿童对韵母发音较易掌握,正确率高于声母。大多数3岁以上儿童对声母不感到困难,部分3岁儿童对发辅音感到困难。据我国调查发现,儿童发音错误最多的是翘舌音/zh/、/ch/、/sh/、/r/和平舌音/z/、/c/、/s/。在正常的情况下,4岁的儿童能够基本掌握正确的发音。

2. 词汇发育

词汇数量不断增加(见表7-7),史慧中的研究结果与表7-8所显示的相似:3~4岁为1 730个;4~5岁为2 583个;5~6岁为3 562个。4~5岁比3~4岁增长49.3%,5~6

岁比 4～5 岁增长 37.9%。这阶段词汇的内容不断丰富,词类范围不断扩大,积极词汇(主动词汇)不断增加。

表 7-7　3～6 岁词汇量

年龄(岁)	词汇量(个)
3～4	1 600
4～5	2 300
5～6	3 500

(1) 名词。史慧中的研究表明了具体名词与名词总量的比率:3～4 岁为 85%,4～5 岁为 84%,5～6 岁为 81%;具体名词中,以日常生活用品的名词占多数,占总使用量的 43.9%(3～4 岁)、41.6%(4～5 岁)、41.5%(5～6 岁)。李宇明教授根据十省、市研究的结果归纳出儿童名词的发展,具体形象的名词早于且快于抽象名词的发展。3～6 岁掌握具体名词的比例在 80% 以上,而抽象名词的比例为 20% 以下。

(2) 动词。潘超等研究显示,3～6 岁掌握的动词以与生活环境密切相关的动作动词为主,其次是趋向动词、心理动词和存现动词。高频动词中,双音节动词较少,主要是以单音节动词为主,其中频率最高的是存现动词“有”,其次是表示动作的“看”“吃”“玩”等。

(3) 形容词。形容词在学前儿童的词量中居第三位,儿童使用最多的 30 个形容词依次为:小、好、快、多、大、红、坏、高、早、新、白、长、热、干净、脏、香、黑、黄、真、轻、兰、亮、甜、花、老、圆、绿、胖、饱、满。形容词的发展过程表现为:① 物体特征的描述到事件情境的描述。从年龄看,3 岁半出现对人体外形的描述;4 岁半出现个性品质、表情、情感及其事件情境的描述。从各类形容词使用的百分率(人词数)看,对物体的描述的使用率最高,占 32.8%;对动作的描述占 28.5%;对人体外形的描述占 25.7%;其他(主要是机体觉)占 29.7%;个性品质的占 13.2%;使用率最低的为事件情境的描述,占 5.98%。② 从单一到复杂特征。如 3.5 岁就能使用“胖”“瘦”,要到 4.5～5 岁半才先后能使用“老”“年轻”。③ 普通话口语到书面语言词汇。以上海地区调查的几组同义词为例,按各词最早使用的年龄排列,表现如下顺序:“美丽”(4 岁半)、“干净”(4 岁半)、“清洁”(5 岁半)、“高兴”(4 岁半)、“快乐”(5 岁半)、“愉快”(6 岁半使用人数只达 44%)。上述“好看”“清爽”“开心”等都是上海地区的方言;在普通话口语中常使用“漂亮”“干净”“高兴”等词;“美丽”“清洁”“快乐”“愉快”等词接近书面语言词汇。④ 形容词的简单形式到复杂形式。如儿童先会讲红(2 岁)到会讲“红红的”(4.5 岁)再到讲“红彤彤”(6.5 岁)。又如 2.5 岁会说“干净”,4.5 岁时能说“干干净净”。该调查还发现,使用形容词有较大的个别差异。儿童使用的形容词不一定掌握其完整的词义,在使用中往往出现扩大或缩小现象。

(4) 量词。应厚昌等研究表明,儿童对量词的掌握随年龄的增长而上升,并表现出由个体量词(“个”“只”等)到临时量词(“×碗饭”“×盆花”等)再到集合量词(“×串葡萄”“×对枕头”等)的发展顺序,“个”是最活跃的量词。且 6 岁时儿童的临时量词的正确率已赶上个体量词而跃居首位。

儿童的语言水平的发展总是滞后于言语表达的需要。为满足言语表达的需要,在量词的发展中,儿童经常会采用如下策略:① 泛用已经掌握的量词,如"个",经常被泛用的量词还有"只""辆""双"等。② 用动词或形容词做量词。

(5) 人称代词。许政援、闵瑞芳有关汉语儿童人称代词的获得的研究提示,到了 3 岁2 个月时,"他"的使用才较为合乎指代、清楚、前后照应等用语规范。

(6) 指示代词。指代群体事物和情况的(这些、那些、这样、那样),指代动作的(这次、那次)、种类(这种、那种)和时间(这时、那时)的发展最为缓慢。

(7) 疑问词。朱曼殊等人研究的调查对象是 3～7 岁儿童,调查过程是用含有"什么""谁""什么地方""什么时候""怎样"和"为什么"等词提问,要求儿童回答图上的内容和生活中的问题,结果表明,4 岁基本理解并回答"什么时候""怎样",说明已具有"时间"和"事物状态、方式"的概念;5 岁已基本理解并回答"为什么",说明已具有因果的概念。

(8) 空间词汇。根据张仁俊的研究,儿童获得各空间词的年龄大致是:3.5 岁基本掌握"里";4 岁基本掌握"上""下""后";从 4 岁开始,4.5 岁基本掌握"前";4.5 岁基本掌握"外";4～5 岁掌握"中间";起始年龄为 4 岁,但到 6 岁尚未基本掌握"左""右"。

(9) 时间词。朱曼殊等在对时间词语的研究中发现了以下特点:

① 对事件发生次序的理解顺序为:儿童 3～4 岁能理解"先""后""同时"的逆向句(如卡车后开,轿车先开),"以前""以后"的顺向句,4～6 岁能逐步理解"以前""以后""同进"的顺向、逆向的一般形式和包含形式(如大娃娃上车以前,小娃娃上车)。

② 时间词的理解顺序为:3～5 岁掌握"今天""昨天""明天";4～6 岁掌握"上午""下午""晚上";5～6 岁掌握"上午 X 时""下午 X 时""晚上 X 时""今年""明年"。

③ 动作时态词的掌握顺序:3～4 岁理解"正在";3～5 岁理解"已经";4～6 岁理解"就要"。

④ 持续时间长短的判断:有研究表明,5 岁儿童开始能完成如"A、B 两车以相同速度同时从同地开出,A 车先停,B 车后停"这样的作业。

3. 语法结构发育

(1) 句子的长度

吴天敏、许政援、彭祖智等的研究表明,句长以 6～10 字为最多,3～3.5 岁为 55%,3.5～4岁为 58%,4～4.5 岁为 54.7%,4.5～5 岁为 57.3%,5～5.5 岁为 56.1%,5.5～6岁为 50.7%,并且有了 16 字以上乃至 20 字以上的长句子。

朱曼殊等人的研究显示,句子平均长度继续增长,3.5 岁为 5.22,4 岁为 5.77,5 岁为7.87,6 岁为 8.39。

两个研究都表明,句长随年龄的增长而增长,4～5 岁是句长发展比较明显的时期。

(2) 句子的结构

主要体现在言语表达能力得到进一步发展。简单句所占比例随着年龄的增加而逐渐下降,而复合句所占的比例随着年龄的增加而逐渐上升。

关于关联词的使用,6 岁使用关联词的复合句占整个复合句的 25%。使用最多的关联词有:3 岁半增加"只好""非要""偏要";5～6 岁出现"因为""结果""为了""要不然""反正""其实""原来""如果"等反应事物间因果、转折、条件、假设等关系的连接词。此外还有前后呼应的连接词,如"没有……只有""如果……就""一边……一边"等成对连词,但使用连词的句子仅占复合句总数的 1/4 左右,关联词的使用并不十分确切。

在此基础上,儿童口头表达能力的顺序性、完整性和逻辑性获得了进一步提高,连续性表达能力不断增强。

4. 言语功能发育

(1) 言语的交往功能。随着年龄的增加,其连贯性的讲述逐步发展起来。研究表明,4 岁幼儿连贯性的言语往往占儿童言语的 32.5%,情境性言语占 66.5%。

(2) 言语的调节功能。3 岁以后,在外部言语充分发展的基础上才有可能产生内部言语。随着内部言语的发展,儿童言语的调节功能才逐渐形成和发展起来。学龄前期儿童逐步从有声言语向无声言语过渡,并有可能初步掌握书面语言。言语的迅速发育为这个阶段的思维发展提供了基本前提,促进此时期的思维不断发展。

(四) 学龄期言语发育

学龄期儿童的言语发育在词汇上持续增加,更主要的在于更正确地使用语句和掌握复杂的语法形态。主要体现在:

1. 句子的使用更加完善

使用更长、更复杂的句子。7 岁以后能恰当地使用被动语态和条件语句。7～8 岁可以理解让步复合句,9～11 岁语言推论能力和察觉隐含意思的能力有较显著的提高。

2. 言语表达能力进一步增强

进入学校以后,在新的生活条件,即以学习为主导活动的条件下,言语能力开始得到进一步发展。首先,在教学条件下,对儿童的口头言语提出新的要求,要求儿童的言语必须富有自觉性和连贯性。7 岁时连贯性的言语达到 58.0%,而情境性言语占 42.0%。可见随着年龄的增长,儿童的连贯性言语比例逐渐上升。6～7 岁的儿童能比较连贯地进行叙述,但其发展水平也不很高。连贯性言语的发展,使儿童能够独立、清楚地表达自己的思想,在此基础上,独白言语也发展起来。

3. 阅读能力逐渐发展

一般情况下,小学低年级(即一、二年级)不善于朗读,停顿多,速度慢。到小学高年级,随着阅读能力的提高和内部言语的发展,默读能力逐渐发展起来。

4. 写作能力不断发展

一般经过三个阶段:

(1) 准备阶段(口述阶段):在低年级进行。

(2) 过渡阶段:根据口述内容写出书面的东西;模仿阅读过的材料写出一小段文章。

(3) 独立写作阶段:根据题目要求独立写出文章。

(五) 青春期及以后言语发育

到了青春期,随着抽象思维的发展,能够理解和讨论爱情、正义和自由等抽象词汇,更加频繁地使用诸如"然而""否则""总之""其实""因此""或许"等这样的词汇来表达逻辑关系,更好地理解某些字词可以表示多重意义,并且乐于使用讽刺、双关、隐喻等表达方法,也意识到听众的差异,使用不同的语言。喜好运用新学到的技巧来组织语言。女孩在言语表达方面能力水平较高。

随着读物越来成人化和网络文化的发展,词汇量也在持续增长。

知识拓展

言语发育的影响因素

美国斯金纳提出,当儿童模仿言语的发音且构成正确的词语时,就会得到父母的认可,这种强化将促使他们继续学习新的词语。

美国班杜拉指出,儿童不仅模仿具体的声音、文字,还模仿句子的结构和通用范式。

美国乔姆斯基(Avram Noam Chomsky,1928—)认为,儿童生来就具有学习言语的能力,言语是一个自由创造的过程。父母对儿童知识的获得作用并不大。

第二节 言语发育评定

一、评定方法及内容

目前针对儿童的言语方面多数检查者借助设备来评估,以尽可能地获得有助于诊断和制定治疗方案的相关信息。当前临床诊断模式一般包括以下几个部分:

（一）个案史的信息收集

询问儿童的病史信息是言语评估的第一步,主要包括了解儿童的出生及发展进程、健康记录、学业成绩、目前表现及家族史和环境等。在这里,家长可能会被问到儿童第一次爬行、行走及单词的发音等情况。以便充分掌握导致儿童言语障碍原因的相关资料,为进行矫治提供有用的依据。

（二）评定

1. 活动与参与层面评定

主要是进行交流能力评定,可根据情况选用 Gesell 发育诊断量表(GDDS)(参见第八章)、汉语版《S-S 语言发育迟缓评定法》、中国康复研究中心《构音障碍评定法》、林宝贵先生《学前儿童语言障碍评估量表》等来评估理解能力与表达能力(见表 7-8)。

表 7-8 学前儿童语言障碍评估量表

序号	语言理解分测验的评量项目	理	解	
1	你先点点头再把眼睛闭起来(内容、次序都对)。	1	0	不反应
2	报纸在哪里？指指看。	1	0	不反应
3	苹果、香蕉、牛奶在哪里？	1	0	不反应
4	我喜欢吃苹果,猴子喜欢吃什么？指指看。	1	0	不反应

序号	语言理解分测验的评量项目	理	解	
5	指一指在苹果下面的东西。	1	0	不反应
6	这里有没有小狗？	1	0	不反应
7	这里有没有飞机？	1	0	不反应
8	可以戴在手上的是哪一个？	1	0	不反应
9	你只要指出手套和香蕉，其他的不要指。	1	0	不反应
10	你不要指苹果和报纸，你只要指牛奶。	1	0	不反应
11	这些哪一个是黄色？	1	0	不反应
12	把水果统统指出来。	1	0	不反应
13	指一指在中间的东西。	1	0	不反应
14	哪些是红色？	1	0	不反应
15	指一指在报纸上面的东西。	1	0	不反应
16	我指雨伞，你指草莓。	1	0	不反应
17	你先指耳朵，再指蝴蝶。	1	0	不反应
18	雨伞的旁边是什么？	1	0	不反应
19	老虎的左边是什么东西？	1	0	不反应
20	你的左脚在哪里？	1	0	不反应
21	你的右手在哪里？	1	0	不反应
22	哪一个人在玩皮球？	1	0	不反应
23	哪一个图是发声车祸了？	1	0	不反应
24	哪一个人是和小动物在玩？	1	0	不反应
25	哪一个是工程？	1	0	不反应
26	哪些人在工作？	1	0	不反应
27	哪一个是存钱用的？	1	0	不反应
28	车祸很好玩，对不对？	1	0	不反应
29	小华好胖，小朋友好瘦，谁比较胖呢？	1	0	不反应
30	"火车就要开了"就是"火车开走了"，对不对？	1	0	不反应

说明：语言理解共 30 分，每一小题 1 分。第 2 题到第 15 题用图卡 1 测试，第 16 题到第 19 题用图卡 2 测试，第 22 题到第 28 题用图卡 3 测试。

（引自：林宝贵.语言障碍与矫治[M].台北：五南图书出版公司，1984）

2. 身体功能与结构层面评定

（1）身体结构层面评定

在了解病史的基础上进行有选择的检查，便于确定是否有器质上的病变。如果儿童存在器质性的言语问题，应先转诊接受相应的医学治疗。这种检查通常包括：

① 一般生理检查。包括对口、咽、呼吸道等参与言语发声的器官的检查，确定言语障碍的生理原因。

② 听觉结构检查。

③ 其他相关检查。如脑影像学检查等。

（2）身体功能层面评定

以发声和言语功能评定为主，兼顾认知检查、情绪适应的评价。

① 语言精神功能评定

可以应用正常儿童语言精神发育里程碑的指标（见表 7-9）或汉语版《S-S 语言发育迟缓评定法》对儿童语言发育迟缓程度进行评定。

表 7-9　言语发育进程（语言发育迟缓与正常儿童对比）

正常儿童		语言发育迟缓儿童	
年龄（月）	达到的水平	年龄（月）	达到的水平
13	第 1 个词	27	第 1 个词
17	50 个词	38	50 个词
18	2 个词组合（开始）	40	2 个词组合（开始）
22	2 个词组合（最后）	48	2 个词组合（最后）
24	句长平均 2 个词	52	句长平均 2 个词
30	句长平均 3.1 个词，开始用"是"（联系两种事物的"是"）	63	句长平均 3.1 个词
37	句长平均 4.1 个词，开始用间接请求	66	开始用"是"
40	句长平均 4.5 个词	73	平均句长 4.1 个词
		79	平均句长 4.5 个词，开始用间接请求

（引自：姜泗长，顾瑞. 言语语言疾病学［M］. 北京：华夏出版社，2005）

② 言语功能评定

评定产生各种声音、产生言语声和产生言语流，以及说话的流畅性和节律的功能。如可应用本章节中提供的正常儿童言语功能发育里程碑的指标进行言语功能发育评定，或应用改良 Frenchay 构音障碍评定法、中国康复研究中心《构音障碍评定法》等进行构音障碍评定，或应用汉语沟通发展评定量表（CCDI）进行汉语沟通发展评定，或应用 Peabody 图片词汇测验（PPVT）进行词汇能力评定。

身体功能层面评定也可考虑采用华东师范大学《言语功能评估表》。

③ 听力测试。目的在于判断可疑的言语障碍是否是因听力问题所引起的。

二、常用的评定量表

1. 语言发育迟缓检查法

1977 年日本音声言语医学会语言发育迟缓委员会以言语障碍儿童为对象开始研制试用,1989 年正式命名为 S-S 法(sign-significate relations,S-S)。1990 年中国康复研究中心按照汉语的语言特点和文化习惯,引进 S-S 法,制定了汉语版 S-S 法。该检查是依照认知研究的理论(将言语行为分为语法、语义、语用三方面),从检查儿童对"符号形式与指示内容关系""促进学习有关的基础性过程"和"交流态度"三个方面进行评定,并对其言语障碍进行诊断、评定、分类和针对性的治疗,适用于言语发育水平处于婴幼儿阶段的儿童。

2. 改良 Frenchay 构音障碍评定法

Frenchay 构音障碍评定法是河北省人民医院根据英国 Frenchay 构音障碍评定法制定的普通话版构音障碍评价法,即改良 Frenchay 构音障碍评定法。该法没有单独评估声母和韵母,没有全面评估 21 个声母的习得情况,也没有涉及音位对比。检查内容主要包括反射、呼吸、唇、颌、软腭、喉、舌等方面评定构音器官运动障碍的严重程度。除对构音器官功能进行检查外,还包括对个体言语理解程度的检查。同时,通过对话了解个体总体的言语情况,比如言语速度,是否有重复、歪曲语音现象以及言语能够被他人理解的程度等。

3. 中国康复研究中心《构音障碍评定法》

中国康复研究中心《构音障碍评定法》包括构音器官检查和构音检查,主要用于评估运动性言语障碍。此法缺乏对于声调的评估和声母、韵母音位的考察,缺乏下颌、唇和舌等主要构音器官运动功能检查。

4. 汉语沟通发展评定量表

汉语沟通发展评定量表(Chinese communicative development inventory-mandarin version,CCDI)不仅可用于 8~30 个月儿童的言语发育评定,也可对语言发育落后的年长儿童进行评定,并可对言语干预效果进行评定。为了方便测试者,此量表还有短表形式,短表使用简便,可用于筛查。对 CCDI 的标准化结果无论婴儿表还是幼儿表,其儿童的言语发展趋势与麦克阿瑟沟通发展检测表(MacArthurcom-municative development inventory,MCDI)标准化的结果基本一致。

5. Peabody 图片词汇测验(PPVT)

Peabody 图片词汇测验(Peabody picture vocabulary test,PPVT)用于评定 2 岁半~18 岁儿童和青少年的词汇能力,并可以预测智力水平。目前已广泛应用于正常、智力落后、情绪失调或生理上有障碍儿童的智力评定。

6. 聋儿听力语言康复评估系统

中国聋儿康复研究中心孙喜斌等根据《全国聋儿康复评估提纲草案》和《五级康复标准》,结合聋儿听觉发育、汉语语音及聋幼儿言语特点,制定了聋儿听力语言康复评估系统,由两部分组成:

(1) 听觉能力评估。包括音频补偿效果的评估和听觉功能的评估。后者又分九项内容:自然环境声识别、语音识别、数字识别、声调识别、单音节词识别、双音节词识别、三音节词识别、短句识别和选择性听取。

（2）语言能力评估。包括语音清晰度、词汇量、模仿长句、听话识图、看图说话和主题对话六方面。

7. 华东师范大学《言语功能评估表》

华东师范大学《言语功能评估表》包括呼吸功能评估表、发声功能评估表、共鸣功能评估表、构音功能评估表、语音清晰度评估表等，主观评估与客观评估相结合，还规范了定量测量指标，提高了评估的精准度。如构音功能评估表中有口部运动功能主观评估记录表（每个评估项目分 5 级）、口部运动功能客观测量记录（指标有口腔轮替运动速率 DR、下颌距、舌距、舌域图等）、汉语构音语音能力评估词表听觉感知分析记录表（见表 7-10）、音位对比表、构音清晰度表等。

表 7-10 汉语构音语音能力评估词表（感知分析记录表）

序号	词	目标音	序号	词	目标音	序号	词	目标音	序号	词	目标音
例1	桌 zhuō	zh √	12	鸡 jī	j	25	鸡 jī	j	38	拔 bá	a
例2	象 xiang	iang ⊖	13	七 qī	q	26	哭 kū	k	39	鹅 é	e
1	包 bāo	b	14	吸 xī	x	27	壳 ké	k	40	一 yī	i
2	抛 pāo	p	15	猪 zhū	zh	28	纸 zhǐ	zh	41	家 jiā	ia
3	猫 māo	m	16	出 chū	ch	29	室 shì	sh	42	浇 jiāo	iao
4	飞 fēi	f	17	书 shū	sh	30	字 zì	z	43	乌 wū	u
5	刀 dāo	d	18	肉 ròu	r	31	刺 cì	c	44	雨 yǔ	ü
6	套 tào	t	19	紫 zǐ	z	32	蓝 lán	an	45	椅 yǐ	i
7	闹 nào	n	20	粗 cū	c	33	狼 láng	ang	46	鼻 bí	i
8	鹿 lù	l	21	四 sì	s	34	心 xīn	in	47	蛙 wā	1
9	高 gāo	g	22	杯 bēi	b	35	星 xīng	ing	48	娃 wá	2
10	铐 kào	k	23	泡 pào	p	36	船 chuán	uan	49	瓦 wǎ	3
11	河 hé	h	24	倒 dào	d	37	床 chuáng	uang	50	袜 wà	4

记录说明：正确记"√"；歪曲记"⊗"；遗漏记"⊖"；替代：实发音的拼音。

（引自：黄昭鸣，朱群怡，卢红云.言语治疗学[M].上海：华东师范大学出版社，2017.）

知识拓展

缄默不语

缄默不语是指原先具有正常的言语能力，由于精神障碍而表现沉默不语，对任何人的询问均不回答，不与别人交往谈话。常见于儿童精神分裂症和儿童孤独症、癔症性缄默。癔症性缄默往往是失声，多为一过性缄默，在学龄前儿童较少见。部分儿童可能是由于与家庭成员不和及对立情绪，虽生活相处，但闭口不与对方交谈，这种情况其本质不属于缄默症。

能力测验

思考题

1. 幼儿口头言语发育规律是怎样的？请结合举例。

2. 言语发育与认知发育关系如何？

第八章　认知功能发育

案例引导

赵某,2.5岁,唐氏综合征。11个月时才会坐,15个月才会站,目前仍不会走路。迈出一步就摔跤,不会说话,只能发一些单音,不能说出自己的年龄、姓名以及父母的姓名,随地大小便。对声音一般没有反应,对玩具没多大兴趣。爱发脾气、扔东西。

思考:

1. 什么原因导致该儿童各方面发育明显迟缓?
2. 如何评价该儿童的智力发育程度?
3. 对此儿童的教育和康复治疗应该从哪些方面着手?
4. 如何预防类似疾病的发生?

知识导图

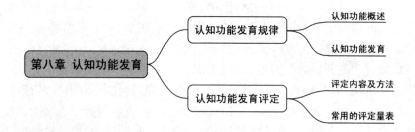

学习目标

1. 掌握认知功能的概念、动作发育对婴幼儿认知功能发育的意义。
2. 熟悉婴幼儿认知功能的发育、皮亚杰认知发育的阶段理论。
3. 了解其他年龄阶段认知功能的发育。

第一节 认知功能发育规律

一、认知功能概述

(一) 基本概念

1. 认知功能

认知功能(cognition function)是大脑反映客观事物的特征、状态及其相互联系,并揭示事物对人的意义与作用的判断能力,是一种高级心理功能。认知涉及所有与知识有关的活动,包括内容和过程。内容是指你知道什么——概念、事实、命题、规则和记忆等,如高铁是火车、结婚意味着承担家庭责任、我第一次住校是在高中;过程是指你如何操纵这些心智内容,以便让你解释周围世界,并且为生活中的困境找到创造性解决办法,可能会采用语言使用、感知觉(如视知觉、触知觉等)、问题解决、推理、判断和决策等认知过程的类型。可见,认识过程建立在感知觉的基础上,通过注意、记忆、思维、概括、推理、想象等而完成对外界事物本质的把握及其规律性的了解。在个体与环境的作用过程中,个体认知的功能系统不断发育,并趋于完善。

总之,人类通过认知活动,认识、理解事物或现象,保存认识结果,并利用有关知识经验判断和解决问题。认知是人们制定和执行计划的最重要的心理条件。

本章认知功能发育将主要介绍注意、记忆、观察力、想象、思维等方面的发育,而与认知功能发育相关的感知觉发育、言语发育请分别参见第四章、第七章内容。

2. 注意

注意是认知过程的开始,是心理活动或意识对一定对象的指向和集中,它本身并不是一种独立的心理过程,而是感觉、知觉、记忆、思维等心理过程的一种共同特征。注意可分为无意注意和有意注意。无意注意是指没有预定的目的,也不需要意志努力的注意;有意注意是指有预定的目的,需要意志控制的注意。研究已证实,与注意有关的脑区有顶叶、额叶等,如顶叶损伤的病人中会有偏侧忽略的现象出现,常常无视或忽略损伤半球对侧视野中感觉信息的存在,这属于注意缺损,而不是感觉上的障碍。注意,通常是指选择性注意,即把注意集中于一项或一些工作和事件,而不是同时关注许多,意味着关闭停止(或至少是很少加工来自其他任务的信息)其他相竞争的任务,有助于心理上集中资源。人的注意力常有选择性地集中于他最感兴趣、对他最有意义的事物上。不同的人有不同的兴趣、气质、性格、信念和世界观等,因此注意的方向和紧张度不同,认识事物的范围和深刻程度也就有所不同。

注意在认知功能的发育中具有重要意义。如注意集中、稳定的孩子,智力发展较好;反之,智力发展较差。同时,注意的发展也影响对新知识的接受效果,注意力的培养关系到其智力的发展和学习的效果,因此要及时加强培养。

3. 记忆

记忆是一个非常基础的认知过程,几乎每一个认知活动都会用到,是对过去感知过的事情或思考过的问题的识记、保持和再认、回忆的高级心理过程。记忆是想象、思维等高级认识能力发展的必要条件,是知识经验积累的必要前提,只有依靠记忆,才可能把通过感知觉所获得的丰富感性认识加以积累,才可能把通过学习所获得的大量知识经验加以保存。没有记忆为人积累过去的知识经验,积累过去的感情、思想体验,就不可能产生一定的兴趣爱好、情感意志,也不可能发展起种种能力,形成对人、对事、对己的比较稳定的态度体系以及相应的比较固定的行为方式。记忆联结着人们的心理活动的过去和现在,是人们学习、工作和生活的基本机能。

按记忆的材料在脑中保持的时间可以把记忆分为瞬时记忆、短时记忆和长时记忆。若按照记忆的目的性将记忆分为有无意记忆和有意记忆两种。无意记忆是没有明确记忆目的,在生活中自然而然的记忆;有意记忆是有明确的记忆目的,是有意识地、自觉地去识记。若根据记忆的内容划分,记忆可分为运动记忆、情绪记忆、形象记忆、抽象记忆(亦称词语-逻辑记忆)。

4. 想象

想象是对头脑中已有的表象进行加工改造、重新组合形成新形象的过程。根据想象活动是否具有目的性和计划性,可以分为无意想象和有意想象。无意想象又称为不随意想象,是指没有预定的目的,在一定刺激的作用下,自然而然产生的想象,如梦;有意想象指根据预定目的,在意识的控制下,自觉进行的想象,具有一定的预见性和方向性,根据内容的新颖性、独立性、创造性,可以进一步分为再造想象(根据言语描述或图形或符合标志的示意,在人脑中形成相应的过程)、创造想象(在创造活动中,根据一定的目的、任务,在人脑中独立地创造出新形象的过程)和幻想(与个人生活愿望相结合并指向未来的想象)。

5. 思维

思维是指人脑对客观事物的概括的和间接的反映,是在感觉、知觉、记忆等过程的基础上产生的,但又比这些过程更复杂,是认识的高级形式。通过思维,人可以认识感知所不能直接反映的事物,能透过现象抓住事物的本质,掌握事物与事物间的规律性联系,同时还可以由一事物理解另一事物,间接地预见和推知事物的发展,指导人们的实践活动。思维大大地扩展了人们对事物认识的广度和深度。抽象思维是人们在认识活动中运用概念、判断、推理等思维形式,对客观现实进行间接的、概括的反映的过程。思维是随着年龄的增长,逐渐由低级到高级,由具体到抽象而形成发展起来的,经历了直觉行动思维、具体形象思维和抽象逻辑思维三种不同水平的发展形式。抽象思维是用概念来代表现实的事物,并且用概念间的关系来代表现实的事物之间的联系。

逻辑推理能力是以敏锐的思考分析、快捷的反应、迅速地掌握问题的核心,在最短时间内做出合理正确的选择。

(二)认知功能的特点

认知功能与脑的功能相对应,具有如下特点:

1. 多维性

对同一个人或事物,不同的人因为自身经历、经验不同会产生不同的认知和看法,即使是同一个人,从不同角度去看一个事物,也会有不同理解。对事物认知的形成应该考虑其多维性。

2. 相对性

许多事物都是由两个相对的部分组成,如动物有雄雌之分,事物有好坏之分,时间有昼夜之分等。没有雄也就没有雌,没有左也就没有右。

3. 联想性

人类的认知活动并不仅仅是感知觉的活动,还与人的经验、理解能力等有关,其中包含了个体的想象和思维成分,并且渗入了情感等因素。

4. 发展性

由于认知活动与一个人的知识结构、文化程度和所处社会文化环境等因素相关,人的认知功能有其历史性或发展性的特点。认知活动与一个人的知识水平发展有关,即认知也是不断发展改变的。

5. 先占性

在日常生活中,人们的认识活动或认知过程经常会发生"先入为主"的现象,或以"第一印象"来判断和解决问题,这便是认知的先占性。一般来说,认知的先占与个体的既往经历和个性特征等有关,个性敏感、拘谨、内向的人易产生认知上的先占。

6. 整合性

所谓整合,就是个体最终表现出对某一事物的整体认知或认识,往往是综合了有关感知、记忆、思维、理解、判断等心理过程之后获得的。一般说来,正常成人因为认知整合性的特点会经常自我修正或调节,获得更正确的认知。

知识拓展

认知与情绪

来自内外环境的信息,经感受器接收信息并将其转变成电信号后,传导至大脑,在大脑内经两个不同的通道进行整合和处理,产生认知与情绪。

1. 感觉处理通道

(1)"感觉→知觉→认识→记忆"认知处理系统:经由新皮质系回路产生对特定事物的认识。

(2)"感觉→知觉→认识→情绪"处理系统:经由旧皮质系回路产生对特定事物的情绪。

2. 认知与情绪的关系

认识是以形象或概念的形式来反映客观事物的,而情绪则是以个体的需要为中介的一种心理活动,反映的是客观事物与人需要之间的关系。关于认知与情绪之间是否相对独立的问题,近几十年的心理学、神经生物学研究表明,二者并不是彼此分离和相互对立的系统。虽然二者具有各自独特的功能和加工机制,但是它们之间也相互依赖、相互影响,存在明显的交互作用。感觉是诱发情绪的首要条件,注意与思维决定着情绪的产生与表现,注意能唤醒情绪的产生,思维能影响情绪反应的方式和速度;情绪能激发人的认知和行动。如人的注意会被自动地导向具有显著情绪意义的刺激,而且负性情绪刺激比正性情绪刺激能更有效地吸引人的注意。

（三）认知发育理论

本章节介绍两类主要的认知发育理论。

1. 认知发育的阶段理论

以皮亚杰提出的认知发育阶段理论为代表。

（1）皮亚杰认知发育阶段理论

皮亚杰认为智力是长期适应（包括同化和顺应）环境的结果，是儿童及其周围环境共同积极参与的产物。新生儿带着极少的认知"装备"来到这个世界上，拥有的全部几乎就是一套反射机制，包括觅食、吮吸、抓握、拥抱、侧弯、交叉性伸展反射等，与环境相遇，相互作用导致了原始反射的逐渐发展和变化。在此过程中，儿童通过练习、实验和偶然的发现，积极参与其中，不断发育。皮亚杰认为认知发育是由一系列性质不同的时期即阶段组成，并按顺序从一个阶段发育到下一个阶段，每一阶段理解世界的方式都不尽相同。皮亚杰把人的认知发育过程分为四个阶段（见表 8-1）。

表 8-1　皮亚杰的认知发育阶段

阶段	年龄（岁）	特征	重要的认知收获	重要的认知局限
感知运动	0～2	主要通过感知、动作与外界发生关系	客体永恒性	自我中心："眼不见心不烦"
前运算	2～7	言语发育，开始使用符号进行思考和交流，但以自我为中心，思维具有刻板性和不可逆性； 在任一特定时刻只能将注意力集中在少量的信息上； 本阶段结束时，获得了理解他人观点的能力，能够对客体进行区分，并且能进行简单的逻辑推理	出现符号系统，建立表征能力〔Elkind（1967）称此阶段为"符号征服期"〕	自我中心：不能区分符号和符号指代物； 缺乏守恒能力
具体运算	6～11/12	去中心化，能同时考虑一种情形的多个方面； 随着新的内部运算能力的获得，如守恒、类包含，逻辑能力呈现飞跃的发展，但依然受到已知世界的束缚，局限于真实的或想象中的具体事物上； 本阶段结束时，能对简单的"要是……又怎样"等问题进行思考	运算思维（可逆的、内化的动作）；守恒能力	只能对具体的、真实的事情进行思维； 自我中心：不能区分通过经验获得的知识和通过思考获得的知识
形式运算	≥11/12	开始能向操控客体一样对概念进行操作，能做出假设思考，到了成年期，能对大量的"要是……又怎样"等问题进行思考； 在内心组织概念和客体的能力上发展迅猛	进行假设、反事实和命题性思考的能力	青少年——自我中心： 假象观众、个人神话

（2）认知发育阶段理论的特点

① 认知发育过程是一个内在结构连续的组织和再组织的过程，过程的进行是连续

的;但由于各种发展因素的相互作用,儿童认知发展就具有阶段性。

② 各阶段都有它独特的结构,标志着一定阶段的年龄特征;由于各种因素,如环境、教育、文化以及主体的动机等的差异,阶段可以提前或推迟,但阶段的先后次序不变。

③ 在认知发育中,各阶段的出现,从低到高是有一定次序的,两个阶段之间不是截然划分的,且有一定交叉。

④ 每一个阶段都是形成下一个阶段的必要条件,前一阶段的结构是构成后一阶段的结构的基础,但前后两个阶段相比,有着质的差异。

⑤ 认知发育的一个新水平是许多因素的新融合、新结构,各种发展因素由没有系统的联系逐步组成整体。

2. 认知发育的非阶段理论

以信息加工模型为代表,该理论认为认知发育的不同时期并非存在质的改变,而是把认知发育看作逐渐获得一种或多种能力的过程。这些能力包括心理联结、记忆能力、知觉分辨、注意集中、知识或策略。总的来说,认为儿童与成人的区别在量而非质。

二、认知功能发育

(一)婴儿期认知功能发育

1. 发育过程(见表 8-2)

表 8-2　婴儿期认知功能发育过程

年龄	注意	记忆	思维	学习
2 周		运动记忆出现		
1 个月	各种强烈的刺激物、外部环境剧烈的变化(如巨响、强光)以及活动着的物体都会引起新生儿的注意		反复练习先天的无条件反射使之更为巩固,并且扩展,物体看不见了也就在思想中消失了	出生不到 1 周的新生儿能模仿成人的面部动作
2 个月	能比较集中地注意人的脸和声音;看到色彩鲜艳的图像时,能较安静地注视片刻,但时间很短;		不断练习原始动作,协调来自不同感官的动作,形成新的动作。当看到物体从成人手中掉落,会期待性地再继续看一会儿空了的手	
3 个月	能直接满足婴儿需要或与满足需要相关的事物都能引起注意,如奶瓶、妈妈等	很少遗忘数小时之内的信息		
5 个月	能比较持久地注意一个物体,但极不稳定,对一个现象的集中注意只能保持几秒钟	情绪记忆出现;6~12 个月形象记忆出现;认生(再认的表现)	对动作结果(目的)发生兴趣,出现为达到某一目的而行使动作(手段),即"手段"与"目的"开始分化,但看见玩具被藏起来时,不会去寻找	
6 个月				
7 个月	开始对周围色彩鲜明、能发出声响、能活动的东西产生较稳定的注意,这是有意注意的萌芽	能寻找从视野中消失的物体		

（续表）

年龄	注意	记忆	思维	学习
9个月				开始获得延迟模仿能力
10个月				
12个月	有意注意开始出现,但极不稳定; 能凝视成人手中的表超过15秒	有了初步的回忆,能找到被藏在已知地点的物体; 至少能再认几日以前的事情或再认几天前感知过的事物; 抽象记忆出现	协调几个动作解决简单问题	会模仿一些简单的动作

知识拓展

共同注意

共同注意(joint attention)是指一个个体跟随另一个个体的注意而使两个个体同时注意同一物体或事件的过程,即共享注意的过程。参与共同注意的方式主要有两种:主动性共同注意和应答性共同注意。主动性共同注意是指主动使用眼神接触、眼神变换、手势、言语等去引发他人对物体或事件的注意。应答性共同注意是指追随他人眼神、手势、言语等对物体或事件的注意。

1岁左右的儿童就能控制、转移注意并跟随大人正在关注的事物;2岁时能根据成人的手势、言语等将注意转移到指定的目标上。共同注意能使两个个体共享对物体或事件的注意,因此共同注意也是一种社会性的交流方式。又由于共同注意是个体通过注意其他人关注或感兴趣的对象来了解对方的心理状态及情绪,所以共同注意反映了个体的社会理解能力,是模仿和心理理论等能力发展的基础,对个体的社会交往和人际互动起着重要作用。

2. 发育特点

(1) 注意与记忆发育特点

1岁前婴儿的选择性注意都是无意注意,而且很不稳定。随着每日清醒时间的延长,其注意迅速发展,注意的事物增多,时间更长。注意的选择性主要倾向于视觉方面,有一定规律性,往往偏好复杂刺激物、轮廓密度大的图形、曲线多于直线、不规则图形多于规则图形、集中的刺激物多于非集中的刺激物、对称的刺激物多于不对称的刺激物。随着发育,注意选择性的变化发展过程表现为从注意局部轮廓(新生儿)到注意较全面的轮廓(3个月大)、从注意形体外周(新生儿)到注意形体的内部成分(2个月大)。3个月后经验开始对婴儿的注意起作用,6个月后,婴儿对熟悉的事物更加注意,突出表现在社会性方面,如对母亲特别关注。

婴儿的记忆主要是短时记忆。2个月大能建立操作条件反射(1976—1987年Rovee-Collier等做的"脚踢-车动"系列实验的结果);1岁前记忆依赖于与事物接触的频率,反复多次接触的事物容易被其记住,时间久了会出现习惯化。

(2)思维发育的特点

① 分类

研究发现,3个月大的婴儿可能具有对一些简单图形,如条形、环形、人脸、方格等,进行辨识的能力,且能进行归类;7～12个月大的婴儿具有对更多不同系列物品图形识别的能力。1岁以前婴儿对物体的区分基于相似的整体外观或物体的明显部分,即基于感性区分,但游戏中12个月大的婴儿面对呈现的一系列物体只是触摸而不会去归类。

② 推理

10～12个月大的婴儿能以非常简单的方式进行类比推理,从对父母的观察中,学会了移开一个盒子(障碍物),拉动一块蓝布,就可以拿到一条黑色绳子。拉动黑色绳子就可得到他们想要的一辆红色小汽车。婴儿能把这组关系迁移到与最初的问题看起来不同的问题情境中去。如以彩色鹦鹉玩具作为目标物,其他物品也分别换为蓝色盒子、黑白相间的条纹布、棕色绳子。

知识拓展

上肢的精细运动功能和手的知觉能力发育

手是最复杂精巧的器官,是人类认识客观世界、与外界进行交往的重要器官。手的精细动作主要包括伸手取物,手掌大把抓握较大物品,拇指和其他手指分开取一些小的物品等。上肢运动功能的细化使得手具备了操作能力,随着操作过程的不断练习,手的知觉能力也随之提高。

手的知觉能力是人们认识事物的重要途径,人类单凭用手触及物体就能识别物体。用手识别物体不同于视觉识别,通过用手触摸物体后能够理解物体的属性,如性质、形状、大小、质地等,同时也能感觉手的动作和其与身体部位之间的空间位置关系。在婴儿早期手的知觉能力是优先发展的,他们对事物的观察不仅仅是通过眼看、耳听,更需要通过双手触摸、摆弄,才能理解事物的含义。

有了手的知觉能力,婴儿就能够有意识地开展大量精细活动。同时,手的精细活动的发育,扩大了活动空间,增强对事物的感知能力,促进感知能力及思维能力的发展。

（二）幼儿期认知功能发育

1. 发育过程（见表 8-3）

表 8-3 幼儿期认知功能发育过程

年龄（月）	注意	记忆	观察	想象	思维
12~18	有意注意稳定性仍较差,注意力易分散		可指认五官		不再只重复动作,而是有意地进行一些调整来解决问题
18~24				约20个月左右表现为简单的表象迁移,主要依靠事物外表的相似性而把事物的形象联系在一起(如漂在水面上的塑料小盒子称为船),也常把日常生活中的行为和表现迁移到游戏中(如喂玩具娃娃吃饭)	可在头脑中进行"思考",想出某个动作的结果;出现延迟模仿
24	有意注意有所发展,逐渐能按照成人提出的要求完成一些简单的任务	能回忆自己去过哪里,玩具丢在哪儿,再认几周前感知过的事物,再现几天前的事物	产生新的、常常是别出心裁地使用客体的办法,最常见的是玩"过家家"游戏;随音乐节拍身体运动		只能在狭小的生活范围内进行简单的判断和分类
24~36				可用想象替代缺乏的游戏材料;给同样的东西在不同的场合通过想象赋予不同的功能;2.5岁左右开始进行象征性游戏	
36	能集中注意3~5分钟	能再认相隔几十天或几个月前感知过的事物,再现几周前的事物;记忆以无意注意为主,有意记忆开始发生;能详细叙述	观察可能带有一定的目的性,但水平低		能根据事物的名称进行归纳推理

2. 发育特点

（1）注意与记忆发育特点

幼儿注意的发育受认知、表象、言语等的影响。首先,注意的发育与认知密不可分。1岁以后,当幼儿获得了客体永恒性,其注意活动就具有了持久性和目的性,更具有积极主动性和探索性。其次,注意的发育开始受表象(过去感知过的事物形象在头脑中再现的过程)的影响。1.5~2岁的幼儿表象开始发生,当眼前的事物与已有表象差距较大或事实与期待间矛盾时,会产生最集中的注意。第三,注意的发育受言语的影响。当听到别人说出某个物体名称时,不管这个物体是否是新异刺激、是否能直接满足机体的需要,幼儿会把注意指向它。由于言语的发育,1.5岁以后开始能集中注意看图书、听故事、念儿歌、看视频等。2.5～3岁对自己喜欢的图书、视频等,基本能坚持看完,对周围注意的事物不断增加。但从整体上说,幼儿无意注意仍占主要地位。

幼儿1～2岁的记忆是无意记忆,缺乏明确的目的性,并不因别人的要求或自己的需要去记忆,而是因记忆对象本身生动形象、具体鲜明,能引起他们的兴趣或强烈的情绪体验,使他们自然而然地记住了;2岁产生了有意识的回忆能力,2～3岁表现出明显的回忆能力,这与言语发育有密切的关系。记忆方面有了一些很简单的行动策略,如视觉"复述"策略。再认先于再现(因为再任依赖于感知,再现依赖于表象),逐步发展。研究发现,每个人并不能回忆起3岁前的事情,至今没有一致性的解释。

(2) 观察力发育的特点

观察是知觉的高级形态,是有目的、有计划、比较持久的知觉过程。幼儿的观察力处于从无意性向有意性发展过程中。研究认为,3岁幼儿的观察可能带有一定的目的性,但遇到干扰或困难不能坚持。

(3) 想象发育的特点

幼儿20个月左右想象开始萌芽,进入表象迁移阶段,主要是重现简单的生活片段;2岁左右进入表象替代阶段;2.5岁左右进入想象游戏阶段,但想象更多地局限于具体事物的形象,以生活的一个物体代替另一个物体。

随着生活经验的积累和游戏活动的发展,想象能力不断增强,但到3岁左右无意想象仍占主要地位,有意想象有了初步发展;再造想象占主要地位,如"过家家"中就以再造想象为线索,用笔给洋娃娃打针等。创造想象开始发展。此期想象有以下特点:① 想象容易与现实混淆;② 想象主题易于变化,如正在用积木搭大桥,忽而又想搭房子等。

(4) 思维发育特点

① 分类。幼儿1～2岁对物体的区分就开始变成概念性的,即基于功能和行为区分,如已能区分外形上差异并不大的鸟与飞机;14个月能区分某类行为只适合某些物体的类别或动物,如同时呈现小兔子和摩托车,成人示范给摩托车喝水,他还是坚持选择给小兔子喝水;游戏中,16个月大的幼儿面对呈现的一系列物体就会将它们归为单一的类别,到了18个月就能将它们分成两类;3岁也有了根据知觉特征分类物体的初步能力。

② 推理。幼儿1～2岁客体永恒性的概念不断发展并形成,如把一个从其眼前慢慢移动到地点A藏起来的玩具改为藏到地点B,最后他能到地点B去寻找,至2岁已充分理解到,当物体不在眼前或通过其他感官不能察觉时,仍然是存在着的;2～3岁接触到新异事物时,能利用已知物体的相似属性来进行推理,其直觉行动思维(概括化的动作成为解决同类问题的手段)也表现突出;3岁类比行推理能力进一步增强。

③ 问题解决能力。幼儿12～18个月不再只重复以往的动作,而是有意地进行一些调整,通过尝试错误,第一次有目的地通过调节来解决问题,如15个月,看见玩具滚到沙发底下,想拿到它,但知道手臂不够长,可能会用一根棒去推这个玩具;18～24个月不必再通过尝试错误来解决问题,而可以在头脑中进行"思考",想出某个动作的结果,如有一个微张口的小盒子,装着一个可以看见的玩具,他先是把盒子翻来覆去地看,或用小手指伸进缝隙去拿,但拿不到,后来完全停止了动作,眼睛看着盒子,嘴巴一张一合,做了好几

次这样的动作之后，突然用手拉开盒子，拿到了玩具。

（三）学龄前期认知功能发育

1. 注意与记忆的发育

儿童仍以无意注意占优势，常带有情绪色彩，任何新奇的、活动的都容易引起他们的无意注意，从而分散注意。重视对学龄前儿童注意的教育和培养，其有意注意可提前迅速发展起来。4～5岁时，在无干扰的情况下，集中注意可达10分钟左右；5岁左右时开始能独立控制自己的注意，如果活动受到干扰，往往会不愉快和反感，而且还会想办法排除干扰；在适宜的条件下，5～6岁时集中注意的时间可达15分钟左右。随着年龄增长，儿童注意的内容也在发展。3岁时一般只注意事物的外部较鲜明的特征；4岁时开始注意到事物不明显的特征、事物间的关系；5岁后能够注意事物的内部状况、因果关系等；约到7岁脑额叶的发育才达到成熟水平。因此，3～6岁儿童的有意注意只是初步发育，其水平大大低于无意注意，且依赖于成人的组织和引导。

儿童无意记忆和有意记忆都在发展，无意记忆效果优于有意记忆，记忆很难服从于一定的目的和任务，更多的是依赖于对象的外部特征。儿童的多种记忆都在发展，机械记忆比意义记忆用得多，意义记忆的效果更好；形象记忆仍占主要地位，效果优于词语记忆；记忆保持的时间延长，回忆迅速发展，如4岁及以上能再认1年前或更长时间前感知过的事物，能够再现几个月前或更久前的事物；记忆的精准性还较差，表现为回忆时材料大量遗漏、错误率较高、时常有歪曲事实的现象。此期儿童还开始使用更多的记忆策略，常用的有视觉"复述"策略、特征定位策略、复述策略、提取策略等。

知识拓展

3～6岁儿童加强有意注意的方法

1. 用言语强化注意

常常用自己的言语控制和调节自己的行为，使注意集中在与当前任务有关的事物上。如在游戏时，常常会自言自语："可别忘了给雪人安上鼻子"。

2. 用动作强化或维持注意

常常用动作来集中注意或排除干扰。如看书时，会用手指指着书上的图画或文字。再如，为了阻隔外界声音的干扰，会用手捂住耳朵。

2. 观察力的发育

3岁以前儿童的知觉主要是无意的，没有目的的。进入学龄前期后，儿童的观察力开始发展，在正确的教育下，逐渐由缺乏目的性转变为相对独立的、有目的、有意识的过程，形成初步的、定向的、自觉的观察能力。但观察力的目的性、持续性、精确性、概括性、组织性等就观察力的整体发展进程而言都处于初级阶段。此期儿童的观察力发育可以分为四个阶段：

第一阶段（3岁左右）：儿童不能接受所给予的观察任务，观察或事先没有明确目的，或易在观察中受外界刺激、个人情绪、兴趣等干扰而忘记了观察任务,不随意性起主要作用,持续时间较短,观察粗枝大叶、笼统、片面,不能按照一定的顺序,从左到右、从上到下、从整体到部分再到整体地、有组织、有条理地进行观察事物,也不能把事物的各个方面联系起来观察,不能发现各事物或事物组成部分之间的相互联系。

第二阶段(3～4岁):能接受任务,主动进行观察,观察的持续时间随着年龄的增长而逐步延长,但深刻性、坚持性仍差。

第三阶段(4～5岁):接受观察任务后,开始能坚持一段时间进行观察,多数儿童先看见客体的个别部分,然后感知整体。

第四阶段(6岁左右):接受任务后,能不断分解目标,持续时间明显增加,能反复进行观察。6岁以后逐渐发展为先整体后部分。

3. 想象的发育

儿童的想象仍以无意想象为主,目的性不强,主题不稳定,易受外界干扰而变化,也受情绪和兴趣的影响。有意想象也在逐渐发展,儿童能逐步根据活动的目的和任务,按照大人的要求进行想象,越来越主动排除干扰,将主题坚持到底。想象以再造为主,常依赖一定的线索进行,很大程度复制和模仿熟悉的情景或人,缺乏新异性。创造想象开始发展,从无意的自由联想(以重现生活中的某些经验为主)到可以加入越来越多本来没有的人物、情节或意想不到的物品等创造性成分,还可表现在一些不平常的提问上,如"人如果多吃饭,是不是可以长得像恐龙那样大?"。但此期儿童想象的创造性成分仍很少,仍以再造想象为主。

4. 思维的发育

儿童3岁以后开始利用头脑中的形象进行思维,形象思维是此期儿童思维的特点。如学计算时,用物体的具体形象(实物或图形),能较好地掌握数的实际意义。思维还具有表面性、绝对性、自我中心性等特点。抽象逻辑思维也开始萌芽,用到抽象的概念,逐步学会从他人以及不同角度考虑问题,开始获得守恒观念,理解事物的相对性等。

掌握概念以具体实物概念为主,向抽象概念发展,如数概念的发育,最初凭借实物来认识数,之后凭借实物的表象来认识数,最后掌握数概念。有人对2～5岁的儿童的"辨数""认数"与"点数"进行测试,结果显示,辨数、认数及点数能力是随年龄的增长而提高的,数的感知的发展有一定顺序,依次为辨数、认数、点数。

推理能力不断发展,由于只能在感知水平上进行抽象概括,很难抓住事物间本质联系进行推理,以至于出现个别到个别的推理,多见于3～4岁。如知道"种豆得豆,种瓜得瓜",于是就认为可以种糖得糖。逻辑性也差,往往是以自己的逻辑去思考,也不能很好地服从一定的目的和任务,常常离开推理的前提和内容。

随着年龄的增长,对事物的理解会从对个别事物发展到事物间的关系的理解,从主要依靠具体形象到依靠言语说明来理解事物,从对事物简单、表面的理解发展到对事物较复杂、较深刻含义的理解,如问"孔融为什么让梨?";从与情感密切联系的理解发展到比较客观的理解,如问"姐姐5块糖,妹妹3块糖,她们一共有几块糖?"小一点的儿童会纠结凭什么姐姐的糖比妹妹的多;从对事物的相对关系的不理解发展到逐渐能理解,如学会2+3=5,问其"3+2=?"小一点的儿童不经过学习就不知道3+2=5。

（四）学龄期认知功能发育

1. 注意与记忆的发育

入学后儿童的有意注意逐渐发展，更能管理自己的注意，注意具有更高选择性和目的性。低年级儿童对具体的、活动的事物以及操作性工作，注意容易集中和保持，中、高年级儿童对抽象事物的注意更容易集中、稳定。一般而言，关于注意的时限，儿童5～7岁集中注意的平均时限约为15分钟左右，7～10岁约为20分钟，10～12岁约为25分钟，12岁以后约为30分钟。注意的持久性取决于儿童自身的神经活动特点、兴趣，以及被注意的信息的强度、连续性等。当儿童有明确的需求，并积极参加紧张的操作活动，注意就能保持更长的时间。在注意的范围方面，学龄期儿童平均能看2～3个客体，是成人的1/2，所以教学时不能同时让儿童注意3个以上事物。此时期儿童的注意分配能力差，低年级儿童不能边听讲边记笔记，到高年级甚至初中才慢慢学会分配注意。

入学后儿童因为开始了系统的学习，需要记忆大量新知识，此期记忆发生了质的变化，贮存和提取信息的能力快速发展。有意记忆逐渐占主导地位，理解记忆逐渐显现优势，抽象记忆材料逐渐增多。低年级儿童因思维发展水平和知识经验的限制，仍以机械识记为主，随年龄增长，理解识记逐渐占据主导，理解识记与机械识记常共同作用，以达到识记效果的互相渗透。对于难于理解的材料，机械识记的作用大些；对于理解了的东西，理解识记的作用较大。儿童对形象性材料的记忆效果一般要优于词语性材料的记忆效果，低年级儿童容易记住直观的易于理解的对象。儿童的记忆广度随年龄的增加而提高，在学龄期为3～7个，应用组织、联想等记忆策略可以加大每个信息块的容量，从而提高记忆总量。

2. 观察力的发育

在认识物体的部分与整体关系时，儿童7～8岁时既能看到整体同时又能看到部分，但不能将部分与整体连接起来；8～9岁能看出部分与整体的关系，实现了部分与整体的统一。观察力的发育表现具体可分为下列四个阶段：

（1）认识个别对象阶段：只看到各个对象，或各个对象之间的一个方面；

（2）认识空间联系阶段：可能看到各个对象之间能直接感知的空间联系；

（3）认识因果联系阶段：可以认识对象之间不能直接感知到的因果联系；

（4）认识对象总体阶段：能从意义上完整地把握对象总体，理解图画主题。

3. 想象的发育

儿童的想象从以无意想象为主过渡到以有意想象为主，想象中的创造性成分也越来越多。

4. 思维的发育

自入小学开始，儿童逐步从以具体形象思维为主要形式过渡到以抽象概念思维为主要形式。在学校教育环境下，儿童通过学习，概念逐步得到发展，这种发展不仅表现在概念本身的充实和改造，还体现在概念系统的掌握上，即能够掌握相关概念之间的区别和联系。儿童掌握概念系统的过程，就是学习系统知识的过程，学习使儿童的智力活动从模糊、片面日益向精确、全面而系统的方向发展。

小学低年级儿童的推理能力是比较简单、直接的，如由"甲比乙跑得快"提出"乙比甲跑得慢"。经过学习而逐步掌握演绎、归纳、类比的复杂、间接的推理能力,如由"甲比乙跑得慢,丙比乙跑得快"推出"三人中丙跑得最快"。

（五）青春期认知功能发育

1. 注意与记忆的发育

注意的品质有了良好的发展。从初中一年级到二年级,学生注意的稳定性迅速而显著地提高;并且从小学三年级开始一直到初中三年级,女生注意的稳定性均高于男生;初中一年级学生的学习成绩与注意稳定性高度相关。另外,青少年的注意广度、注意分配、注意转移等方面也有了很大发展,已基本接近成人水平。

在记忆的有意性、理解性、保持的时间、短时记忆的广度等方面都有了很大的提高。到初中二年级,学生的短时记忆广度已经相当完备,尤其是依靠机械记忆的内容,初中二年级学生与高中二年级学生成绩持平甚至超出。高中生的理解识记达到中学阶段的最高水平,而机械识记在初中已达最高水平,高中已呈下降趋势。从 9～18 岁期间,对各种不同材料记忆的效果随年龄增长而发展,到十六七岁记忆趋于成熟,记忆成绩都达到最高值,可以说这个时期记忆的发育达到鼎盛。

2. 想象的发育

接受的外界信息量迅速增加,从而推动了青少年想象力的发展,培养出一定的创造力。青少年既有一定广度的知识面,又不拘泥于固定的思维方式,从而具备了一定的创造能力。

3. 思维的发育

抽象思维能力迅速发展,能凭借科学的抽象概念对事物的本质和客观世界发展的深远过程进行反映,运用抽象思维来突破心理运算的界限,不再受具体事物的限制,思维范围扩大,能分析抽象的政治、哲学现象,理解各种抽象的概念,如自由、正义和博爱等,由此获得远远超出靠感觉器官直接获得的信息。

逻辑推理能力快速增强,逐渐养成从多角度认识事物的习惯,全面地认识事物的内部与外部之间、某事物同其他事物之间的多种多样的联系。学会"同中求异"的思考习惯,将相同事物进行比较,找出其中在某个方面的不同之处,将相同的事物区别开来;同时还学会"异中求同"的思考习惯,对不同的事物进行比较,找出其中在某个方面的相同之处,将不同的事物归纳起来。

（六）成人期认知功能发展

1. 青年期认知功能发育

认知的发育是人成熟稳定的重要基础,而此时期认知发育的核心是思维的发育,进入青年期后的思维主要表现在知识的应用上,辩证的、相对的、实用性的思维形式逐渐成为重要的思维形式。其具体表现是思维的逻辑性强,同时具备独立性、自主判断性和创新性,对人、事、物喜欢怀疑、争论,并且常有独特的见解。对人生观、价值观和世界观等宏观的问题极其感兴趣,乐于探讨人生理想、价值与意义、社会定位等问题。另外,记忆力、分析能力等抽象思维能力也有了飞跃发展。由于阶段的特异性,青年期易产生苦恼和困惑。

2. 中年期认知功能发育

智力变化复杂,直接与神经系统状态相联系,而较少依赖于后天经验的智力因素呈下降趋势,如机械记忆能力,快速反应、注意分配或高度集中能力等。较多依赖于教育和实践经验的智力因素,如词汇量、推理能力、解决问题的策略等,特别是有意识识记能力以及逻辑思维、联想推理和综合分析能力方面。从整体发展趋势看,在职业、家庭中,担负重任的中年人,其智力并没有明显改变。但对于某一个体来说,智力可能有明显的上升或下降,个体间差异很大。如学习的机会和高成就的动机,能使中年人的智力有所提高。中年人善于分析、总结规律做出理智的判断,有独立的见解和独立地解决问题的能力。因此,中年期是易出成果、事业成功的主要阶段。

3. 老年期认知功能发育

(1)记忆力减退

次级记忆减退较多,而初级记忆随增龄基本上没有变化,或者变化很少,这是由于大多数老年人对信息进行加工、编码、储存的能力较差所致。回忆能力衰退明显,再认能力衰退不明显。有意记忆处于主导地位,无意记忆则应用很少。机械记忆明显衰退,意义记忆保持较好,对于有逻辑联系和有意义的内容记忆较好,尤其是一些与自己工作或生活相关的重要事情记忆保持较好。逻辑记忆衰退出现较迟,一般60岁才开始衰退。远事记忆较好,近事记忆衰退,对往事回忆准确而生动,对近期记忆的保持效果较差。

(2)思维衰退

思维有衰退趋势,突出表现为思维的自我中心化,主要是坚持己见,具有很大的主观性,而不能从他人和客观的观点去全面地分析问题;在考虑问题时深思熟虑,但又缺乏信心;思维的灵活性较差,想象力弱,但又没有较大的平衡性。那些依赖于机体状态的思维因素衰退较快,如思维的速度、灵活程度等。而与知识、文化、经济相关的思维因素衰退较迟,如语言理论思维、社会认知等,甚至仍有创造性思维。

(3)智力减退

智力变化的特点是与神经系统的生理结构和功能有关的能力衰退较早、较快,而与后天的知识、文化及经验的积累有关的衰退较晚、较慢。将65岁和90岁的老年人智力测验结果绘制成智力曲线显示,曲线不是单调地降低,在70岁初期和80岁期间出现了高原现象。健康成年人后天的知识、文化及经验的积累有关的知识不随年龄的增加而减退,有的甚至还有所提高。直至70岁或80岁以后才出现减退,且减退速度较缓慢。总之,智力发展存在不平衡趋势,为老年人智力的发展提供了理论依据。智力变化的影响因素如下:

① 遗传。遗传基因会产生一定的作用。

② 机体。脑和神经系统功能衰弱、身体健康状况下降、活动能力和感知觉功能下降、社会活动范围和交往范围缩小等,可能会造成智力减退。神经系统的老化具有很大的个体差异。许多80岁以上长期卧床不起的老年人,神经系统的老化并不明显,智力还相当敏捷,可是也有60岁以上运动量相当大的人,却早早患上老年痴呆症。这证明脑细胞的内在结构和神经纤维的变化具有个体差异性。

③ 知识。学历、经济等社会因素与老年人智力有很大的关系。学历越高的人,智慧测验得分也越高。

④ 职业。从事的职业与智力之间存在一定的关系。如从事管理职业的人比没有从事这种职业老年人,智力得分显著增高;现在没有职业和任务的老年人以及过去一直从事体力劳动为主的老年人,其智力下降程度较大。

⑤ 性别。女性老年人的智力衰退比男性老年人明显。

总之，以上因素相互作用，构成老年人智力衰退及其个体差异的整体效应。

第二节 认知功能发育评定

一、评定内容及方法

认知功能可评定的内容比较广，如感知觉、注意、记忆、分类、推理、视觉-运动等。

认知功能评定可应用本章和第四章中描述的正常儿童认知发育里程碑来进行，也可根据需要考虑选用国内外的认知能力类评定量表或发育能力类评定量表，如丹佛发育筛查测验(DDST)、学龄前儿童 50 项智能筛查量表、韦氏智力量表(WPPST-Ⅲ，WISC-Ⅳ，WAIS-Ⅳ)、中国比内测验(第 3 版)、Gesell 发育诊断量表、Bayley 婴幼儿发育量表、0～6岁小儿神经心理发育检查表、希-内学习能力测验(H-NTLA)、视觉-运动整合发育测验(VMI)、新生儿 20 项行为神经测查方法(NBNA)、瑞文智力测验(RIT)、绘人测验(DPT)、华文认知能力量表(CCAS)、多维记忆评估量表(MMAS)、团体儿童智力测验(GITC)等。而感知觉以及新生儿时期认知的评定其内容及方法详见第四章。

二、常用的评定量表

近几十年来，儿童认知发育量表发展很快，以下介绍几种常用量表。

1. 丹佛发育筛查测验

丹佛发育筛查测验(Denver developmental screening test，DDST)是美国丹佛学者弗兰肯堡(W. K. Frankenburg)与多兹(J. B. Dodds)编制的进行智力筛查的常规测验，适用于 0～6 岁儿童，不具有诊断价值，即筛选出智力落后可疑者，还需进一步做诊断性检查。DDST 省时间，一般做一次只需 15～20 分钟。

DDST 已经被我国重新修订，共有 104 个项目，分别测查以下 4 种能力：应人能力(对周围人们应答能力和料理自己生活的能力)、细动作-应物能力(看的能力，用手摘物和画图的能力)、言语能力(听、理解和言语的能力)、粗动作能力(坐、行走和跳跃的能力)。

DDST-R 是 DDST 的创始人对测验项目做进一步简化而成，由原来的四能区测查 20余项简化到 12 项(每能区 3 项)。12 个项目紧靠小儿实际年龄线的左侧，但并不接触年龄线，如果有任何一项由于失败(初步拟为延迟)或拒绝(初步拟为潜在性延迟)而不及格，则测验结果为"可疑"，可疑者应接着采用全套 DDST 筛查核对，以减少假阳性数目。

2. 韦氏智力量表

韦氏智力量表是国际上通用的权威性智力测验量表，最早是由美国医学心理学家韦克斯勒(David Wechsler，1896—1981)编制。目前该量表包括韦氏学龄前儿童智力量表第 3 版(WPPST-Ⅲ，2002，适用于 4～6 岁)、韦氏学龄儿童智力量表第 4 版(WISC-Ⅳ，2003，适用于6～16岁)、韦氏成人智力量表第 4 版(WAIS-Ⅳ，2008，适用于 16 岁以上)，能够同时提供总智商分数、言语智商分数和操作智商分数，能反映整体的智力水平和各分项的水平。

智力商数(intelligence quotient,IQ),简称智商,是测量个体智力发展水平的一种指标。IQ 是用智力年龄除以实际年龄所得的商,乘以 100,即比率智商。我国目前使用的韦氏智力量表是由林传鼎、张厚粲、王健等人负责修订的,他们制定了中国常模。

3. Gesell 发育诊断量表

美国耶鲁大学格塞尔博士和他的同事一起制定了 Gesell 发育诊断量表,后经多次修订,适用范围不断扩大,为 0～16 岁。我国引进修订的还停留在 0～6 岁版本。该量表标准化程度不够高,但如能由经过专门培训的人员使用,可信度仍然很高,具有临床诊断的价值,不仅适用于测量婴幼儿的发育水平,而且比其他量表更适用于特殊儿童,被认为是婴幼儿智能测试的经典方法。其理论基础是格塞尔的成熟理论。格塞尔等认为出生后 4 周、16 周、28 周、40 周、52 周、18 个月、24 个月、36 个月是个体成熟的关键年龄。这些时期出现的新行为反映出婴幼儿在生长发育上已抵达到的阶段和成熟程度,而这些时期出现的新行为即为该量表的测查项目和诊断标准。

目前量表主要测查婴幼儿的以下五方面行为:

(1)大运动行为:反映粗大运动的能力。

(2)精细动作行为:反映精细运动的能力。

(3)适应性行为:反映对外界事物分析、综合以顺应新情境的能力。

(4)言语行为:反映听、理解语言与表达语言的能力。

(5)个人-社会行为:反映生活能力和与人交往的能力。

格塞尔等使用了"发育商(developmental quotient,DQ)"的概念,把特定个体这四方面的表现与其常模对照,即可得到其在该方面的成熟年龄以及发育商。

4. Bayley 婴幼儿发育量表

Bayley 婴幼儿发育量表(Bayley scales of infant development,BSID)是美国心理学家贝利(Nancy Bayley)与同事经过几十年的努力,综合了 Gesell 发育诊断量表等的优点,经过对数千名婴幼儿测验,所研制出来的一套评定婴幼儿行为发展的工具。1969 年美国心理协会发布了由贝利编制的 BSID,主要用于 2～30 月龄婴幼儿发育的评估,包括智力量表和运动量表。1993 年贝利发布了修订版的 BSID,即 BSID-Ⅱ,包括智力量表、运动量表和行为记录表。2006 年修订,BSID-Ⅲ的问世更加能够对婴幼儿从出生到 42 个月各项能力发展进行最全面的评估,包括认知、言语、运动、社会-情绪、适应性行为领域的评估,同时又参照近年婴幼儿的表现进行综合研究,形成最新的评估常模。而其中新增的进阶筛查与家长育儿指南更是为使用的家庭带来了便利。

BSID-Ⅲ尚未在中国进行标准化及使用,目前国内量表从 BSID-Ⅱ发展而来。

5. 0～6 岁小儿神经心理发育检查表

0～6 岁小儿神经心理发育检查表简称儿心量表,是由首都儿科研究所和中国科学院心理研究所合作编制的,其内容主要来自 Gesell 发育诊断量表、Bayley 婴幼儿发育量表和丹佛发育筛查测验。该量表的编制与使用填补了我国既往使用国外移植发育量表、没有本土量表的空白。1980 起编制"0～3 岁儿童神经心理发育量表",1985 年量表延长至60 月龄,并经过严格抽样完成了全国的标准化,1997 年又将测查项目延长至 84 月龄,但延长部分的测试项目未进行标准化,量表的适用人群仍为我国 0～6 岁的儿童,可以评价身体和智力发育水平,内容包括大运动、精细运动、适应能力、语言发展、社交行为等五个方面,测得的结果采用发育商(DQ)表示。

6. 0～3 岁婴幼儿发育量表

0～3 岁婴幼儿发育量表是中国科学院心理研究所和中国儿童发展中心合作根据 Bayley 婴幼儿发育量表并结合我国儿童的实际情况编制而成的,适合 0～3 岁儿童。此量表的常模是在全国 12 个大、中、小城市取样得出的,具有很好的效度和信度。量表分为智力量表和运动量表两个部分。智力量表有 121 个项目,用以评价感知敏锐性、注意分辨能力以及对外界做出反应的能力,早期获得物体恒常性、记忆、学习及回答问题的能力,形成作为抽象思维基础的早期概括化和分类能力,感知觉、注意、记忆和认识能力的发展规律。还包括了言语发展,着重在开始发声和言语交流的萌芽阶段,从对声音的反应、发声到说完整句子;运动量表有 61 个项目,用于评价运动协调和技巧行为能力的发展,如对身体控制的程度、大肌肉协调、全身运动的发展、手和手指的操作技巧的发展、用手取物能力发展规律等。

7. 希-内学习能力测验

希-内学习能力测验(Hiskey-Nebraska test of leaning aptitude,H-NTLA)是美国 Nebraska 州大学希斯基(Hiskey)教授于 1941 年制定、1966 年修订的适用于聋生的智力测验,共有 163 个项目,按难易程度排列,分为 12 个分测验。1957 年作者发表了正常听力儿童的常模,可用于健听儿童。H-HTLA 引进我国后,山西医科大学曲成毅教授、山西省妇幼保健院张佩瑛教授与中国聋儿康复研究中心及北京师范大学等单位合作,先后完成对量表的修订并建立了中国听障儿童与健听儿童两套常模,发表于 1996 年。2011 年杨晓娟、曲成毅等对该测验小年龄组(3～7 岁)的常模进行了第二次修订,建立了小年龄组新的中国常模。适用于语言交流困难、智力低下及对复杂文字性测试题目有困难者,用手势语(聋哑儿童)或少量指导语(正常听力儿童)指导测试。其结果可以帮助判断听障儿童的学习能力水平,分析学习能力结构,还可指导教师和家长制定科学的个别化康复训练计划。

8. 视觉-运动整合发育测验

视觉-运动整合发育测验(the developmental test of visual-motor integration,VMI)是美国学者贝瑞(Keith. E. Beery)于 1967 年编制的一种早期预测儿童学习和行为问题的筛查测验,已成为国际上评估儿童视觉运动发育技能的常规筛查工具。最新修订版 VMI-4R 测验延长了测试年龄,增加了视知觉(VP)、运动协调(MC)两个补充测验,可用于 2～14 岁儿童,但最适用于学龄前儿童和低年级学龄儿童。目前我国使用的是中文版 VMI-4R,该版本是由我国西安医科大学引进,并编制了新的常模。

能力测验

思考题

1. 请谈一谈你是怎样看待"注意"的。

2. 请结合例子阐述儿童的观察力是怎样发育的。

第九章 情绪情感发育

案例引导

　　吴某,男,8个月大,姑妈第一次见到他,欣喜若狂,冲进屋子,看到他坐在地板上玩积木,她一下子把他抱起来。他呆了一下,生气地哭了,开始用力挣扎,好像在对这个陌生人说:"你是谁?你想干吗?放我下来!快!"姑妈赶快把他递给他妈妈,他妈妈对他的愤怒感到惊奇,令她更惊奇的是,当摇着安慰他的时候,他还在抽泣。

　　思考:

1. 正常儿童从哪个年龄开始表达基本情绪?
2. 人的情绪情感是如何发展的?
3. 正常儿童什么时候开始理解他人情绪?
4. 正常儿童什么时候开始有了调节情绪的迹象?

知识导图

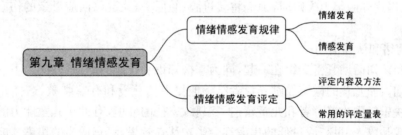

学习目标

1. 掌握婴幼儿情绪情感发育的意义及其发育特点。
2. 熟悉其他年龄阶段情绪情感发育。
3. 了解情绪情感发育评定。

第一节 情绪情感发育规律

一、情绪发育

(一) 情绪概述

1. 情绪的定义

情绪是客观事物是否符合人的需要而产生的态度体验,反映客观事物与人的需要之间的关系。情绪与有机体的生理性需要相联系,其产生都是与个体的动机是否实现、需要是否满足有关。得到满足则产生积极的情绪体验(满意、愉快、喜悦等),反之则产生消极的情绪体验(不满意、痛苦、忧虑、恐惧、愤怒等)。这是人和动物共有的情绪状态。情绪是婴儿适应生存的重要心理工具,可以激活和促进婴儿的心理活动、认知发育,是婴儿人际交往的有力手段。

2. 情绪发育的意义

情绪的发育对儿童和成年人都具有非常重要的意义,对其行为具有重大影响,包括破坏作用和积极作用。

(1) 情绪和社会行为

一个人的情绪信号,如哭泣、微笑、兴趣会在很大程度上调节他人的行为,而他人的情绪反应也会调节他的社会行为。如儿童为引起母亲的反应而做出某种表情、发出声音或做出动作,当这样的努力失败时,他们将转过脸、皱眉头、哭泣以回应母亲的伤心或毫无表情的眼神。

(2) 情绪和认知活动

情绪和认知活动紧密交织在一起,同为掌握知识和技能的结果,并同为下一步学习的方法和基础。如儿童的微笑鼓励养育者给予他更多的慈爱和有益刺激,这样儿童也会笑得更多。快乐氛围为养育者和儿童营造了温暖、支持的环境,有助于儿童能力的发展。不管是儿童或是成人,过高或过低的焦虑都会影响认知效果,只有适当的焦虑才能推动认知发展。情绪同样在很大程度上影响记忆,如在医院接种时,感觉特别难受的儿童比其他感觉较轻的儿童更能记住这一件事。

(3) 情绪和身体健康

大量的研究证明,情绪和身体健康之间有着密切的联系。情绪可以作为致病的前提条件而起作用。它可以直接影响到身体健康,如经常的敌意状态会加剧神经内分泌反应而影响到心血管系统的活动,心率和血压会上升,并导致动脉损伤或动脉硬化;它可以间接影响到身体健康,如情绪反应过激会导致行为改变而引发疾病,如抑郁导致酗酒,进而破坏肝脏,随之而来的可能是肝硬化。

(4) 情绪与意识

情绪对意识(包括自我意识)有着重要意义。如婴儿对自身的积极情绪体验,会促使婴儿形成和加强对自身形象的积极看法和肯定性评价;而对自身的消极情绪体验,会促使婴儿形成和加强对自身形象的消极看法和否定性评价。

3. 情绪发育的理论

情绪的发育是一个分化过程,在生命的头两年中,各种情绪陆续出现(见表 9 - 1)并获得初步发展。以下介绍几种有代表性的关于儿童早期情绪阶段发育的理论观点。

表 9 - 1 不同情绪出现的时间表

时间	情绪	情绪的类别	影响因素
出生	满足 厌恶 痛苦 好奇	基本	可以由生理控制
2～7 个月	愤怒 恐惧 快乐 悲伤 惊讶		所有健康婴儿都在大致相同的时间段出现, 在所有文化中的解释也是相似的
12～24 个月	尴尬 嫉妒 内疚 骄傲 害羞	复杂 自我意识 自我评价	需要自我的感知和认知能力来评判自己的 行为是否违背了标准或规则

(1) 布里奇斯的儿童情绪发育理论

加拿大心理学家布里奇斯(K. M. Bridges)通过对大量婴儿的观察,提出了情绪分化理论和模式(见图 9 - 1)。但由于缺乏情绪分化的具体指标,难以鉴别每种情绪是如何分化出来的,更没有说明分化的机制。

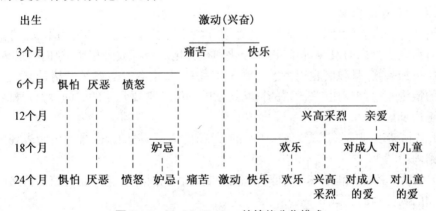

图 9 - 1 K. M. Bridges 的情绪分化模式

(2) 伊扎德的儿童情绪发育理论

美国心理学家伊扎德(Izard,C. E.)从达尔文进化的观点引申出情绪的分化观,并进行了论述,在其科学性和可测性上都大大提高了一步。伊扎德认为情绪在有机体的适应和生存上起着核心作用。他认为新生儿具有 5 种以特定面部表情为标志的相当独立、具体的情绪,包括惊奇、痛苦、厌恶、最初步的微笑和兴趣。这些情绪反应对新生儿适应母体外环境和生存具有决定性影响。从进化发展的观点看,随着每种新情绪的产生,具有新特质的动机品种和认知、行为倾向都随之增长。

（3）孟昭兰的儿童情绪发育理论

我国心理学家孟昭兰支持伊扎德的观点，提出了婴儿情绪分化理论，认为人类婴儿从进化中获得的情绪大约有8～10种，称为基本情绪，如愉快、兴趣、惊奇、厌恶、痛苦、愤怒、惧怕、悲伤等，在个体发展中随着婴儿的生长成熟而逐步出现。她还提出了个体情绪发生的次序、时间，并具体指出引发各种情绪的诱因（见表9-2）。当然婴幼儿的情绪也有个体差异。

表9-2　婴儿情绪发生的时间、诱因和情绪表现

时间	诱因	情绪
初生	痛-异味-新异光、声、运动	痛苦-厌恶-感兴趣和微笑
3～6周	看到人脸或听到高频语声	社会性微笑
2个月	接受药物注射	愤怒
3～4个月	痛刺激	悲伤
7个月	与熟人分离	悲伤、惧怕
1岁	新异刺激突然出现	惊奇
1～1.5岁	在熟悉的环境遇到陌生人做了不对的事	害羞、内疚、不安

（引自：刘金花. 儿童发展心理学修订版［M］. 上海：华东师范大学出版社.）

4. 情绪发育的阶段

情绪发育具有阶段性。儿童呱呱坠地即开始表达情绪，随着年龄的增长，言语能力、认知能力和自我概念的发展，情绪逐渐分化和社会化。但与成人相比，他们的情绪表达在很多方面更加频繁，且限制也很少。直到3岁左右，儿童会表达各种情绪，同时也能够理解他人的情绪表达，但对一些微妙的情绪线索的理解还需要几年的时间，对自身情绪的调节能力正逐步提高。

（1）从情绪表现的形式看，是从明显的、外露的向不明显的、内含的情绪表现发展，即从外显到内隐。

（2）从情绪控制的能力来看，是从毫无控制的表现到有一定的能力控制情绪的表现，即从冲动的到自制的。

（3）从情绪引起的动因看，最初是由具体的某个刺激直接作用于个体才能引起，以后可以由言语、表象、行为范例、社会评价及自我评价等因素引起，即从直接到间接，具体到抽象。

（4）从情绪表达的内容来看，最初的情绪表示儿童生理需要是否获得满足，以后产生了与社会性需要是否获得满足的情绪，最后又产生了与社会评价相联系的情绪，情绪反映的社会性越来越强，即从生理需要到社会性需要。

（二）情绪发育规律

1. 婴儿期情绪发育

（1）发育过程（见表9-3）

人的情绪多种多样，其中，笑、兴趣是最基本的积极情绪，哭、惧怕是最基本的消极情

绪。两类情绪不仅在发生、开始呈现的时间上有所不同,而且在发展的具体过程上也有许多不同。下面着重介绍婴幼儿哭、笑、兴趣、恐惧和愤怒等5种基本情绪。

表 9-3　情绪发育过程

年龄(月)	哭	笑	兴趣	恐惧	愤怒
1	第1周因饥饿、冷、裸体、疼痛和睡眠受到打扰等;2～4周时因喂奶中断、烦躁、第一次增加非流质的食品等	出生2～12小时面部即有类似微笑的运动;出生后1周,在清醒、吃饱或听到柔和的声音时,会本能地微笑;出生第3周,清醒时,轻轻地抚摸婴儿的面颊、腹部等,能引起微笑;	感官接触外界物体后,由视觉、听觉、运动刺激所吸引,持续地维持着反应性(先天反射性反应阶段)	恐惧由听觉、皮肤觉、机体觉等刺激引起,是一种本能的、反射性的反应(本能的恐惧)	
2	成人离开或拿走玩具等	4～5周时,把婴儿双手对拍、让他看转动的纸板或听各种熟悉的说话声等,能引起微笑;5周时人的声音和面孔特别容易引起微笑;第8周时,会对一张不移动的脸发出持久的微笑,但还不能区分不同人			
4～5		能够分辨熟悉的脸和其他客体,开始对不同的人有不同的微笑,对熟悉的人会无拘无束地笑,对陌生人则带有警惕性注意	适宜的声、光刺激的重复出现能引起其兴趣,有意做出活动,以使有趣的情景得以保持,产生了对自己活动的快乐感(相似性再认知觉阶段)	视觉对恐惧的产生渐渐起主要作用,"高处恐惧"随着深度知觉的产生而产生(与知觉和经验相联系的恐惧)	自己喜欢的事物被拿走,或者目标指向行为受挫,或者养育者离开一段时间,就会愤怒
6～9				害怕陌生人,还害怕许多陌生、怪样的物体和没有经历过的情况(怕生)	
10～12			开始对新异物体感兴趣,试图以不同的方式影响事物(新异性探索阶段)		

①哭

哭是出生后表现出的第一个情绪,一种不愉快的、消极的情绪反应,是婴儿最普遍、最基本的情绪反应之一。随着周龄的增长,哭会明显增加。当饥饿、喂奶中断、温度的变化、疼痛、想睡觉、睡眠受到打扰、烦躁、不舒服等的时候,婴儿就会哭。哭给婴儿带来的好处显而易见,这是婴儿与他人交流的唯一途径,还可以引起周围的人的注意,得到关心、照顾。婴儿的哭也会表现出同情的一面,也就是当别的婴儿在哭的时候,也会随之而哭。在6周时哭达到顶峰,然后减少。婴儿的哭有时带有同情的色彩,即当别的婴儿在哭的时候,也会跟着一起哭。这种哭的现象将会在婴儿6个月大的时候消失。

②笑

笑是出生后表现出的第二个情绪,是一种愉快的表现。笑发展的第一阶段是自发性微笑,又称内源性微笑或反射性微笑,此阶段持续到第5周左右。微笑主要是用嘴作怪相,会扬起嘴角,3周大时婴儿开始自如地眯眼,也开始咧开嘴笑,这与中枢神经系统活动不稳定有关,因此有学者把它称作"嘴的微笑"。这种微笑可以在没有外源性刺激的情况下发生,也可以在有些外源性刺激出现的情况下引出,如婴儿在出生后的几周内吃饱了就会笑,在睡眠中会笑(尤其是在快速眼动睡眠期),面对轻轻的抚摸和温柔的声音时会笑。由于这种微笑可为各种广泛的刺激所引起,不能算真正的微笑,更像是嘴部肌肉的锻炼。女婴自发性微笑的次数比男婴多。约到5周时,开始出现社会性微笑,看到微笑的人脸,婴儿会产生反应,并报以微笑,笑进入了发展的第二阶段——无选择性的社会性微笑(5周~3.5个月)。这种行为的出现无疑与父母或他人和婴儿的互动是分不开的。当父母或他人发现婴儿能够在互动报以微笑,他们会感到很愉快,因而会更多地与婴儿玩耍,从而使婴儿的这一能力得到进一步发展。从3.5个月,尤其是4个月开始,婴儿逐渐区分不同的个体,开始对不同的人的微笑有所选择,进入笑发展的第三阶段——有选择的社会性微笑。大约4个月,婴儿微笑中加入大笑,通常发生在当婴儿体验到强烈的身体刺激时。1岁末,当熟悉的物体变换新异角度时,婴儿经常大笑。如当1岁婴儿的母亲假装从他的奶瓶喝奶时,他会大笑。此时的笑既是对身体刺激的反应,也是对心理刺激的反应。

③兴趣

兴趣是一种积极的感情唤醒状态,是一种先天性情绪,是婴儿好奇心、求知欲的内在来源。第一个月末婴儿看到有趣的事物会笑,但必须是动态的、吸引注意力的事物。此时兴趣发展处于第一阶段——先天反射性反应阶段,将持续到3个月。这个阶段是最初的感情-认知结合形式,指导婴儿的感觉、运动和活动,使婴儿主动参与人与环境之间的相互作用,获得最初的经验。4~9个月时,适宜的声、光刺激的重复出现能引起其兴趣,称为相似性再认知觉阶段。兴趣和快乐的相互作用,支持着重复性活动。兴趣与快乐的相互作用支持知觉能力的获得,因而也是这一时期婴儿的学习过程。9个月以后婴儿开始进入新异性探索阶段,不再注意连续多次出现的物体引起习惯化反应,而当出现新异性刺激时,则引起婴儿对其注意,并主动做出重复性动作去认识新异物体。如婴儿不断地抛玩具、转玩具,试图去认识它。

④恐惧

恐惧是一种消极情绪。是因为受到威胁而产生并伴随着逃避愿望的情绪。最初的恐惧不是由视觉刺激引起的,而是听觉、皮肤觉、机体觉等刺激引起的,如尖锐刺耳的高声、皮肤受伤等。4个月以后随着知觉与经验的发展,婴儿若有被火烧过、被小猫抓过等不愉快经验的刺激,会激起恐惧情绪,这就渐渐使得视觉对恐惧的产生起主要作用。婴儿6个月时开始出现怕生,对母亲的依恋越强烈,怕生情绪就越强烈。5～7 个月或刚会走路时婴儿会出现恐惧的表现。在陌生的成人面前,婴儿会变得警觉,当陌生人逼近时,会躲开目光,变得慌乱。这具有适应意义,因为此时婴儿开始爬了,这种警觉可以让他避免爬得离熟悉的养育者太远。但当陌生人静坐不动,婴儿却来回走动,而父母就在身旁时,婴儿对陌生人表现出积极和好奇,虽然很少主动与陌生人身体接触。陌生人和婴儿的交流方式也会影响他的情绪,如递给他一个有趣的玩具、和他一起玩一个熟悉的游戏、慢慢走近他,都会降低婴儿的恐惧程度。

当婴儿有意识行为能力发展后,开始对自己的行为及其可能产生的后果进行控制和评估。

⑤ 愤怒

愤怒是愿望不能实现或为达到目的行受挫时引起的一种紧张而不愉快的情绪体验。愤怒表现最早出现在 4 个月时。如果自己喜欢的食物或玩具被拿走,或者目标指向行为受挫,或者养育者离开了一段时间,就会愤怒,此时婴儿对自己的四肢有了一定的控制,可以把令人不快的刺激推开。

其实当 10～12 个月婴儿会寻找完全遮蔽的物体时,开始表现出"陌生人焦虑",也就是一旦家长离开便会害怕地四处寻找,似乎将走开的父母也看成了一件消失的物体,情绪上的反应远大于一个玩具不见时的情形,而对留下来的人(可能是临时照料者)表现出防范和警觉。

(2) 发育特点

① 情绪的表达

婴儿情绪的发育可以追溯到新生儿期。新生儿最初的情绪反应或哭,或静,或四肢舞动,都是原始的情绪反应,与婴儿的生理需要是否得到满足有直接关系。愉快和不愉快是新生儿最初的情感文化。从新生儿期的后期到第 3 个月末,婴儿除了愉快和不愉快的表现以外,还相继增加其他情绪反应及面部表情,如喜悦、厌恶、吃惊等。婴儿最初表现出来的情绪发育具有如下几个特点:

情绪反应与生理需要是否得到满足直接相关。婴儿初生情绪反应的产生、出现或消失、转移,都与其生理需要是否满足密切相关,随生理需要的出现而出现,并随其减弱、消失而消失、停止。婴儿身体内部或外部引起不舒适的刺激,如饥渴或尿布潮湿等刺激,会引起哭闹等不愉快情绪,只有当直接引起这些消极情绪的刺激消除,这些情绪反应才能停止,代之以新的情绪。如给婴儿喂饱或换上干爽尿布后,他就会立即停止哭声,变得愉快、安静。

情绪反应是与生俱来的遗传本能,具有先天性。基本情绪反应是人类进化和适应的产物,婴儿天生具有情绪反应的能力,无须经过后天的学习。新生儿以哭声表示身体痛苦,以微笑表示舒适愉快,这些都是不学就会的。因此,常把婴儿初生时的情绪称作"本能的情绪反应"或"原始的情绪反应"。

② 情绪的识别

婴儿不仅具有表达情绪的能力,还有识别情绪的能力。六七个月左右,开始辨认不同情绪的面部表情,如能区分高兴、微笑的脸和悲伤、皱眉的脸。有研究表明,6 个月的婴儿也开始识别自己的情绪,最佳证据是能经常表现自己的情绪来对应他人的情绪,如母亲微笑,并用欢快的声音说话时,婴儿自己表达出欢快;母亲生气或悲伤,婴儿也变得沮丧。幼儿1岁已能"察言观色",如当别人表示温情或亲密时,他会表现深情的行为或妒忌;当别人发怒时,他会感到不安,并想离开。

③ 情绪的调节

情绪的调节最初完全依靠成人来应付烦恼,婴儿的哭声是要提醒养育者给予安慰。但从很早的时候起,婴儿就开始使用自我管理的技巧,最开始这可能是偶然的,如把拇指不小心放到嘴里,产生了安慰效果,之后就当作常用行为的一部分来使用。4～6个月时,婴儿会使用简单策略调节情绪。当被某种事物吓着或对某种事物迷惑不解,他会转移视线,往往会向旁边看,受惊婴儿也会向父母更靠近。大一些的婴儿可能会采用遮住眼睛或耳朵,开始的时候这完全是一个无意识的行为,但后来演化成了相当自觉的动作。

④ 情绪的社会性参照

情绪有着重要的生存价值或社会适应意义。婴儿在一个陌生的或不确定的环境里能够利用他人的情绪指导自己的行为,被称之为"社会性参照",这是婴儿情绪社会化的一个重要现象和过程。当母亲与陌生人热情交谈时,婴儿就不太怯生,而当母亲持中性或消极态度时,婴儿也会做出类似的反应。

2. 幼儿期情绪发育

(1) 发育过程

幼儿的情绪发育涉及基本情绪与复杂情绪、情绪识别能力、情绪调节能力等方面(见表9-4)。

表9-4　情绪发育过程

年龄(月)	基本情绪与复杂情绪	情绪识别能力	情绪调节能力
14～18	分离焦虑达到高峰; 衍生情绪,如骄傲、窘迫、内疚、羞耻、嫉妒等	18个月开始用词语来指称内在情绪,最常见的主题是快乐和疼痛	
18～24	意识到自己是分离的、独特的个体	根据他人先前表现出的喜好,给他他喜欢的东西	尝试有意控制让其烦恼的人或物体的活动; 视线转移以应对一些挫折事件; 皱眉或抿嘴唇以压抑生气、愤怒或悲伤情绪; 无法掩饰恐惧,学会一些可有效引发照顾者注意和安抚恐惧的表达方式
24	知道有镜头对着自己时,已出现了害羞	在评价完某个新事物或情境后常会转头看自己的同伴,表明已能将他人情绪反应作为信息来评价自己判断的准确性	有了较为复杂的情绪调节策略,把假装游戏当作表达情绪的途径,谈论体验

（续表）

年龄（月）	基本情绪与复杂情绪	情绪识别能力	情绪调节能力
24～36	3岁逐渐对自己行为的优劣有了更好的评判	谈论别人的情绪； 与父母之间的对话频率不断增加，谈论情绪及其原因的次数均有显著增加	3岁前开始表现出一些有限的隐藏自己真实情绪的能力

（2）发育特点

① 情绪的丰富和深刻化

从情绪所指向的事物来看，其发展趋势越来越丰富和深刻，情绪体验继续分化，情绪从指向事物的表面现象转化为指向事物的内在特征。随着认知的发展，在15～18个月之间，开始表现出自我意识的情绪，如骄傲、窘迫、内疚、羞耻、嫉妒等，都涉及对自己的感受，这时幼儿已经意识到自己是分离的、独特的个体。在完成具有挑战性的任务时，幼儿会感到骄傲。在做了自己知道不应该做的事情之后，会感到窘迫或内疚，会低下眉、垂下头、用手捂住自己的脸。3岁幼儿逐渐对自己行为的优劣有了更好的评判，在完成一件困难任务后开始表现出明显的自豪感，在某些简单任务失败后会表现出羞愧感。嫉妒出现在快到3岁时。

② 情绪识别能力进一步发展

1岁半时开始用词语来指称内在的情绪，谈话中最常见的主题是快乐和疼痛，最常见的功能只不过是谈论一下自己的感受；随着语汇能力和理解能力不断增加，到了2、3岁时，开始谈论别人的情绪，谈论情绪原因的次数已有了显著增加，同样增加的还有母亲与幼儿谈论情绪的次数。

③ 情绪的自我调节化

情绪的稳定性逐渐提高，首先表现为幼儿情绪的冲动性、易变性逐渐减少，其次表现为情绪逐渐从外露到内隐。幼儿会走路了，获得了其他的策略，如自己可以从不想待的情境中离开，还可以寻找依恋对象，主动获得安慰；18～24个月时，通过转移注意力或控制刺激物的方式调节情绪，甚至会皱起眉头或抿住嘴唇以压抑自己的愤怒或悲伤；到2岁，幼儿就拥有了较为复杂的情绪调节策略，把假装游戏当作表达情绪的途径，谈论自己的体验，最重要的是形成了自我意识，认为自己是自主的、是可以控制事情的，但养育者还是很重要的，要帮助幼儿应对所有的压力刺激源；3岁左右开始表现出一点点掩饰自己真实情感的能力，如撒谎后可以把自己的苦恼掩饰得几乎不露出一点点蛛丝马迹。

3. 学龄前期情绪发育

儿童的情绪随着年龄的增长，在周围环境和教育影响下，逐渐分化、丰富。到了学龄前期，儿童的情绪常常是由外界刺激直接引起，并且易受外界事物影响，具有多变、不稳定的特点。许多学前儿童怕黑，怕想象中的鬼怪。

此期情绪的发展主要表现在情绪调节能力的发展。儿童3岁左右使用情绪词的数量和范围迅速扩大，能够清晰地表达出基本与成人一致的表情。随着认知能力的提高，儿童开始知道该情绪由什么事情诱发，尽量使其不会对自己造成伤害，并理解自己的情绪在多大程度上能影响他人。如儿童知道不愉快的事情经常使一个人感到生气或悲伤，甚至知道当自己想着不愉快的事情或造成不愉快事情的人会使他更经常地感到生气或悲伤。同样的,通过与别人讨论,儿童能够分享自己的情绪,倾听他人的解释。在游戏中模仿情绪的能力也在增长,越来越能够掩饰或者减弱自己的情绪。随着成长,儿童开始学习情绪流露的规则,即在一个特定环境中或针对特定的人恰当地表达情绪的文化特殊性标准。如被他喜欢的同伴激怒时比被他不喜欢的同伴激怒时,更能控制愤怒。到了6岁,大多数儿童已经习惯说高兴、兴奋、轻松、快活、不高兴、愤怒、烦人、失望、着急、不安。有研究发现,母女之间的交谈比母子之间的交谈更多地涉及情绪问题。还发现,与较少参与情绪交谈的儿童相比,更多参与情绪交谈的儿童在理解情绪的各方面都发展出更多的技巧。

此外,儿童的情绪理解能力也在稳步提升。儿童3岁能依据他人的表情察觉他人的情绪,也能预测玩伴表达了某种情绪后接下来可能干什么。4岁时知道,愤怒的儿童可能会打人,高兴的儿童更可能分享他的东西。自己也会使用有效的方法来缓和他人的消极情绪,如通过拥抱来减轻悲伤。5岁时知道,一个情境能引起人们体验到两种不同的情绪,如可能对最好朋友的搬走感到既悲伤又生气。

4. 学龄期情绪发育

儿童的情绪体验更为深刻,主要表现在自我情绪体验的发展、情绪理解能力的发展以及情绪的调节和控制能力的发展。

(1) 自我情绪体验的发展

自我情绪体验得到较大的发展,主要表现在自尊心的发展上。随着认知的发育,怕黑、怕想象中的鬼怪等恐惧情绪通常会减弱,取而代之的恐惧涉及学校、健康和个人伤害。这些担心是普遍的,不会让大多数儿童引起忧愁。但一些儿童担忧过度,以致压垮自己。

(2) 情绪理解能力的发展

此阶段儿童情绪理解的发展得益于认知发育和社会经验,能够通过面部线索和情景线索来确认他人的情绪,也会知道情绪体验与情绪表达之间是有区别的,知道情绪可以压抑,但并没有消失。随着成长,儿童观点采择能力的提升使得共情反应变得更强,不再只是针对他人即时的悲痛,也会对一般的生活条件做出反应。如当儿童想象到生病的人或饥饿的人的感受时,就能有共情反应。儿童也会表现出更多的亲社会行为。约8岁的儿童开始能够理解人们可以在同一时间体验到多种情绪,积极的和(或)消极的,并且强度也大相径庭。如会因为儿童节收到礼物感到很高兴,但没有得到自己想要的东西却又有点不开心。

(3) 情绪的调节和控制能力的发展

认知能力的发育使得儿童能够更抽象地思考情绪,用更客观的方式来反思情绪,自我意识情绪更紧密地与其内化的"对"的标准或"有能力"的标准相联系,情绪表达逐渐内向化,如焦虑、沮丧时的哭泣减少、减轻,与父母关系更依赖言语沟通,仍十分需要家长的支持、关爱,不愿与父母分离。中、高年级儿童随着情感体验深刻性的增加,开始学会掩饰自己的真实情感。其情绪的调节和控制能力快速提高,情绪调节策略变得更加多样化、更加复杂。到10岁时,大多数儿童能恰当地轮换使用两种情绪调节策略——问题中心策略(指自己认为情境是可变的,搞清楚问题所在之后,会决定怎么做)和情绪中心策略(如无能为力时,自己在内心中控制悲痛)。如努力解决问题时结果失控,则会告诉自己思考一下不愉快事情的积极方面或提醒自己忽略一些恼人的事情,同时较少公开地通过哭或攻击性行为来缓解紧张情绪。此时儿童还发展了调节其他人情绪的方法。情绪调节策略的范围扩大了,使用这些策略的差别和成败也越来越明显。到 3 年级以后,儿童开始强调要顾及他人的情绪。此阶段儿童更愿意向父母而不是向同伴表达愤怒和悲伤。

随着情绪调控能力的增强,儿童情绪的反应强度降低,冲动行为相应减少。不会很好调节情绪的儿童在与同伴互动时常常会出现问题,如当争论做什么游戏时,儿童难以控制的愤怒会妨碍寻找到一个双方都满意的方案。因此,情绪调节无效导致与同伴更多冲突,从而导致较少满意的互动和相互关系。

知识拓展

情绪自我调节策略

表 9-5 情绪自我调节策略

策略	行为表现	出现的年龄
转移注意力	从情绪刺激源移开目光	大约 3 个月
自我安慰	吸吮手指头,玩弄头发	第 1 年
寻找大人	靠着、跟着、叫大人,还有其他获得安全感的依恋行为	第 1 年的后半段
借助物体	抓住软的玩具、衣服或者是其他舒服的物体	第 1 年的后半段
身体躲避	从使人烦恼的情境中走出	第 2 年的开始
幻想游戏	在假装游戏中安全地表达情绪	第 2 年到第 3 年
言语控制	与他人谈论情绪,思考情绪	学前期
压制情绪	回避思考产生压力的东西	学前期
概念化情绪	反思情绪表现,用抽象的方式说出思想	儿童中期
认知分离	自我意识到情绪是怎样产生的和被控制的	儿童中期

5. 青春期情绪发育

随着青春期的到来,生理的急剧变化,自我意识的迅速发展,谋求独立的过程中在情绪情感上要逐渐地脱离父母,追求一种情绪自主(还是更愿意向父母而不是向同伴表达愤怒和悲伤),更经常从认识上调节情绪,但知识和经验不足,情绪处于不稳定状态,遇事易冲动,缺乏理智和自我控制能力,判断事物往往感情色彩太浓,分不清主次,情绪偏激,常因一些无足轻重的小事不顺心而感情冲动,心理活动也常常处于矛盾状态。如焦虑、忧伤和愤怒这样的消极情绪都增加了,这些主要与友谊联系在一起;厌烦在青春期较常见,与愤怒、挫折感以及缺乏精力或动机相关。

通常初中生体验到的消极情绪比学龄儿童更为突出,到了高中阶段又有稍许下降,但是女孩沉浸在消极情绪状态中的时间似乎比男孩更长。此阶段个体极端情绪,包括积极的和消极的,都比他们的父母多,但是中立的或温和的情绪状态则不及他们的父母多。

6. 成年人情绪发展

青年人的社会接触增多,包括友谊、爱情、婚姻关系的发展和大学生活、职业的适应等,面对诸多颇具挑战性的事情,充满压力,随之产生大量的内心体验,使得情绪情感不断分化,并表现出敏感而不稳定的特点,对事物的反应带有明显的双向性,时而热情奔放,时而郁闷消沉。

人到中年,是家庭的支柱、社会的中坚,此阶段应该是一个金秋收获的季节,有许多喜悦和令人振奋的事情,但也会遇到许多麻烦和棘手的问题,产生许多压力,体验到烦恼和焦虑等情绪。积极的中年人尽管生活中会有各种矛盾、问题的出现,但由于具备良好的心理素质和较强的调适能力,对各种不同的观点持更加开放的态度,从工作本身获得的满足超过薪水本身的价值,社会适应能力尤其好,也更关心家庭、事业和社会的发展,焦虑、忧郁程度低,自我接受和生活满意度高,情绪较为稳定,因此,心态常处于动态平衡之中。而消极的中年人一旦某些目标无法实现,就可能变得自我中心、自我放纵,更关心自己的舒适和安全,表现形式五花八门,如关心从他人那里可以得到什么而不关心能给予他人什么,对工作效率的提高毫无兴趣。

老年人因各方面原因,情绪体验强烈而持久,情绪变化较大,主要表现为易兴奋、激惹、喜欢唠叨、常与人争论,但很少会使用破坏性策略,如大喊大叫、争得面红耳赤;易产生消极情绪,"丧失"是老年人消极情绪体验最重要的原因。老年人多在清晨情绪最佳,其积极情绪体验仍是主流。

二、情感发育

(一)情感概述

1. 情感的定义

情感是具有稳定而深刻社会含义的感情性反映,着重于对事物的意义体验,经常被用来描述社会性高级感情,如美感、道德感。

2. 情感与情绪的区别与联系

(1) 区别

从发生的角度看,情绪发生较早,为人类和动物所共有,而情感发生较晚,是人类所特有的,是个体发展到一定阶段才产生的。

从需要的角度看,情绪是与有机体的生物需要相联系的体验形式,情感是同人的高级的社会性需要相联系的一种复杂而稳定的体验形式。

从表现形式看,情绪一般发生得迅速、强烈而短暂,有强烈的生理变化、明显的外部表现,并具有情境性、冲动性、动摇性(不稳定,变化快)。而情感是经过多次情感体验概括化的结果,不受情境的影响,并能控制情绪,具有较大的稳定性、深刻性、内隐性。

(2) 联系

情绪与情感既是在物种进化过程中发生的,又是人类社会历史发展的产物。情感是在情绪的基础上形成的,反过来对情绪又产生巨大的影响,二者是人类感情活动过程所侧重的不同方面,在人类的生活中水乳交融,很难加以严格的区分。从某种意义上说,情绪是情感的外部表现,情感是情绪的本质内容。

(二)情感发育规律

情感发育主要涉及道德感、美感、友谊感、理智感等方面。

1. 婴幼儿期情感发育

幼儿中、晚期逐渐出现了高级社会性情感,如友谊感、集体荣誉感等。情感更多地在社会交往中表现出来,逐渐与社会性需要和社会性适应相联系。此时期表现极为肤浅,或者出于纯粹的模仿,或者是受成人指使,所产生的情感表现也会因成人的态度而转移,且表现十分短暂,有时也很不明显。其发育过程见表 9-6。

表 9-6　情感发育过程

年龄(月)	道德感	美感	友谊感	理智感
12	开始表达相同情绪,即"情感共鸣"(最简单的同情感)			
18	开始产生理想化了的客体表象、事件表象和行为表象;获得在特定情境里有关正确和错误的行为标准		开始与其他儿童产生友谊	
20			互相模仿,并能与同伴合作以达到某个目标	
24	开始评价自己和他人的行为或事件为好的或坏的;无法适应别人强加的行为标准时可能会表现出不安		有了偏爱的同伴,并能在游戏中与同伴合作	
24~36	产生简单的道德感;愿意把事物与他人分享;看到大灰狼的图片会用拳去打,看到小朋友跌倒会叫老师来扶	常把艺术作品中的形象与真实的对象视为同一	2岁半左右,可在游戏中做配角,也知道假装;与朋友间的社会游戏比与仅是认识的人之间的游戏更积极,有更多情感表达和相互赞许;面对陌生情境中的新异刺激时,有朋友相伴,会表现出比只是认识的人相伴时更有建设性的反应	
36			把每个玩伴都当作朋友,打了好,好了打;有些幼儿可能有想象中的朋友;可能会愿意放弃自己宝贵的游戏时间,去做一件乏味的工作,只要认为这对朋友有利就好;对朋友沮丧的同情比对只是认识的人更多,也更愿意试着去安慰朋友的消极情绪	在成人的指导下用积木搭出小房子时,会高兴得拍手

（1）道德感的发展

道德感是人们运用一定的道德标准评价自身或他人的言论、行动、思想或意图时所产生的一种情感体验,如敬佩、赞赏、憎恨、厌恶等。儿童1岁已产生一种对人的最简单的同情感。看到别的儿童哭,也会跟着哭;看到别的儿童笑,也会跟着笑。心理学上把它称为

"情感共鸣",这是高级情感产生的基础。2～3岁已产生了简单的道德感。儿童在做事情时,总伴随着成人这样、那样的评价以及肯定的或否定的情绪表现。在成人的教育下,2～3岁已出现了最初的爱与憎,如愿意把食物分给成人和别的小朋友吃,把玩具让给别的小朋友玩,看到大灰狼的图片会用拳去打它,看到小朋友跌倒会叫老师来扶他。虽然这时儿童还不了解为什么这件事不能做、那件事应该做,但是成人的评价和情绪表现已使他产生了相应的情感。所以只能说道德感开始萌芽。但正是这个萌芽,为以后的集体主义感、友谊感和爱国主义感的出现打下了基础。

（2）友谊感的发展

儿童从18个月起就开始与其他儿童产生友谊;20个月左右互相模仿,并能与同伴合作以达到某个目标;2岁左右有了自己偏爱的同伴,并能在游戏中合作;到了2岁半左右可以在游戏中做配角,也知道假装,如假装疼痛、饥饿;3岁左右把每个玩伴都当作朋友,有点三心二意,与朋友打了好,好了打。还有些儿童可能有想象中的朋友。

（3）美感的发展

美感是人们对审美对象进行审美后所得到的一种肯定、满意、愉悦、爱慕的情感体验,与人的知觉、思维的发展有密切的联系。儿童2～3岁还不会分辨艺术作品中的形象与真实的对象,往往把二者视为同一。

（4）理智感的发展

理智感是人们在认识客观事物的过程中所产生的情感体验,与人的求知欲、认识兴趣、解决问题的需要等满足与否相联系的。如人们对事物的好奇心与新异感;对认识活动初步成就的欣慰高兴的体验;对矛盾事物的怀疑与惊讶感;对知识的热爱、真理的追求;对错失良机的惋惜。婴儿一出生就积极地向周围世界探索,用眼追寻视野中的事物,用手触及衣被;哭泣的婴儿听到音乐或别的声音会自然止住哭,看到熟悉的、不熟悉的人就会用眼睛加以辨别;7～8个月时看到色彩鲜艳的玩具就要设法用手去抓;刚学会走路的儿童,总想挣脱父母自己走路;拿到东西就喜欢东敲西敲发出声音等。这些都是儿童与认识事物相联系的情绪反应——好奇感。3岁的儿童在成人的指导下用积木搭出小房子时,可能会因认知活动能力的提高高兴得拍起手来。

2. 学龄前期情感发育

（1）道德感的发展

儿童在幼儿园的集体生活中,随着行为规则的逐步掌握,道德感有了进一步的发展。小班儿童由于刚入园,道德感往往是由老师对行为的直接评价所引起。到了中班,儿童渐渐地在形象水平上懂得了一些道理,开始把自己或别人的言行与一定的规则和作为规则体现的榜样相比较,产生相应的体验。如告状,实际上反映了儿童正在把别的儿童的行为与老师经常教导的行为准则做比较,并且已主动地产生了某种道德体验。5～6岁的儿童不仅开始能把行为与道德准则做比较,而且已经开始能够体验到经比较而产生的相应的情绪状态,以后这种状态可以成为儿童行为的动机。

（2）友谊感的发展

儿童4岁时非常明确自己的朋友是谁,想象丰富,能够在游戏中包含书中或电影电视中的角色,并不断变化游戏的方式（如追逐、跳跃、踢足球等）。玩耍中能表现强烈的情绪,如勇敢、恐惧、失落等;5岁时更加理解朋友的需求,能够妥协与和好,能够说出为什么和某人成为朋友。

（3）美感的发展

儿童开始能把艺术作品中的形象与真实的形象区分开来,以后还会把它们加以比较,做出评价。美感往往与道德感联系在一起,并以道德感代替美感,不管艺术水平如何,凡是与他的道德感一致的艺术作品或艺术表演,总是美的、喜欢的;凡是与他的道德感相冲突的艺术作品或艺术表演,总是丑的、不喜欢的。另外,儿童对色彩鲜艳的艺术作品或东西容易产生美感。在教育的影响下,儿童到了中班,能够从音乐、绘画等艺术作品中,从自己从事的歌舞、美术、朗诵等艺术活动中产生美感,并能理解天然景色的美。到了大班,对美的标准的理解和美的体验有了进一步的发展,如不满足于颜色鲜艳,还要求颜色配备协调。

（4）理智感的发展

随着年龄的增长,活动能力的提高,认知活动的扩大,儿童越来越多地感受到认识的喜悦。5～6岁会长时间地迷恋于一些创造性的活动,如用泥沙堆成高山、挖出地道,用积木搭出航空母舰、宇宙飞船、宫殿等。这些认识活动不仅使儿童产生由活动成果带来的积极情感,如愉快、自豪、独立感,而且这种认识性情感又成为促使儿童进一步去完成新的、更为复杂的认识活动的强化物。

理智感有一种特殊的表现形式,即好奇好问。认识事物的强烈兴趣,不仅使儿童能获得更多的知识,而且也进一步推动了理智感的发展。求知欲的另一种表现形式是与动作相联系的"破坏"行为。有时崭新的玩具一转眼就被儿童拆得四分五裂。

3. 学龄期情感发育

儿童因系统而规范的学习要求、人际交往范围的扩大,以及中枢神经系统的进一步成熟,情感的内容不断丰富,如美感、挫折感、幽默感、集体感得到发展;情感体验不断深刻;与学习、人际关系相联系的社会性情感增多。低年级儿童开始能够体会到幽默感,理解简单的幽默,高年级儿童对幽默的感受更细致。同时集体责任感、义务感以及同学之间的友谊感也相应地发展起来。由于学习任务和人际交往的增多,儿童成功与失败的应激事件相应增多,使其对自豪与挫折的体会更为深刻。

（1）道德感的发展

儿童的道德感从内容上来说已大大超过学前儿童,已经有了集体感、荣誉感、责任感、自尊感、爱国主义感。已能区分一些真假、美丑、善恶,但区分还十分粗浅,相当绝对,不是好便是坏,不是正确便是错误。道德感在很大程度上仍带有直接的、经验的性质,主要体现在具体行动上,还不是思想高度上。此时光辉的道德形象最能引起儿童的情绪共鸣,激发向榜样学习的热情。

8～11岁是道德意识逐渐成熟的时期,是道德发展的自律阶段。此阶段儿童不再盲目地服从别人制定的标准,根据自己逐渐成熟起来的道德意识进行判断对与错,主要表现为意识到规则或法则是经过协商制定的,可以怀疑、改变;判断行为对错,既会考虑后果又兼顾行为动机;与权威和同伴相处时处于平等尊重关系,能恰当评价自己,能较现实地判断别人;判断不再绝对化,能设身处地地为别人着想。此外,多数儿童都逐渐能明白要维护社会秩序、遵守法律。

道德情感的发展是一个从外部控制向内部控制转移的、不断内化的过程,学龄儿童道德情感的体验逐渐加深。羞愧感是与道德有密切关系的一种情感,当良心受到谴责时产生的心理状态。羞愧感能够使儿童自觉地克制不良行为,但极度强烈的羞愧感则会束缚儿童的发展,此时期教育要关注儿童自尊心的维护。

(2)友谊感的发展

儿童友谊更加深入与稳定,也更具选择性,大多数朋友都是年龄相仿、性别相同、社会经济地位相似的。虽然儿童会说自己有很多朋友,但到八九岁时,能报出的朋友名字屈指可数,还会根据亲密度和在一起时间的多寡来区分最好的朋友、好朋友和临时朋友。儿童通常有3~5个最好的朋友在一起度过了大部分的自由时间,但每次只是和一两个在一起。在谈到自己的友谊时,儿童很少涉及自我表白或相互理解等方面。此阶段女孩对亲密度要求更高,所以友谊中排他性也更强,她们不太关心朋友的数量,更在意的是有几个可以信赖的知心朋友。男孩朋友数量多,但往往不太亲密、感情浅。不过男孩、女孩在友谊中的反应性、主动性或合作能力上并无差异。学龄期以及之后青春期、青年期,朋友均通过肯定和接受以及有压力时提供支持提升个体自尊。

(3)美感的发展

学龄初期的儿童对事物美的评价主要以外部特征和真实感为标准,色彩鲜艳、新奇性的东西容易激发他们的美感,往往认为与实物相像的作品就是好的,不相像的就不是好的。儿童对美的体验仅与事物的具体形象相联系,还不会欣赏抽象的、概括化的艺术作品。

(4)理智感的发展

儿童被好奇所驱使,对周围一切事物都感兴趣,但自己的思索并不多,常常轻信成人的回答,提出的问题也都是些极为表面的现象。进入学校后,儿童由于知识面扩大、学习责任感的产生,理智感也相应地变化。儿童从对游戏活动和对事物的表面兴趣转入到从积极的思维中寻找乐趣。高年级小学生已不喜欢解太容易的或"炒冷饭"的题目,喜欢有一定难度的、须动脑筋的题目。由于小学生的抽象思维尚未发展,所以理智感较多地与具体直观的事物相联系,产生了认识事实、认识具体事件的兴趣。小学生对不同课程已产生不同的兴趣,但这种分化尚不明显,也极不稳定。老师对学生的态度、学生对这门课掌握得好坏都会直接影响其对课程的兴趣和爱好。

4. 青春期及成年人情感发育

(1)道德感的发展

个体道德感不断发展,最高阶段是对他人的责任,与他人的联系、对他人的同情和关怀都是重要的,一些人有可能永远达不到这个水平。

(2)友谊感的发展

青春期个体对朋友的选择是很挑剔的,一般都是相似或相同的,包括年龄、性别、种族、观念和其他很多因素,否则容易产生冲突,进而减弱之间的友谊,可能以分道扬镳收场。友谊随着彼此之间的交往的加深而产生,有一个重要特征,就是亲密,即个人秘密思想的表白与分享,其程度对13~16岁的个体来说比10~13岁时更重要。个体也把忠诚或信任看成是友谊中更重要的东西，认为当和其他人在一起时，朋友支持的是自己。就亲密朋友而言，女孩比男孩更加强调亲密的交谈和信任感。

青年期个体结交的朋友比以后任何时期都多。随着朋友的聚散离合，朋友之间的承诺没有那么突出。友谊持续年限长短不一。友谊的持续性对女性而言更为重要，她们会经常看望朋友，进而使得关系得以延续。

中年人虽然也需要友谊，在忙中偷闲、苦中作乐的日子里，自有一种温热愉悦的情绪通达全身，但更需要独立，建立自己的空间。他们的活动范围很大，但心灵空间很小。有时候怕朋友，宁愿孤独，也经历过被朋友出卖的情况。尽管中年人身边有许多人，很多时候也被前呼后拥，但彼此的彬彬有礼隔开心与心之间的距离。

老年人随着家庭责任和职业压力的减退，友谊变得越来越重要，会趋近令人愉快的关系，回避令人不快的关系。老年人与朋友共享的时光和愉快体验往往超过与家人在一起。朋友能带来即刻的快乐，而家人则提供更大的情绪安全感和支持。所以，友谊对老年人的幸福感有着重大的积极影响，而如果家庭关系差或没有家人，其消极影响也是极其深刻的。一般来说，紧急情况下是远亲不如近邻，而亲戚提供的是一种长期的承诺，但朋友只能是偶尔为之。尽管朋友无法替代配偶或伴侣，但在没有配偶或伴侣的情况下，朋友可能起到补偿作用。长期的友谊通常会持续到人们非常老的时候。但是，如果两家由于一方搬家了、老年人生病了或瘫痪了，则可能使得与朋友保持联系变得困难。另外，老年人的异性友谊比较少。

（3）美感的发展

经过专门的艺术教育，包括音乐课、美术课、各种形式的文艺活动等，青少年的美感得到很大发展，不仅形成了与理解并评价艺术作品所描绘的现实有关的情绪体验，还产生了与理解并评价艺术作品中所运用的艺术手段的技术水平和它的表现力等有关的情绪体验。青年已具有敏锐的审美力。

（4）理智感的发展

青少年随着学习内容的深入及对自己能力的意识，对课程的兴趣越来越分化、稳定，而且已与以后的职业选择、志向确定联系起来。他们的理智感中最突出的特点是产生了那些与稳定的、深刻的认识兴趣相联系的情绪体验，与探求这样那样论点的论证或根据有关的情绪体验，以及与智力活动的一般发展有关的情绪体验。

第二节 情绪情感发育评定

一、评定内容及方法

情绪情感发育评定内容主要涉及情绪的表达、识别、自我调节等以及情感方面。评定的方法主要采用观察法（包括自然观察法和情景观察法）、谈话法、实验法、问卷调查法等。

二、常用的评定量表

1. 婴幼儿情感发育观察表

华盛顿大学心理和儿科学教授格林斯潘(Stanley I. Greenspan)博士设计了婴幼儿情感发育观察表,采用观察法,对照评定标准,有助于了解婴幼儿在出生后各个时段所具备的社交技能和情感发育状况。

2. 婴幼儿情绪情感表达与控制家长问卷

婴幼儿情绪情感表达与控制家长问卷主要评价婴幼儿情绪的表达与控制情况,内容少,可以在短时间内获得信息(见表9-7)。

表9-7 情绪表达与控制家长问卷

请家长在每个问题后面的括号内填写"是"或"否"
1. 要求得不到满足时是否会大哭大闹?(　　)
2. 是否为一点小事就情绪波动?(　　)
3. 发生不愉快的事情后是否长时间闷闷不乐?(　　)
4. 是否经常发脾气?(　　)
5. 不愉快时是否用语言或表情告诉父母?(　　)

3. 2~3岁儿童行为检核表

美国心理学家阿亨巴赫(Achenbach)编制了2~3岁儿童行为检核表(child behavior check list,CBCL/2-3),该检核表于20世纪90年代由西安交通大学引进并主持修订,用于筛查婴幼儿的情绪和行为问题。

4. Zung抑郁自评量表

Zung抑郁自评量表(self-rating depression scale,SDS)是由美国William W. K. Zung于1965年编制而成。美国教育卫生部推荐用于精神药理学研究的量表之一,能全面、准确、迅速地反映被试抑郁状态的有关症状及其严重程度和变化。本测验为短程自评量表,操作方便,容易掌握,不受年龄、性别、经济状况等因素影响,应用范围颇广,适用于各种职业、文化阶层及年龄段的正常人或各类精神病人,包括青少年病人、老年病人和神经症病人,也特别适用于综合医院以早期发现抑郁症病人。

SDS(见表9-8)共有20条题目,仔细阅读每一条,每一条文字后有四个分数值:1分表示没有或很少时间(过去一周内,出现这类情况的日子不超过一天);2分表示小部分时间(过去一周内,有1~2天有过这类情况);3分表示相当多时间(过去一周内,3~4天有过这类情况);4分表示绝大部分或全部时间(过去一周内,有5~7天有过这类情况),在充分理解后,根据你最近一个星期的实际情况进行选择。一般在七分钟内填完。

表9-8　抑郁自评量表

项目	评分
1. 我觉得闷闷不乐,情绪低沉	1 2 3 4
2. 我觉得一天之中早晨最好	4 3 2 1
3. 我一阵阵哭出来或想哭	1 2 3 4
4. 我晚上睡眠不好	1 2 3 4
5. 我吃得跟平常一样多	4 3 2 1
6. 我与异性密切接触时和以往一样感到愉快	4 3 2 1
7. 我发觉我的体重在下降	1 2 3 4
8. 我有便秘的苦恼	1 2 3 4
9. 我心跳比平时快	1 2 3 4
10. 我无缘无故地感到疲乏	1 2 3 4
11. 我的头脑跟平常一样清楚	4 3 2 1
12. 我觉得经常做的事情并没困难	4 3 2 1
13. 我觉得不安而平静不下来	1 2 3 4
14. 我对将来抱有希望	4 3 2 1
15. 我比平常容易生气激动	1 2 3 4
16. 我觉得做出决定是容易的	4 3 2 1
17. 我觉得自己是个有用的人,有人需要我	4 3 2 1
18. 我的生活过得很有意思	4 3 2 1
19. 我认为如果我死了别人会生活得更好些	1 2 3 4
20. 平常感兴趣的事我仍然照样感兴趣	4 3 2 1

注:计分方法主要统计指标为总分。把20题的得分相加为粗分,粗分乘以1.25,四舍五入取整数,即得到标准分。抑郁评定的分界值为50分,分数越高,抑郁倾向越明显。SDS的20个项目中,第2、5、6、11、12、14、16、17、18、20共10个项目的计分,必须反向计算。

5. Zung 焦虑自评量表

Zung 焦虑自评量表(self-rating anxiety scale, SAS)是由 William W. K. Zung 于1971年编制,从量表构成形式到具体评定方法,都与抑郁自评量表(SDS)十分相似,用于评定焦虑病人的主观感受。SAS是一种分析病人主观症状的相当简便的临床工具,能较为准确地反映有焦虑倾向的精神病患和普通人的主观感受。SAS适用于具有焦虑症状的成年人。近年来,SAS已作为咨询门诊中了解焦虑症状的一种自评工具,同时,它与SDS一样,具有较广泛的适用性。

SAS采用4级评分,主要评定项目所定义的症状出现的频度,其标准为:1分表示没有或很少时间;2分表示小部分时间;3分表示相当多的时间;4分表示绝大部分或全部时间。量表共有二十条文字(括号中为症状名称),仔细阅读理解后,把意思弄明白,每一条文字后的分数栏1~4分适当的分数下划"√"(见表9-9)。

表 9-9 焦虑自评量表

项目	评分			
1. 我觉得比平时容易紧张和着急(焦虑)	1	2	3	4
2. 我无缘无故地感到害怕(害怕)	1	2	3	4
3. 我容易心里烦乱或觉得惊恐(惊恐)	1	2	3	4
4. 我觉得我可能将要发疯(发疯感)	1	2	3	4
5. 我觉得一切都很好,也不会发生什么不幸(不幸预感)	4	3	2	1
6. 我手脚发抖打颤(手足颤抖)	1	2	3	4
7. 我因为头痛、颈痛和背痛而苦恼(躯体疼痛)	1	2	3	4
8. 我感觉容易衰弱和疲乏(乏力)	1	2	3	4
9. 我觉得心平气和,并且容易安静坐着(静坐不能)	4	3	2	1
10. 我觉得心跳得快(心悸)	1	2	3	4
11. 我因为一阵阵头晕而苦恼(头昏)	1	2	3	4
12. 我有晕倒发作,或觉得要晕倒似的(晕厥感)	1	2	3	4
13. 我呼气吸气都感到很容易(呼吸困难)	4	3	2	1
14. 我手脚麻木和刺痛(手足刺痛)	1	2	3	4
15. 我因胃痛和消化不良而苦恼(胃痛或消化不良)	1	2	3	4
16. 我常常要小便(尿意频数)	1	2	3	4
17. 我的手常常是干燥温暖的(多汗)	4	3	2	1
18. 我脸红发热(面部潮红)	1	2	3	4
19. 我容易入睡并且一夜睡得很好(睡眠障碍)	4	3	2	1
20. 我做噩梦(噩梦)	1	2	3	4

注:计分方法的主要统计指标为总分。在由自评者评定结束后,将 20 个项目的各个得分相加即得,再乘以 1.25 以后取得整数部分,就得到标准分。也可以查"粗分标准分换算表"作相同的转换。标准分越高,症状越严重。SAS 的 20 个项目中,第 5、9、13、17、19 条,此 5 个项目的计分,必须反向计算。

6. 分化情绪量表

美国心理学家伊扎德编制了分化情绪量表(differential emotions scale,DES),用来测量特定情境下个体情绪中的分化成分,测量情绪的强度和出现的频率。

7. 维量等级量表

维量等级量表(dimensional rating scale,DRS)也是由美国心理学家伊扎德编制的,可同时测量情绪的愉快维、紧张维、冲动维三个维量。

能力测验

思考题

1. 如何理解"社会性参照"?
2. 儿童情绪的调节和控制能力的发展规律有哪些?

第十章 社会功能发育

知识引导

据中国精神障碍分类与诊断标准(第三版),童年社会功能障碍包括选择性缄默和儿童反应性依恋障碍。这是一组稍具异源性的障碍,都具有始于发育过程中的社会功能异常,但(不同于广泛性发育障碍)没有明显的、侵害所有领域的功能的体质性社交无能或缺陷作为原发性特征。生活环境常严重扭曲或闭塞,并被认为在许多病例的发病中起关键性作用。

选择性缄默症起病于童年早期,表现为在特定场合(如幼儿园或陌生人面前)缄默不语,而在自己家中或较熟悉的环境中言谈自如。

儿童反应性依恋障碍是一种由于儿童基本的生理或情感需求被忽视而引起的社交关系障碍,多出现于从小被严重忽视、受虐待,或在孤儿院等福利机构长大的儿童群体。

思考:

1. 正常儿童社会交往有哪些特点?
2. 婴儿的气质有哪些类型?
3. 婴幼儿依恋的发展是怎么样的?
4. 儿童的友谊存在哪些形式?
5. 如何选择合适的评估量表评定个体的社会功能?

知识导图

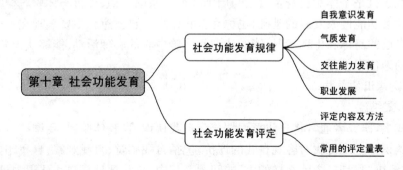

学习目标

1. 掌握社会功能发育的相关概念及交往能力发育规律。

2. 熟悉自我意识发育的规律、气质的发育。

3. 了解社会功能发育的评定内容、方法及常用的评定量表。

人生最遥远的距离不是相隔天涯海角,而是站在镜子面前陌生的自己。相传,在古希腊德尔斐神庙上刻有三句箴言,其中最有名的一句是"人啊,认识你自己"。根据第欧根尼·拉尔修(Diogenēs Laertius,200—250 年)的记载,有人曾经请教过泰勒斯(Thales,约前 624—546 年)"世上何事最难?"答曰:"认识你自己。"著名的德国哲学家尼采(Friedrich Wilhelm Nietzsche,1844—1900 年)针对人类的自我认识曾经发表过评论:"我们无可避免跟自己保持陌生,我们不明白自己,我们搞不清楚自己,我们的永恒判词是:'离每个人最远的,就是他自己。'"

对于自己,我们真的是无从知晓吗? 我们是怎样对自身及自己与周围环境的关系产生认识、评价与体验的呢? 为什么有的人天性活泼,有的人却沉默忧郁? 我们是怎样评定每个人的社会功能发育情况呢?

在这一章中,我们将围绕个体社会功能发育的相关问题进行讨论。考察自我意识的内容及发育过程。接着我们将讨论幼儿的气质以及亲子关系、同伴关系和师生关系等社会交往能力的发育。最后,我们将介绍社会功能发育评定的内容及方法。

第一节　社会功能发育规律

一、自我意识发育

个体的自我意识与社会适应行为关系密切,良好的自我意识是个体心理与行为发展的重要保障,它能够防止心理问题的发生并且提高幸福感。

（一）自我意识的定义与结构

1. 自我意识的定义

自我意识就是个体对自身及自己与周围环境关系的认识、评价与体验,这些成分的发展是个体社会功能健康发展的基础,也称为自我概念。自我意识主要表现在三个方面:能够意识到自己的身体和生理状况;能够认识和体验内心的心理活动;能够认识并感受自己在社会中的地位和作用。

2. 自我意识的结构

（1）形式维度

从形式上,研究者通常将自我意识划分为自我认识、自我体验、自我调控。

自我认识是主观自我对客观自我的评价,包括自我感觉、自我观察、自我印象、自我评价等,主要解决"我是一个什么样的人"的问题。其中,自我评价是自我认识中最主要的方面,集中反映着自我认识的发展水平;自我体验是一个人对自己的一种情感体验,反映个体对自己所持的态度,包括自尊、自信、自卑、自负等,主要集中在"对自我是否满意"、"能否悦纳自己"等方面;自我调控是一个人对自己行为和心理活动的自我作用过程,包括自制、自主、自我监督、自我控制等，主要涉及"我如何成为自己理想的那种人""我应该怎么做"等方面。

（2）观念维度

从观念上，自我意识可以划分为现实自我、投射自我、理想自我三种类型。

现实自我是指个体对自己当前总体实际状况的基本看法；投射自我是指个体想象自己在他人心目中的形象；理想自我是指个体想要达到的完美形象。

（3）内容维度

按内容可以将自我意识分为生理自我、社会自我、心理自我。

生理自我是对自己身体和生理状况的认识与评价，例如身高、体重、体型、健康状况等，生理自我是自我意识最原始的形态；社会自我是对自己与周围环境关系的认识和评价，例如人对自己在社会关系中的角色、地位、作用等；心理自我是对自己心理和行为特征的认识和评价，例如人对自己的人格特点、人格倾向、情绪特点、认知过程等方面的意识。

（4）二元自我观

心理学家威廉·詹姆斯将自我分为主体我"I"和客体我"Me"。

主体我是指自我的行为者、观察者和认识者，体验自己的身体、心理及其关系的变化，具有调整、控制和组织的能动性，是支配地位的自我结构。

客体我是主体我认识与体验的经验综合，是被认识和体验的对象，是被调整、控制和组织的客体，也称为"经验的自我"。客体我可以分为"物质自我""社会自我"以及"精神自我"。物质自我就是身体自我和自己的所有物，比如"我的手臂""我的衣服"，也就是身体的组成部分，以及对于自己的财产和其他所有物的认识。社会自我是指自己被他人认可的特征的综合。比如个体所具有的社会地位和所扮演的各种社会角色，"学生""女儿""朋友"等。精神自我是指一个人的内部的心理自我，由一个人的思想、性格、道德观等相对稳定的内容组成，比如态度、兴趣、价值观、愿望等。精神自我代表了我们对于自己的主观体验。

（二）自我意识的发展

1. 发展过程

自我意识的产生并非与生俱来，也不单纯是个体生物成熟的结果，而是个体在社会化过程中逐渐形成和发展的，是一个从无到有、从低级到高级逐步发展的过程。具体发育过程见表 10 - 1。

表 10 - 1 自我意识发展过程

年龄	自我意识	说明
18 个月	把自己作为客体来认知，首先表现在对自己面部特征的认知	
18～24 个月	开始用语言称呼自己身体的各部分；对自己的名字有反应，但遇到别人叫相同的名字时就会感到困惑	

（续表）

年龄	自我意识	说明
24 个月	认为自己是自主的、可以控制事情的	
24~36 个月	掌握代词"我"； 知道自己的性别	掌握代词"我"标志着幼儿自我意识的萌芽
3~4 岁	理解了"我的"这个词的含义并把自我意识扩展到外部事物上	认识到自己的身体是属于自己的，还认为亲人、朋友、玩具等也同样是属于自己的，这些意味着自我意识扩展了
4~6 岁	自我意象的形成	形成了"好的我""不好的我"的参照系，形成良心或超我，能把自己所做的和别人对他的期望进行比较，进行独立的自我评价，并评价他人。但自我评价往往是从情绪出发。对自身的评价随增龄越来越敏感，逐渐发展到较客观的评价，如"我是班级最高的小朋友"。如果家长经常在他面前夸奖其他孩子，他则会形成自己不如别人的感觉
学龄期	自我意识在整个小学阶段不断呈曲线发展，从小学一年级到三年级的上升幅度最大，三年级到五年级处于平稳阶段，以后又再次上升。高年级更加细腻，开始了解自己的内在特征，思考"我是谁"，并分析自己的优缺点	
青春期	自我意识分裂为观察者的我和被观察的我，因而就能从自己的观点出发，认识和考量自己的心理活动； 由自我的观点来认识事物而不是从他人的观点去考虑事物； 个体价值体系的发展和理想自我的活动，总是与自我观念的发展相联系	自我明显的分化，意味着主体我与客体我、理想的我与现实的我的矛盾斗争的加剧。两个我不能统一，自我形象便不能确立，自我概念也不能形成。表现出明显的内心冲突，甚至有一定的内心痛苦和激烈的不安感。对自我的评价常常是矛盾的，对自我的态度常常是波动的，对自我的控制常常是不自觉、不果断的
青年期	自我中心倾向逐渐减弱，能将注意力集中到发现自我、关心自我的存在上来，能较为客观地认识自我； 对他人的评价比较敏感，随着人生经验的积累，还需要不断地修正自我意识，修正要依据两个方面：① 生活经验的积累，特别是成功和失败的经验，在经验中分析和认识自我，包括自我接纳和自我否定；② 来自他人的评价	理想和信念初步形成：开始越来越多的谈论理想、信念、人生观、道德观、社会观和价值观等方面的问题，把注意力逐渐集中在自我的内心世界上，表现出显著的封闭性； 第二次心理诞生：为生活而诞生，是人生步入成年所必需的心理变化，主要包括"分离"和"个别化"（"分离"是指个体与家庭、亲密朋友逐渐地或者突然地脱离，去寻求"个别化"，寻求更高程度的独立性以适应于社会的需要）； 同一感（是一种关于自己是谁，有着什么样的社会地位和将来想要努力成为什么样的人等一系列感觉）形成

（续表）

年龄	自我意识	说明
中年期	自我意识明确,对自己的能力、地位、才识等有较客观的认识和评价,并能根据自己和社会的要求支配调节自己的言行。因此,在实现人生目标的道路上,既有勇敢直前的精神,百折不挠、坚忍不拔的坚强意志;又理智地调整目标和选择实现目标的方式	

知识拓展

点红实验（mirror test）

1972年北卡罗来纳州大学的阿姆斯特丹（Beulah Amsterdam）等人发表了他们做的点红实验。

1. 实验目的

研究婴儿的自我意识水平。

2. 实验过程

实验的被试是88名6~24月大小的婴儿。实验开始在婴儿毫无察觉的情况下,主试在其鼻子上涂一个无刺激红点,然后观察婴儿照镜子时的反应。研究者假设,如果婴儿在镜子里能立即发现自己鼻子上的红点,并用手去摸它或试图擦掉,表明婴儿已能区分自己的形象和加在自己形象上的东西,这种行为可作为自我认识出现的标志。

3. 实验结论

婴儿对自我形象的认知要经历三个发展阶段:

第一阶段:游戏伙伴阶段（6~10个月）。此阶段婴儿对镜中自我的镜像很感兴趣,但认不出自己。

第二阶段:退缩阶段（13~20个月）。此阶段婴幼儿特别注意镜子里的镜像与镜子外的东西是对应关系,对镜中映像的动作伴随着自己的动作更是显得好奇,但似乎不愿与"他"交往。

第三阶段:自我意识出现阶段（20~24个月）。此阶段是幼儿在有无自我意识问题上的质的飞跃阶段,这时幼儿能明确意识到自己鼻子上的红点,并立刻用手去摸。

2. 有关自我意识发展的主要观点

（1）奥尔波特的自我意识发展观

心理学家奥尔波特（Gordon Willard Allport,1897—1967年）把自我意识的发展分为三个阶段:从生理自我意识到社会自我意识,再到心理自我意识。

生理自我阶段（1~3岁）。儿童在1岁末开始将自己的动作和动作的对象区分开来,把自己和自己的动作区分开来,并在与成人的交往中,按照自己的姓名、身体特征和活动能力来看待自己,并做出评价。生理自我在 3 岁左右基本成熟。

社会自我阶段(3 岁~青春期)。儿童在 3 岁以后,自我意识的发展进入社会自我阶段。他们从轻信成人的评价逐渐过渡到自我独立评价,自我评价的独立性、原则性、批判性正在迅速发展,对道德行为的判断能力也逐渐达到了前所未有的水平,从对具体行为的评价发展到有一定概括程度的评价。但他们的自我评价通常不涉及个人的内心世界和人格特征,自我的调节控制能力也较差,常出现言行不一的现象。社会自我到少年期基本成熟。

心理自我阶段(青春期~成年)。心理自我是在青年初期开始形成和发展的。青年开始形成自觉地按照一定的行动目标和社会准则来评价自己的心理品质和能力。通过对自我的发现,产生独立的愿望,了解未来对自己的重要意义。自我评价越来越客观、公正和全面,并具有社会道德性,且在此基础上形成自我理想,追求最有意义和最有价值的目标。

(2)米德的自我意识发展观

社会心理学家米德(George Herbert Mead,1863—1931 年)在综合哲学、心理和社会学等研究的基础上,提出了自我意识的"符号交互作用"理论。他认为,自我意识是在社会互动中通过扮演他人的角色,将自己视为一个被评价的个体上来逐步形成的。在与他人的互动中,个体产生了暂时的自我形象,这种自我形象逐步定型,就成为一种将自己确定为某一类客体的"自我观点"——客体我。由此,个体不仅在人际互动中与他人和环境产生联系,还与自己产生互动,在互动过程中不断定义自我。也就是说,个体的生理发育促进了自我意识的发育,而自我意识的发育是个体逐渐将社会群体对他的看法进行概括,并且纳入自我结构,从而建立起成熟自我的过程。

米德将自我意识的形成与发展分为三个阶段:

模仿阶段(0~1 岁)。生命早期,自我意识尚未出现,婴儿只是无意识地模仿他人。随着年龄成长,婴儿逐步领悟到,为了获得需要的反应,他必须尽量扮演他人所期待的角色,把自己放在别人的角度,看看别人对他的期待来做出反应。这一阶段是个体获得自我形象的最初阶段,只涉及针对一两个重要他人的角色扮演。

游戏阶段(2~4 岁)。儿童掌握了语言,开始模仿身边人的角色。通过扮演游戏来试探他人的态度和行为。在这一阶段,儿童开始将自己视为社会客体,在组织活动中扮演多人的角色,在进行协作活动的群体中获得多重的自我形象。

博弈阶段(4 岁以后)。儿童已经具备扮演"普遍他人"的能力,并且能够从多个重要他人的角度来看待自己。儿童逐步把周围人的期望、社会价值和目标加以内化,努力扮演社会所认可的角色来获得相应反应。也就是说,儿童可以通过想象别人会如何看待他的行为而采取行动。

(3)哈特的自我意识发展阶段论

哈特(Harter)将婴幼儿的自我意识发展分为五个阶段:

第一阶段:5 个月至 8 个月。婴儿将自己与客观事物混为一谈,玩弄自己的手、脚,就像玩弄一件玩具一样。他们并没有意识到自己与他人的区别,在照镜子的时候并不会意识到镜子里的人是自己。这一阶段婴儿尚未产生自我意识。

第二阶段:9 个月至 12 个月。婴儿在观察镜像时,会以自己的动作引起镜像的动作。

这一阶段的婴儿产生了对于自己是活动主体的认识,初步产生主体我。

第三阶段:12 个月至 15 个月。幼儿可以区分自己与他人的活动,对于自己和镜像的关系有清晰的认识,主体我进一步发展。

第四阶段:15 个月至 18 个月。幼儿开始可以将自己作为客体来认识,认识到客体的特征来自主体特征。客体我得以发展。

第五阶段:18 个月至 24 个月。幼儿能够使用人称代词表示自我和他人。表明具有明确的客体我。

知识拓展

主体我和客体我的发育进程

表 10－2　主体我和客体我的发育进程

年龄(月)	阶段及主要标志	表现
5～8	尚未形成自我意识	婴儿显示出对镜像的兴趣,注视它、接近它、抚摸它、微笑并咿呀作语。但是对自己的镜像和他人的镜像反应没有区别,说明并未认识到镜像是自己的反映,更不会意识到自己与他人的差别,也没有认识到自己是独立存在的个体。因此,该阶段婴儿还没有形成自我意识
8～12	初步主体自我形成	婴儿显示了对自己作为活动主体的认识。表现为愿意以自己的动作引起镜像中的动作。他们主动地引起自身动作,以引发镜像动作与之匹配,表明婴儿产生了对自己作为活动主体的认识。该阶段产生了初步的主体我
12～15	主体我明确发展	幼儿已能区分由自己做出的活动与他人所做活动的区别,对自己镜像与自己的活动之间的关联有清晰的认识,说明幼儿已经会将自己与他人分开。主体我得到明确发展
15～18	客体我被意识到	幼儿开始把自己作为客体来看待。表现在对客体特征与主体特征的联系上,认识到客体特征来自主体特征,对主体的某些特征有了稳定的认识,反映了在客体水平上的自我意识
18～24	客体我明确形成	幼儿已具有了用语言标示自我的能力,如使用代词(我、你)标示自我与他人。幼儿在此年龄已能意识到自己的独特特征,能从客体(照片)中认识自己,用言语表达自己。表明已具有明确的客体我

(引自:桑标.儿童发展[M].上海:华东师范大学出版社,2014.)

（三）自我意识发展的影响因素

自我意识是在个体与社会环境的相互作用的动态过程中形成的比较稳定的心理结构。

自我意识的形成和发展受很多因素的影响。对个体而言,个体自身因素、同伴关系因素、环境因素(如家庭环境、学校环境和社会环境等),都在自我意识的发展中起着非常重要的作用。

1. 个体自身因素

（1）宫内环境

子宫为胎儿提供了最早的发展环境,若孕妇处于忧郁、压抑等应激状态,将引起内分泌系统的相应变化,由此向血液中释放某种化学物质,从而对胎儿产生影响。国外学者的研究发现,母亲在怀孕期间过度忧伤会造就烦躁不安的婴儿。

（2）疾病因素

近年来,疾病对儿童自我意识的影响越来越引起重视。对多动症患儿自我意识的研究表明,多动症儿童的学校自我意识、个人自我意识、社会自我意识及总体自我意识均低于正常儿童。

研究发现,精神分裂症儿童自我意识量表总分及其他各分量表上的得分低于正常儿童,存在社会适应能力差和自信心低、不合群等问题。邱瑞荣等研究显示,单纯肥胖儿童有自我意识受损,自我评价低,比正常体重儿童有更多的焦虑,幸福和满足感差。可见外表异常的儿童自我意识低,存在社会适应能力差和自信心低、不合群等问题。还有一项调查发现,学习障碍儿童的各因子及总分均较低。提示在积极治疗疾病的同时应注重心理健康,关键是早期干预,矫治情绪问题,以保证儿童的健康成长。

（3）认知发展水平

自我意识随着认知经验的发展不断完善,认知水平使儿童具备发展成熟自我概念的可能性。自我识别能力为自我意识的形成奠定基础。言语能力帮助儿童建构牢固的"自我"和"他人"的概念,逐渐理解行为模式的特点以及倾向性,形成具体的自我描述。

学龄儿童的认知能力已比较完善,能从自己的行为规律中总结出一些恒定特质,考虑人和环境之间复杂的互动关系,基本形成多维度、多层次的自我概念。

青春期个体通过对自身认知活动的过程和结果进行调节与反馈,不断自我分析、自我调整形成的认知水平,发展出成熟的自我概念。研究表明,精神发育迟缓儿童只有在心理年龄达到18～20月时,才能发展出自我识别能力。

2. 同伴关系

同伴在儿童人格的形成和发展中有着不可忽视的影响力。一个人只有在与同龄人交往中心理上才能更好地走向成熟。

随年龄增长,儿童会寻求更多他人对自己的看法,与自身体验相结合,形成不同水平的自我概念。对于学龄儿童,同伴的看法比父母更重要。人有被同类赞赏的本能倾向,如果未得到足够的关注,就可能对自我价值产生疑问。同伴关系为儿童进一步理解社会规则和社会角色构建了基本框架。约初中阶段被群体孤立的体验将导致自卑感,被拒绝或交往退缩的儿童因与同伴积极交往的机会有限,发展受到明显影响。研究表明,学校中遭受同伴欺负的次数与儿童自我概念水平呈显著负相关。

幼儿期和青春期是一个人际互动的高峰时期。儿童会依据同伴的看法和反应反观自己,重新定义自己、评价自己。在与同伴相互作用中,儿童获得自己如何被他人知觉的信息,在此基础上,不断地认识自我和评价自我,使自我概念获得发展。个体在同辈中的地位、所扮演的角色及游戏活动中交往的能力、情感体验均影响自我意识的发展。

研究表明,在与同伴交往中,受到同伴的关心或欢迎,会有利于形成积极的自我评价。在此基础上,促使自我概念获得良性发展。

3. 家庭因素

自我意识的发展受家庭环境影响。家庭环境是指家庭的物质生活条件、社会地位、家庭成员之间的关系及家庭成员的言语、行为及感情的总和。儿童在亲子的良好交往互动作用中产生安全感,把在家庭环境中习得的人际交往方式、伦理规范扩展运用到社会环境上,迅速发展与其他人的关系,促进自我意识的发展。

研究表明,如果父母在与儿童相处中的情感和关注持积极态度,可以提高儿童的自信心,有利于儿童更好地发展。儿童感觉父母用关怀、奖励、宽容、赞赏、爱护、温暖和高期望的态度来管教他们,他们的自我意识就高。反之,父母离异、分居对儿童自我意识的发展有显著的消极影响,与父母缺乏交流的儿童往往出现自我意识低下的情况。

研究发现,父母对婴儿的行为信号做出持续、敏感的反应,可以帮助婴儿发展出安全的依恋关系,更好地理解自我和社会环境之间的关系,特征识别能力也较高。还有研究显示,温暖、积极的教养方式让儿童感到自己值得被爱,合理期望帮助儿童明确行为准则,根据理性标准评价行为,形成较高的自我概念;粗暴惩罚具有消极作用,低自尊儿童在生活中常有被拒绝、不确定和无助感。与父母冲突,交流少的儿童自尊感低,易出现多种行为问题,得到父母关注和照料的儿童即使生活在单亲家庭仍有较高的自我意识。

4. 学校环境

学校是儿童进入社会的第一个大环境,老师对待学生的态度与方式、师生关系、在校表现和学生学业成绩对学生自我意识的形成与发展也具有非常重要的作用。

在师生交往中,老师对学生行为的评价、情绪反应和行为表现影响着学生对自己的体验和评价,尤其对学生个性发展中的诸多心理因素,如自我意识和自尊心等都起重要的作用。林崇德等研究发现,属于冷漠型和冲突型师生关系的小学生在自我意识发展方面都低于亲密型师生关系的小学生。

5. 社会文化环境

跨文化研究表明,不同社会环境下的自我概念发展并不遵循同一规律。亚洲国家学校的学业压力比美国学校大得多,因此亚洲学生通过学业以外途径获得成就感的机会较少。俄国小学生受到人人平等思想的熏陶,认为各人能力相同,故更注重后天努力的因素。

历史时期也影响青少年同一性发展。当代美国青少年的自我概念在职业选择、性别角色定位和责任感方面比宗教、政治观发展得早,而越战时期,美国年轻人的政治信仰形成迅速。

二、气质发育

气质是儿童在日常生活中对人和不同情境的态度与反应方式,是出生后最早表现出来的一种较为明显而稳定的个性特征,在婴幼儿情绪和社会性发展中具有非常重要的作用。

气质的个体差异源于个体的基本生理结构,与生俱来,无好坏之分,是构成发展中的个性的核心部分。

(一)气质的定义

在日常生活中,可以看到,有的人总是活泼好动、反应灵活;有的人总是安静稳重、反应缓慢;有的人不论做什么事总显得十分急躁,有的人情绪总是那么细腻深刻。人与人在这些心理特性等方面的差异,就是气质的不同。

"气质"这一概念与平常说的"禀性""脾气"相近似,是指个体生来就有的心理活动的动力特征,比如心理过程的强度、心理过程的速度和稳定性、心理活动指向性等特点。心理过程的强度,如情绪体验的强度、意志努力的程度;心理过程的速度和稳定性,如知觉的速度、思维的灵活程度、注意力集中时间的长短;心理活动指向性,如有的人倾向于外部事物,从外界获得新印象,有的人倾向于内心世界,经常体验自己的情绪,分析自己的思想和印象。

(二)气质的特点

气质具有跨情境和跨时间的相对稳定性。

在各种活动中,气质仿佛使人的全部心理活动都染上独特的个人色彩。具有某种气质类型的人,在内容很不同的活动和不同时间里都会显示出同样性质的心理动力特点。例如,一个学生具有安静迟缓的气质特征,这种气质特征会在学习、工作、参加考试、当众演说、体育比赛等各种活动中表现出来。个人的气质特点不依活动的内容为转移,表现出一个人生来就具有的稳定的自然特性。

可以观察到,个体一出生的时候气质特点就已经表现的相对固定,这让研究者推测气质是由生理机制所决定的。有的新生儿爱哭闹,活动量大;有的比较安静,较少啼哭,活动量小。同时,由于成熟和后天环境的影响,在个体生长发育过程中气质也会发生改变。例如,在集体主义的教育下,脾气急躁的人可能变得较能克制自己;行动迟缓的人,可能变得行动迅速起来。因此,一个人的气质具有极大的稳定性,但也有一定的可塑性。

(三)儿童的气质

托马斯(A. Thomas)和切斯(S. Chess)对 133 名婴儿的气质开展了数年的追踪研究。主要考察了被试行为的积极主动程度、日常习惯的规律性、接受陌生人和新情境的准备性、对日常变化的适应性、对感觉刺激的敏感性、反应强度和情绪表现,以及在任务中的意志品质等。

研究显示,大约有 2/3 的儿童可以归类为三种气质模式(参见表 10 - 3):40％的儿童属于"容易型",10％的儿童属于"困难型",15％的儿童属于"慢热型"。还有一些儿童无法归为上述类型中的任何一种,属于"混合型"。

表 10-3　三种气质模式

"容易型"儿童	"困难型"儿童	"慢热型"儿童
情绪温和,强度适中,通常是积极的; 能很好地适应新事物和变化	情绪强烈而且消极,经常大哭、大小; 接受新事物较慢	温和的情绪反应,积极和消极的都有可能; 对新事物和变化适应较慢
很快形成规律性的睡眠和饮食	睡眠和饮食缺乏规律	睡眠和饮食规律介于上述两种儿童表现之间
容易喜欢新食物	接受新食物较慢	对新刺激(第一次遇到的人、地方或情境)表现出温和的消极反应
对陌生人微笑; 容易适应陌生情境; 能承受挫折,不易烦躁; 快速适应新惯例和游戏规则	对陌生人怀疑; 适应陌生情境较慢; 遇到挫折时易怒; 对新惯例适应较慢	在没有压力的情境下,多次重复之后,逐渐喜欢新刺激

（引自:黛安娜·帕帕拉等著.李西营等译.发展心理学:从生命早期到青春期(第 10 版·上册)[M].北京:人民邮电出版社,2013:219.）

（四）气质的体液说

"医学之父"希波克拉底(Hippocrates,公元前 460 年—公元前 370 年)认为,人体内有四种体液:黏液、黑胆汁、黄胆汁、血液,分别产生于心脏(血液)、脑(黏液)、肝脏(黄胆汁)和胃(黑胆汁)。四种体液在人体内的不同比例,形成了四种不同类型的人。罗马医生盖伦(Claudius Galenus,129—199 年)在此观点上进一步划分了气质的类型,提出了最早的气质类型说,将人的气质分为胆汁质、多血质、黏液质和抑郁质。

现代气质理论的体液说仍然使用了盖伦的术语。

多血质心理特征属于敏捷而好动的类型。性格开朗、热情、善于交际,易于适应环境的变化,在工作学习上富有精力而效率高,表现出机敏的工作能力,愿意从事合乎实际的工作,能对工作心驰神往,迅速地把握新事物,在有充分自制能力和纪律性的情况下,会表现出巨大的积极性。兴趣广泛,情感易变,如果工作不顺利,热情可能消失,不安于循规蹈矩的工作,有时轻诺寡信、见异思迁。适合从事与外界打交道、多变、富有刺激和挑战的工作。

胆汁质心理特征属于兴奋而热烈的类型。这种类型的人在言语、面部表情和体态上都给人以热情直爽、善于交际的印象。有理想有抱负,反应迅速、行为果断,表里如一,不愿受人指挥而喜欢指挥别人。这种人一旦认准目标,就希望尽快实现,遇到困难也不折不挠,有魄力,敢负责,往往比较粗心,自制力较差,容易感情用事,比较鲁莽,工作带有明显的周期性,能以较大的热情投身于事业,一旦筋疲力尽,情绪顿时转为沮丧而心灰意冷。适合从事与人打交道、工作内容和环境不断发生变化并且热闹的工作,如导游、推销员、节目主持人、演讲者、外事接待人员、演员、市场调查员等。不适合长期安坐、持久耐心细致的工作。

黏液质又称为安静型,在生活中是一个坚持而稳健的辛勤工作者。这种类型的人行动缓慢而沉着,严格恪守既定的生活秩序和工作制度,不为所谓的动因而分心,一般不做无把握的事。黏液质的人态度持重,交际适度,不作空泛的轻谈,情感上不易激动、不易发脾气,也不易流露情感,能自制,也不常显露自己的才能。其不足是有时做事情不够灵活,不善于转移自己的注意力。惰性使其因循守旧,表现为固定性有余,而灵活性不足。适合稳定的、按部就班、静态的工作,如会计、出纳员、保育员、播音员等。

抑郁质的人沉静而羞涩,敏感,精神上难以承受或大或小的神经紧张。情绪体验的方式较少,但内心体验深刻,不易外露。喜欢独处,交往拘束,或可兴趣爱好少,或可性格孤僻,遇事三思而后行,怯弱、自卑、优柔寡断,外在行为非常迟缓刻板。适合安静细致的工作,如校对、排版、化验员等。

知识拓展

高级神经活动类型与气质类型

生理学家巴甫洛夫认为,人的气质是由人的高级神经活动类型决定的。大脑皮层的基本神经过程有强度、平衡性和灵活性三种基本特性。

神经过程的强度是指神经系统兴奋与抑制的能力,兴奋与抑制能力强,其神经活动类型就是强型;兴奋与抑制能力弱,其神经活动就是弱型。平衡性是指兴奋与抑制能力的相对强弱。根据神经活动的平衡性,可以将强型又分为两类:如果兴奋与抑制的能力基本接近,就是平衡型;兴奋能力明显高于抑制能力,就是不平衡型。灵活性是指兴奋与抑制之间相互转换的速度。

根据个体的高级神经活动的类型,将气质分为兴奋型、活泼型、安静型和抑制型(见表10-4),与气质的体液说有异曲同工之处。

表10-4　高级神经活动类型与气质类型

高级神经活动过程	高级神经活动类型	气质类型
强、不平衡	兴奋型	胆汁质
强、平衡、灵活	活泼型	多血质
强、平衡、不灵活	安静型	黏液质
弱	抑制型	抑郁质

三、交往能力发育

人是社会性的动物。社会功能发展植根于天性和交往能力发育。当婴儿与他人——通常是父母形成情感联系时,一边发展着自己的自我意识和气质,一边发展对他人的意识。这些早期的社会功能发展将为未来与父母、同伴以及老师等建立关系打下基础。

（一）儿童期

1. 亲子关系

亲子关系在广义上指家庭中父母与自己的孩子之间的交往活动,而狭义上则指以血缘和共同生活为基础,以抚养、教养、赡养为基本内容的物质交往和精神交往的总和。在亲子关系中,父母向儿童传授社会知识、道德准则、行为习惯和交往技能,也为婴幼儿提供了练习社交技能的机会,并在其中给予大量引导、纠正或强化。在这种关系中,最早出现也最为重要的是依恋。依恋是儿童早期生活中最重要的社会关系,也是个体社会性发展的开端和组成部分。研究表明,早期安全的依恋关系有利于儿童身心的健康发展以及社会化顺利进行,并直接影响到个体成长过程中的人际完善。

（1）依恋的概念

依恋是在儿童及照看者之间形成的一种正性的、互惠的、持续的情感联结。当儿童体验到对特定的人有所依恋时,和他们在一起便能使儿童感到愉快。在儿童难过时,只要他们出现,儿童便会得到安慰。对儿童而言,依恋具有适应性的价值,婴儿和父母先天具有的相互依恋的情绪,使得婴儿更容易获得确保他们生存的心理和生理需要的满足。

（2）依恋的形成

依恋行为是与生俱来的。依恋的形成主要建立在婴儿安全需求的基础上。养育条件的存在是依恋形成的首要前提,情绪的发展和认知机能的提高是依恋形成的基础。婴儿一般在6～8个月时开始对周围发生兴趣,害怕陌生物和高处,分辨表扬和批评的表情和声音,产生明显的依恋行为,见到母亲或熟人主动招呼,做出要抱的姿势,这阶段分离焦虑和陌生人焦虑的出现是依恋形成的标志。分离焦虑是指儿童因与照看者分离而引起的焦虑、不安、或不愉快的情绪反应。陌生人焦虑是指儿童由于陌生人的突然出现而产生的某种程度上的恐惧、紧张或不愉快的情绪反应。通常发生在儿童出生后6个月左右,8～12个月达到高峰,15个月后逐渐消失。

（3）依恋的发展阶段

依恋的发展过程(见表10-5)可以分为无差别的社会反应阶段、有差别的社会反应阶段、特殊情感联结阶段、伙伴关系阶段这四个阶段。

第一阶段:无差别的社会反应阶段是前依恋期。大约出现在出生～两三个月时。以婴儿所发出的各种信号的发展为标志。出生起,婴儿开始用哭泣信号来发动与他人的联系。第二个月开始用微笑来进行联系。这时的婴儿对所有人的反应都是一样的,缺乏辨别不同个体的能力。所有人与婴儿接触,如拥抱、与他说话,都能引起他兴奋。婴儿还没有形成对特定个体(比如母亲)的偏爱。所以早期联结对婴儿发展可能并没那么重要,但是出生后头几天的紧密联结可能会缓解母亲的焦虑并促成以后更好的亲子交流。

第二阶段:有差别的社会反应阶段是依恋关系的建立期。出现在3～6个月。这时的婴儿对人的反应有了区别和选择,在母亲面前表现出更多的微笑、依偎、接近,在其他熟悉的人面前这种反应则少一些,对陌生人亲昵反应则更少,但是此时的婴儿尚未有怕生的表现。

第三阶段:特殊情感联结阶段是依恋关系确立期。出现在6个月～3岁。这时的儿童开始对母亲依恋,出现分离焦虑。母亲离开时,儿童通过哭喊表示抗议。母亲在时,可

6

以安心地玩耍,探索新环境,将母亲周围作为安全基地。同时,儿童出现怕生现象,对陌生人表现出明显的警惕、戒备和退缩。

第四阶段:伙伴关系阶段是依恋关系成熟期。3 岁以后,儿童可以理解分离的原因,能够容忍与母亲之间的距离逐渐加大,可以越来越主动地探索周围世界,并且开始逐渐善于与同伴和陌生人进行交往。

表 10-5　亲子关系发育过程

年龄	亲子交往/依恋
0～1 个月	前依恋期:用哭声唤起别人的注意,随后用微笑、注视和咿呀语同成人进行交流,使成人与婴儿的关系更亲近,对于前去安慰他的成人没有选择(无差别的依恋阶段)
2 至 6～8 个月	依恋建立期。能对熟人和陌生人做出不同的反应,能区分出最亲近的人,对熟悉的人有特殊友好的关系,并特别愿意与之接近,仍能够接受陌生人的注意和关照,也能忍耐同父母的暂时分离,依恋尚在形成中
6～8 至 24 个月	依恋关系明确期:对熟人的偏爱变得更强烈,并出现"分离焦虑"和"陌生焦虑",可以去主动接近人和主动探索环境,同时把母亲或看护人作为一个"安全基地",从此出发,去探索周围世界; 12～18 个月时,出现多重依恋;18 个月时很少特定依恋; 18～24 个月多重依恋且较能适应陌生环境
24 个月	安全型依恋幼儿表现出更好的问题解决能力; 已拥有对依恋对象持续反应的系统,能更好地理解父母的行为,洞悉父母的情感与动机,预测父母的行为
24～36 个月	较能适应分离; 在陌生人身边会悲伤

(4) 依恋的类型

通过在陌生情境和婴幼儿家中的观察,美国心理学家爱因斯沃斯(Mary Dinsmore Salter Ainsworth,1913—1999 年)等人在研究中划分了婴儿的依恋类型,分别是安全型依恋(60%～70%)、回避型依恋(15%～25%)、抵抗型依恋(即矛盾型依恋,10%～15%)。

安全型依恋的婴幼儿当母亲在场的时候急于探索游戏室。但母亲离去时表现出不安。当母亲回来时,会主动发起与母亲的互动,寻求与母亲的身体接触,很快从不安中平静下来,接着开始探索行为。对陌生人表现出不同程度的警觉与怕生,但有时也能试图接近并向陌生人表示友好。

回避型依恋的婴幼儿和母亲进入游戏室后立即开始玩耍,没有注意或很少注意到母亲的离去,在母亲离去后仍能继续玩耍。母亲回来时,表现出对母亲的回避行为,不注视母亲,而是寻找玩具。对待陌生人甚至比对待母亲的回避还少一些。

矛盾型的婴幼儿一进入游戏室就表现出"痛苦",对新奇环境相对没有兴趣。整个过程都担心着母亲的去向,母亲离开后十分沮丧,母亲回来时表现出矛盾行为,即寻求接触与接触抗拒,不容易平静下来,整个过程都表现出不安和痛苦。对陌生人不主动接近,社会适应上表现消极。

>>>>>>

其他的研究认为,还有第四种依恋类型——混乱依恋型,是一种最不安全的依恋类型。在陌生情境下,其行为表现为杂乱无章,缺乏目的性、组织性、前后不连贯。如向陌生人求助,当母亲回来时非常高兴,但又转身离开。在这种依恋类型中,前述三种类型的依恋行为非常复杂地结合起来。

知识拓展

反应性依恋障碍

反应性依恋障碍(reactive attachment disorder,RAD)是指儿童发展显著受阻并在大多数环境中表现出不相适宜的人际互动方式,病理性照顾是其主要致病因素,包括"去抑制"型和"抑制"型两种基本类型。

DSM-5中关于RAD的诊断标准如下:

A. 明显受干扰的模式和不能发展出相适宜的依恋行为,在5岁前很明显。儿童表现出几乎不或最低限度地向依恋人物寻求安慰、支持、保护和照顾。障碍作为一种持续性的抑制,情感退缩模式,几乎不或最低限度地直接向成年照顾者表现出依恋行为:

1. 当痛苦时几乎不或最低限度地寻求安慰;

2. 当痛苦时几乎不或最低限度地对所提供的安慰做出反应。

B. 持续受干扰的社会和情绪至少表现以下2个特征:

1. 对他人相当缺乏社会和情绪回应;

2. 积极情感有限;

3. 不能解释的易怒、伤心或在明显没有威胁存在时表现出的恐惧。

C. 病理性照顾至少包括以下一点:

1. 持续的忽视儿童寻求安慰、刺激和情感的情绪需求;

2. 持续忽视儿童的基本生理需求;

3. 重复地变化重要照顾者从而妨碍了稳定依恋的形成;

4. 在诸如福利院等非常规环境中的养育增加了限制形成选择性依恋的几率。

D. 不适合孤独症谱系障碍的样本范围。

E. 假定标准A中的受干扰行为主要来自标准C中的病理性照顾。

F. 儿童至少要发展到9个月大。

2. 同伴关系

同伴关系是儿童在早期生活中除亲子关系之外的又一重要的社会关系。随着婴幼儿的发展,与同伴的交往时间和交往数量越来越多,同伴在儿童发展中的作用也越来越大,影响着个性、社会性的发展。研究发现,同伴关系是儿童获得自尊、社会化能力和学业成绩的前提,并可以在一定程度上弥补儿童在家庭中所不能学到的技能。同伴关系对儿童的心理健康及认知发展均起着十分重要的作用。

同伴关系类型可以分为受欢迎型、被拒绝型、被忽视型和一般型。被拒绝和被忽视儿童属于社交劣势儿童。他们在认知、行为和情感方面或多或少存在适应障碍。有研究认为,在社会信息加工方式上有缺陷或偏差的儿童在同伴关系上会遇到困难,进而会得到同伴的消极评价。在情绪情感上,被拒绝的儿童通常性子急、脾气大、易冲动;被忽视的儿童则常处于焦虑、恐惧状态,体会不到同伴交往的愉快感。

（1）婴幼儿期

婴幼儿的同伴关系的发展(见表 10-6)一般分为三个阶段。第一,以客体为中心阶段(6 个月～1 岁):儿童之间使用直接的表情和动作进行交往;第二,简单交往阶段(1～1.5 岁):儿童之间的交往行为就是社交指向行为;第三,互补性交往阶段(1.5～2.5 岁):儿童之间的交往内容和形式更为复杂。

表 10-6 婴幼儿同伴关系发育过程

年龄(月)	同伴交往
6～8	6 月～1 岁以客体为中心阶段,婴儿直接用表情和动作进行交往,而对方常常也模仿这种方式将信息返回
9	彼此注视的时间越来越长,微笑、手指动作常常会得到其游戏伙伴适宜的连续的反应和模仿(真正意义上的同伴交往)
18	开始能与同伴协调互动,互相模仿,将模仿行动变成社会性游戏时,会注视同伴并对其微笑
18～24	能从镜子中认出自己并能区分照片中的自己和其他幼儿之后,与同伴互动的行动开始较具有目的性、合作性和互补性; 12～24 个月时同龄幼儿间的相互作用多以奔跑、蹦跳、追逐或敲击玩具中的相互模仿形式出现
24	会注意其他幼儿的活动,有时也会试图调控同伴的行为; 相当自我中心; 开始扮演互补的角色,偶尔也会合作

（2）学龄前期至青春期

友谊是和亲近的同伴建立起来的亲密关系。在婴幼儿期同伴交往的基础上,儿童进入幼儿园和学校后,在与同学的交往中开始建立友谊关系,同时逐步对友谊这种特殊的人际关系产生理解。塞尔曼(Selman,R. L)等人通过研究,提出儿童友谊发展的几个阶段:

一是 3 岁左右,称为零友谊阶段。儿童之间的关系为短暂的游戏伙伴关系。还不能称之为友谊。

二是 4～9 岁,称为单向帮助阶段。儿童之间的关系建立在单向帮助的基础上。

三是 6～12 岁,称为双向但不可共患难的合作阶段。儿童之间的关系仍然是功利性的。

四是 9～15 岁,称为亲密的共同关系阶段。儿童以共同双方的利益为目的建立友谊,双方之间能够倾诉秘密,共同讨论,制定计划,互相帮助,共同解决问题。这一阶段的友谊具有独占性和排他性。

五是 16 岁以后,个体身心发展不断成熟,这时进入友谊发展最高阶段。表现为儿童可以认识到友谊既是一种需要又是一种义务,友谊建立在相互信任和尊敬的基础上,能区分并建立多种不同的友谊,如熟人、同学以及亲密朋友等。

3. 师生关系

随着儿童年龄的增长,除了与父母和同伴的交往会影响其社会交往技能,学校中的师生关系也逐步成为一种重要的人际关系。在幼儿园,教师通过直接教导、言行榜样等与儿童互动,儿童根据教师的奖惩、强化而调整自己的行为。绝大多数儿童刚入学时都对老师充满敬佩和崇拜,认为老师讲的所有内容都是有道理的,比家长更有权威性,应绝对服从,即使家长指出老师的错误,儿童也认为不能违反。但是到了中、高年级,儿童不再无条件地服从、信任老师,而是开始评价老师。

美国心理学家罗森塔尔(Robert Rosenthal)开展过一项著名的研究,用以说明学校中的师生关系对于儿童发展的影响。罗森塔尔及其助手找到一个学校,从校方手中得到一份全体学生的名单。在经过抽样后,他们向学校提供一些学生名单,并且告诉校方这些学生在他们的测验中表现出了很高的天赋,只不过尚未在学习中表现出来。实际上这些学生的名单是从全体学生名单中随意抽取出来的。但是,有趣的是,在期末测试中,这些学生的学习成绩真的比其他学生高出很多,而且在兴趣、品行、师生关系等方面也都有了很大的变化。这一研究发现后来被称为罗森塔尔效应(Robert Rosenthal Effect)。为何会产生这样的结果呢?罗森塔尔认为,他们煞有介事的测验,使得教师确信这些学生是有发展潜力的,从而激发了教师的情感,坚定了教师对这些学生发展的信心,以至于教师在日常的教育教学活动中,总会情不自禁地给予这些学生某种偏爱,使这些学生在教师关心帮助的厚爱下健康成长,受到鼓舞,增加了自信心,最终将期望变为现实。这种现象说明教师的期望不同,对学生施加的影响也不同。借用希腊神话中皮格马利翁(Pygmalion)因期望而梦想成真的故事,罗森塔尔将这一效应命名为皮格马利翁效应(Pygmalion Effect),亦称"期望效应"。

(二)成人期

1. 青年期

青年人在与外界接触、接受社会教化的过程中,学习知识、积累经验,同时不断调整自己的行为方式,逐渐形成对客观事物稳定的认识和态度,完成社会化的过程,也形成了自己的人格特征。另外,随着自我意识的迅速发展,个体对自身的心理活动、心理品质以及个性特征有了较为明确的认识,并且通过不断的自我调控、自我修养,使自己的人格表现得越来越成熟。

青年人虽然已有能力承担诸多社会责任和义务,但在做出某种决断的时候往往进入一种"暂停"局面,以尽可能地满足避免同一性提前完结的内心需要。随着自我同一性的发展,青年人能按照自己的需要、愿望、能力、爱好同其他人发展关系。此时的人际交往变得更友好、和善和相互尊敬,社会交往表现出两个特点,一是每个人能对有关系的他人发展无条件积极关注;二是能准确地感知他人的思想、情感,这样交往促使个体积极发展社会关系,特别是人际关系,赢得他人的好感与支持,为开创自己事业奠定社会关系的坚实基础。此阶段的亲子关系仍很密切,青年子女往往在经济上还需要父母的接济,需要父母帮助照看孩子,而父母也可以从中体验到一种满足。

2. 中年期

中年期是自我与社会相互作用、自我走上成熟的阶段。在几十年的时间中,个体经历了自我意识的确立、改造、再完善的漫长社会化过程,个性逐步成熟起来,且呈现出独特性,这成熟而独特的个性有助于个体排除干扰、坚定信念。以自己特有的行为方式和态度体系建立人际关系、适应社会环境、完成工作任务及追求自己的人生目标。

在这段时间内,随着自己孩子年龄的增长,亲子关系也发生了相应的变化。子女未成年时,绝大多数与父母生活在一起。父母情感投入与指向在孩子身上占有很大的比例,子女无论在物质上还是精神上都依赖父母,亲子交往时间长、互动频繁,父母对子女起着养育、教导之职,父母对子女的影响大于子女对父母的影响。在孩子离家独立生活以后,中年人抚养下一代的使命基本结束,注意力开始转向配偶或第三代身上。随着年龄的增长,中年人对生命有了更深层次的认识。而自己的生身父母也在逐步变老,看着父母一天天老去,年届古稀,赡养老人的问题又摆在面前。照顾老年人,不仅经济上要承担责任,而且心理上也要承担一定的压力。因为老年人而言,仅有物质生活的保障是不够的,情感交流与沟通也非常重要的。此阶段中年人完整婚姻占大多数,不完整婚姻占少数。随年龄增长,未婚率降低,丧偶率、离婚率上升。未婚率与丧偶率,男性均高于女性。导致中年人婚姻离异的主要原因为:① 感情转移,怀有二心,给予"第三者插足"的机会;② 感情不和,积怨太深,导致婚姻破裂;③ 性生活不协调,长期分居,促使一方或双方处于压抑状态;④ 认知错觉,无故猜疑,造成夫妇互不信任、感情不睦;⑤ 再婚嫁娶,迁就夫妻,往往子女介入而被迫离婚等。

可见,中年期的人际关系表现出一些特点:扮演多重社会角色,人际关系的范围较广泛;在生活中要结交三教九流,因而人际关系的层次显得较复杂;时间长、经历多种类型的人际关系,人际关系的结构较稳定;经历各种成败的考验,人际关系的情感比较深刻;存在着纷扰和内耗,人际关系的交往比较谨慎。

3. 老年期

人格特征主要表现:① 稳定、成熟、可塑性小是老年期人格的主要特点,老年期的人格是其毕生人格发展到连续、成熟和终结,基本人格特质、类型是难以改变的,于是表现出稳定性和顽固性倾向。② 自尊心强、衰老感及希望做出贡献传于后世。随着身心衰退的变化,老年人会产生衰老感,常常被孤独和冷寂的感觉所困扰,于是人格趋于内向性。③ 老年期人格的消极因素主要是自我中心,猜疑多虑,刻板性强,不容易听取反面意见等。

老年期角色发生较大的变化,尤其是在退休之后,其人际关系范围和内容的改变直接影响到生活及身心健康、心理气氛和行为表现。由于身心功能的衰退,活动能力会降低,接触的范围缩小,交往领域也随之缩小。随着时间的推移,人际关系的结构更加稳定,不易改变在感情上更加深刻。其子女多达适婚年龄,于是成家、养儿育女,又进入新一轮的生命循环。子女成家,不管是否与老年人一起生活,都会产生新的特殊关系,如婆(公)媳关系、翁(姑)婿关系。而家庭内最微妙、最难处理的要算婆媳关系。婆媳关系的融洽与否直接影响着整个家庭中其他的人际关系。有效地处理好婆媳关系,不仅有利建立和睦的家庭,而且也有利于老年人的心理适应。此时夫妻虽经历了人生磨难,相濡以沫,经历了生与死的考验,但总有许多因素影响老年夫妻关系。生理上因更年期带来的变化和性生活不和谐等,心理上诸如兴趣、爱好及性格变化等,也有生活中的多种分歧。老年人再婚问题,既受自身心理、观念上的,又受社会舆论方面的和来自子女的阻力等。

知识拓展

婚姻关系的变化

不同时期婚姻生活的特点不同,社会学家把婚后夫妻关系变化划分为 4 个时期:① 热烈期:是新婚燕尔的甜蜜和亲昵阶段;② 矛盾期:夫妻俩各自从原来的家庭中分化出来,开始独立的家庭生活,在生活节奏、经济开支、感情调适、人际交往上出现了较多的矛盾;③ 移情期:以孩子的降生为标志,夫妻双方都会不自觉地将对配偶的爱大部分转移到孩子身上,在强调亲子间纵式联系的中国大陆家庭尤其如此;④ 深沉期:当孩子年龄已大或已独立为成年人,中年夫妇又重把注意力转移到对方身上,夫妻间强烈的依赖感和性亲近,比热烈期更显得深沉、含蓄,情感体验更为深刻。

四、职业发展

(一)青年期

职业是个体人格的延伸,职业选择也被看作是人格的表现。青年人参加工作的过程一般可分为两个阶段,即试验阶段和稳定阶段。为了生存和发展,青年人在社会中总要寻求一个适合自己的职业,这就是择业,且随工作年限的增加工作满意度逐步上升。青年期处于择业的关键期,在择业过程中往往表现出一些共同的心理变化特点,主要表现如下:

(1)理想与现实的矛盾。青年人可能对社会和自我认知不足,可能受家庭或社会不良现象影响,面对择业理想与社会现实相脱节、自我能力与社会需求相脱节,往往表现出明显的自我矛盾,如实现个人价值与社会价值的矛盾、急于求成与缺乏脚踏实地的敬业精神的矛盾、渴望竞争与缺乏勇气的矛盾、自我意识与把握自我的能力不协调等,这些往往阻碍青年人理想的实现,使其在择业理想和现实需要面前感到苦恼和困惑。

(2)情感矛盾。青年期学生毕业后,开始寻求工作,选择职业,即将走上工作岗位的兴奋与紧张不适共存,机遇与挑战同在,面对希望与困难,常常会产生明显的情绪问题,如大多数毕业生都存在着诸如孤独、失落、焦虑、急躁、抑郁等情绪表现。

(3)自我评价矛盾。有些青年人存在自卑心理,在求职择业中过低评价自己,对择业缺乏自信心,过于怯懦、缺乏勇气、不敢竞争,阻碍了自身聪明才智的发挥,屡试屡败,形成恶性循环,导致精神不振、意志消沉、心灵扭曲,甚至产生强迫性行为障碍等严重问题。有些青年人在求职择业中产生了自我评价过高的心理倾向,自我感觉良好、自我估计偏高,择业期望脱离客观实际,往往好高骛远、自命不凡,择业目标和现实之间产生极大反差。

(4)意志的摆动。青年人择业时表现极不稳定。顺境中往往积极进取,勇于克服困难,较好地完成自我推销。而逆境中则多表现为意志衰退、决心动摇,特别是在遭受挫折之后更易产生强烈的自卑心理,悲观失望,甚至出现"自暴自弃"的想法。

(二)中年期

1. 职业适应

人到中年,绝大部分个体,尤其是男性个体,择业基本完成,但对职业是否适应,却有着不同的表现,且有不同的影响因素。

首先,取决于青年期对职业的选择。年轻时择业的满意程度决定其日后对工作的投入量和获得成就的大小。

其次,取决于事业心。并不是所有做出成就的中年人都是年轻时就选择了理想的职业,有的可能当初对职业的满意程度并不高,有的可能是改选新的职业。他们之所以做出了成就,主要还是来自事业心和进取心。

最后,工作中职务的升迁与工作类别变化影响其对职业的适应。中年人在职业中的角色调整往往来自职称或职务的升迁与工作类别的变化等。这一系列的变化,将直接影响到中年人及其家庭的经济来源和收入的多少。

2. 职业适应的影响因素

心理因素。主要是兴趣、事业心、勤奋和能力等。多数中年人对职业都有基本相似的经历和体验,最突出的是工作压力大。而兴趣、事业心、勤奋和能力等水平对其职业的影响情况大相径庭。事实上智力与非智力因素对职业适应也是非常重要的。

社会因素。"天时""地利""人和"也是影响职业适应的重要条件。机遇好的人,往往对职业的满意度也高。一般而言,"天时""地利"等条件难以改变,而"人和",即人际关系,在一定程度上可通过自身的努力去改善。建立良好的人际关系对职业适应和事业成功的取得是十分重要的。

第二节　社会功能发育评定

一、评定内容及方法

随着个体社会功能发育日益受到医学、心理和教育研究者的重视,自我意识、依恋、气质以及同伴关系等对于个体良好品德形成、积极个性培养、心理健康的促进以及智力发展等方面所起的作用等主题受到越来越广泛的研究,因此自我意识、依恋、气质以及同伴关系等也是社会功能发育评定的主要内容。评定更多地会采用量表来进行。

二、常用的评定量表

(一)自我意识的评定

由于研究者对于自我意识的概念定义各有偏重,因此对它进行测量的工具也较多。国外自我意识的测量量表大体可以分为5种:笼统的自我意识量表、单维结构自我意识量表、差异性自我意识量表、多侧面等级自我意识量表和平均权重自我意识量表等。

目前较为常用的有 Piers-Harris 儿童自我意识量表(children's self-consciousness scale,PHCSS)。该量表是美国心理学家皮尔斯(Piers)及哈里斯(Harris)于1969年编制,1974年修订,用于评定儿童自尊和自我评价程度。2001年中南大学精神卫生研究所苏林雁教授联合国内20多家单位,将此量表进行了标准化并制定了全国常模,现已被用于儿童青少年行为、情绪的研究。PHCSS适用于8~16岁儿童,包括80项选择题,分为6个分量表:行为、智力与在校情况、躯体外貌与属性、焦虑、合群、幸福与满足。该量表采取正性记分的方式,得分高者表明该分量表评价好,即无此类问题。某一分量表得分低,表明存在相应因子这方面问题。总分得分高者表明该儿童自我意识水平高。

我国学者经过几十年的研究也编制了自己的量表,包括魏运华的儿童自尊量表、黄希庭等人编制的青年学业自我价值感量表。

(二)婴幼儿气质的评定

1. Carey 儿童气质系列问卷

Carey 儿童气质系列问卷是评定婴儿气质的常用工具。其中的婴儿气质问卷修订版(revision of the infant temperament questionnaire,RITQ)适用于4个月~1岁婴儿,由主要抚养人根据婴儿最近4~6周的行为表现填写。问卷包括95个条目,分为活动水平、节律性、趋避性、适应性、反应强度、心境、持久性、注意分散、反应阈9个分量表。每个项目采用1~6级评分制,根据分量表得分的不同组合,将婴儿分成易养型、中间型、缓慢型和难养型4种气质类型。

2. 中国婴儿气质量表和中国幼儿气质量表

国内编制的婴幼儿气质量表主要分为中国婴儿气质量表(CITS,用于4~8个月)和中国幼儿气质量表(CTTS,用于1~3岁)。CITS 和 CTTS 气质维度共有9个:即活动水平、节律性、趋避性、适应性、反应强度、心境特点、持久性、注意分散、反应阈。根据9个气质维度的得分情况,将儿童气质分为5个类型:易养型(E型)、难养型(D型)、启动缓慢型(S型)、中间偏易型(I-E型);中间偏难型(I-D型)。该类量表采用问卷法进行。由最初了解孩子的家长和抚养人填写,按照"几乎从不""极少发生""不常见""常见""很常见"5个等级评分,然后由专业人员根据九个维度的得分进行统计、记分,每个气质维度由8~12个项目组成,最后由评定者划分出气质类型。

在使用父母评估儿童气质的方法时应注意,父母评估往往存在信度风险,即多次评定的结果往往不一致,缺乏稳定性。这一方面是由于父母所依据的标准有变化的可能,另一方面是由于父母和观察者存在相互的视角偏见。因此,将多种方法结合起来对婴幼儿气质进行评定是日常研究中追求精确性的惯用手段。

(三)依恋的评定

1. 幼儿依恋测试卡片

沃特斯(Waters)和迪恩(Deane)于1985年编制幼儿依恋测试卡片(attachment qsort,AQS),我国的邹泓教授于1994年引进并修订形成中国版幼儿依恋测试卡片。测试包括90个条目,用来评价儿童在日常生活中的情况,涉及儿童社会性、依赖性和依恋安全性。本套卡片由儿童父母操作,每个被试的儿童会得到一组原始分数,然后将原始分数与中国儿童依恋安全性指标进行相关分析,得出相关系数即为该儿童的依恋安全性得分。选择同时期正常儿童依恋相关系数的第33百分位数作为分界点,依恋分数高于该百分位者为安全型依恋,反之为不安全型依恋。

2."陌生情境"技术

美国心理学家爱因斯沃斯于 1978 年首次提出"陌生情境"(strange situation)技术,该方法目前广泛应用于评价依恋的类型,是一种在有控制的实验室情境中测量儿童依恋行为的技术,通过在实验室设置一种类似于儿童日常生活的典型情境——陌生情境观察儿童在此情境中的反应,从而判断其依恋关系的现状与特点、性质与类型,并对其未来人际关系发展做出可能的推测。

该实验中有 3 人参与,即母亲、婴儿、陌生人,设置的情境是对于母亲与婴儿均陌生的情境,经过布置,使人感到舒适、自在,就像在婴儿的游戏室里。房间一边有一面单项玻璃,研究者可以从这里观察房间内的一切情况。母亲可意识到这块玻璃及其后面的观察者,但婴儿却不知道,因而婴儿的行为应不受观察者的影响。研究过程包括引起婴儿的依恋行为,观察婴儿与母亲在分离前后的相互作用,以及婴儿独自时或与陌生人在一起时的反应,记录婴儿对母亲和对陌生人反应的异同。陌生情境法的标准操作程序包括 8 个步骤,见表 10 - 7。

表 10 - 7 陌生情境技术实施步骤

顺序	出现的人物	持续时间	动作行为	观察的依恋行为
1	母亲、婴儿、实验员	30 秒	实验员将母子二人领入,随机离开	
2	母亲、婴儿	3 分钟	母亲坐在椅子上,婴儿自己探索环境,婴儿游戏时,母亲坐在旁边看	母亲作为安全基地
3	母亲、婴儿、陌生人	3 分钟	陌生人进入房间,第 1 分钟沉默,第 2 分钟与母亲交流,第 3 分钟接近婴儿	对陌生人的反应
4	陌生人、婴儿	3 分钟或更短	母亲悄悄离开房间,婴儿首次与母亲分离,只有陌生人与婴儿在一起,若婴儿焦虑不安,陌生人前去安慰	分离焦虑
5	母亲、婴儿	3 分钟或更长	母亲回来,首次重聚,陌生人离开,如必要,母亲安慰婴儿,或引导婴儿游戏	对团聚的反应
6	婴儿	3 分钟或更短	母亲离开婴儿,让婴儿独自在房间	分离焦虑
7	陌生人、婴儿	3 分钟或更短	陌生人进入,引导婴儿游戏,必要时安慰	陌生人安慰婴儿的能力
8	母亲、婴儿	3 分钟	第二次重聚,母亲进入房间,必要时安慰婴儿,引导婴儿游戏,陌生人离开	对团聚的反应

注:关于持续时间的长或短:如果婴儿极其压抑,则缩短该步骤时间;如果婴儿需较长时间才能开始游戏,则加长该步骤时间

依据陌生情境法的测定结果,将依恋划分为安全型、不安全-回避型、不安全-拒绝型。各类儿童在陌生情境中表现出与其依恋类型相应的行为,其中安全型在总体上表现为舒适安全,不安全-回避型儿童在人际关系中表现得淡漠疏远,不安全-拒绝型儿童常陷于行为的矛盾与冲突中。

陌生情境法的产生极大地推动了有关依恋的研究,被看作研究儿童社会情感发展最有力、最有效的方法。陌生情境法将儿童的生活高度浓缩在短暂的约 20 分钟内。这种浓缩,加上陌生环境,使儿童比在家中更易产生焦虑或压抑反应。由于与真实的家庭情境相似,因而被认为是评价儿童依恋的可靠技术。不仅为依恋的分类提供了实验依据,促进了人们对依恋的具体特性及其本质的理解,而且为人们研究儿童早期社会性发展的影响因素及儿童成长环境的实际控制创造了有利条件。

(四)同伴关系的评定

同伴提名法是评定同伴关系的常用方法,基本实施方法是:让被试根据某种心理品质或行为特征的描述,从同伴团体中找出最符合这些描述特征的人来。

比如,研究者以"喜欢"或"不喜欢"为标准,让儿童说出班上他最喜欢或最不喜欢的三个小朋友,然后对研究结果进行一定的技术处理,并做出解释。同伴提名法测量的基本原理认为,儿童同伴之间的相互选择,反映着他们之间心理上的联系。肯定的选择意味着接纳,否定的选择意味着排斥。一个人在积极标准(如喜欢)上被同伴提名次数越多,就说明他被同伴接纳的程度越高;反之,一个人在消极标准(如不喜欢)上被同伴提名越多,就说明他被同伴排斥的程度越高。

(五)适应行为量表

美国智力低下协会(American Association on Mental Deficiency,AAMD;现已更名为美国智力与发展障碍协会,AAIDD)将适应行为定义为个体适应自然和社会环境的有效性,以后又进一步明确为个人独立处理日常生活与承担社会责任达到他的年龄和所处社会文化条件所期望的程度。目前用于适应行为评价的量表主要有以下两个量表:

1. 婴儿-初中学生社会生活能力量表

该量表包括独立生活能力、运动能力、职业能力、沟通能力、社会化、自我管理 6 个领域,共 132 个项目,适用于 6 个月至 14 岁儿童。

2. 文兰适应行为量表

文兰适应行为量表(Vineland adaptive behavior scale,VABS)包括一般、饮食、穿着、运动、作业、自我指导、社会化及实际能力 8 个行为领域,适用于 0～30 岁,以儿童为主。

(六)孤独症谱系障碍的评定

常用克氏孤独症行为量表(Clancy autism behavior scale,CABS)及孤独症儿童行为检查表(autism behavior chechklist,ABC)分析儿童孤独症谱系障碍,有助于早期诊断孤独症谱系障碍,帮助医生准确评估患儿的行为及心理障碍。根据患儿具体情况,采取个体化、针对性的干预措施,提高患儿的生活质量。

1. 克氏孤独症行为量表

克氏孤独症行为量表是 1969 年由美国克兰西(Clancy)等编制,共 14 个项目,取 7 分为划分点能有效区分孤独症谱系障碍儿童和正常儿童。1983 年台湾学者谢清芬等对该量表进行修订,将原来的二分法修改为"从不""偶尔""经常",分别记为 0、1、2 分 3 种反应强度,并认为总分≥14 分为初步筛选孤独症谱系障碍的标准。该量表为国内外使用较多的孤独症谱系障碍筛查诊断量表之一,对孤独症谱系障碍的诊断敏感度高,且反映常见的行为问题,与临床诊断符合率达 95%,可作为诊断孤独症谱系障碍的重要依据。

量表由家长填写,该量表共设 14 项行为表现,每项根据表现的程度及频率分"从不""偶尔""经常",分别记为 0、1、2 分,分数的高低表明疾病的严重程度,将儿童的总分数分为 3 组:<14 分、14~20 分、≥21 分,总分大于 14 且"从不"项目 3 项以下,"经常"项目 6 项以上,可被诊断为孤独症谱系障碍。

2. ABC 量表分析

ABC 量表在 1989 年被引进我国,采用问卷形式,由家长或与儿童一起生活两周以上的人填写,10~15 分钟即可完成,信度、效度均较好。量表共 5 个因子,57 个项目,分别为感觉(S)9 项,交往(R)12 项,躯体运动(B)12 项,语言(L)13 项,生活自理(V)11 项,按其在量表中的负荷大小分别记为 1、2、3、4 分,各项评分相加得总分。≥72 分为确定诊断,56~71 分为可疑诊断,<56 分,排除诊断。

能力测验

思考题

1. 入小学前儿童自我意识发展有哪些特点?
2. 简述儿童的气质模式,并思考不同气质模式的养育方法。
3. 简述罗森塔尔效应在培养儿童主动性中的应用。

第十一章 游戏与儿童发育

案例引导

小明,男,6岁,中度智力障碍,胆小害羞,不会与人打招呼,对于别人的提问经常只回答:"我不会。"可行走,但不会跑、跳,偶尔摔倒,生活基本依赖家人照顾,喜欢球但不会拍球等活动。家长求助康复机构,希望可以帮助孩子提高活动能力和自理能力,争取将来可以独立安全生活。

思考:

1. 游戏在儿童的发育中是必须的吗?
2. 不同年龄段的儿童喜欢的游戏一样吗?
3. 智力障碍儿童的一般游戏表现是怎样的?

知识导图

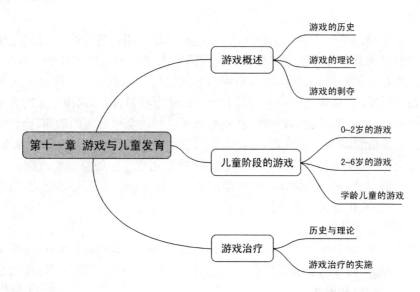

学习目标

1. 掌握适合不同年龄段儿童的游戏。
2. 熟悉游戏和游戏治疗的理论与区别、游戏治疗开展的方法。
3. 了解游戏和游戏治疗的历史、各游戏治疗流派的理论与发展、游戏的剥夺。

第一节 游戏概述

游戏是儿童生长发育过程中所特有的一种行为,儿童天生喜欢游戏,他们在游戏中表现出无与伦比的专注力、想象力和创造力,几乎儿童的各项技能都能在游戏的过程中不断发展和成熟起来。而游戏是从何而来,如何在儿童发育的过程中扮演重要角色,游戏治疗又该如何开展? 本章将对这些内容进行讲解。

一、游戏的历史

游戏是生物进化过程中出现的,一种古老的社会文化现象。从生物演化的角度看,游戏的历史甚至比人类的历史更长。人类游戏的起源较为复杂,不同学者对于游戏的起源有着不同的看法。人类学研究认为游戏起源于原始的戏剧、祭祀及生产活动;民俗学认为儿童的游戏是早期风俗习惯的残留;而心理学家则认为儿童的游戏是人类进化史的嬉戏性的再现。

在汉语中,"游戏"一词在战国时期《韩非子·难三》中即已出现:"管仲所谓'言室满室,言堂满堂'者,非特谓游戏饮食之言也,必谓大物也。"但"游戏"一词在其意义的渊源上是从古汉语中的"遊""遨""嬉"等词(字)义发展而来的:"遊"同"游",有流动之意,引申为飘动,有逍遥、优游之意;与现代词语系列中"玩""玩耍"等十分相似。我国古代就有"击壤""飞石""打板"等丰富的游戏形式。

游戏自古希腊以来一直是哲学论述的一部分。如柏拉图、苏格拉底、亚里士多德等都有在论著中阐述游戏在塑造儿童和学习未来生活所需要知识上的重要性。竞争、模拟和混沌三种人类存在的路径,为我们思考游戏的形式提供了基础。竞争代表了人类努力去战胜众神带来的挑战,从而衍生出一些具有竞争的体育项目;模拟起源于人们为了表示崇拜而模仿众神的行为,如舞蹈、戏剧等;混沌来源于人们对众神行为的猜测,他们相信把骨头扔到地上也许能读懂神灵的示意,由此出现第三种游戏形式,掷骰子、翻纸牌等。

英国洛克于 1693 年在《教育漫话》中提出游戏是儿童经验的重要组成部分。他认为儿童天生就是游戏者,游戏是童年必要的组成部分。游戏能改善儿童的态度,提高儿童的才能,促进儿童的身体健康。他还第一个详细指出儿童在成人监管下使用专门玩具进行游戏对他们是大有裨益的。

德国席勒(Johann Christoph Friedrich von Schiller,1759—1805 年)认为游戏是一种摆脱了强迫,摆脱了自然力量支配的自由活动,可以消耗儿童过剩精力。但他没有对儿童真实的游戏进行阐释和描述。

德国福禄贝尔(Friedrich Wilhelm August Fröbel,1782—1852 年)受席勒和瑞士裴斯泰洛齐(Johann Heinrich Pestalozzi,1746—1827 年)等的影响,包括游戏思想、教育"遵循自然"等方面,在此基础上,把游戏思想演绎成各种活动,形成了一套游戏课程,将游戏和教育联系起来。

达尔文进化论的出现影响了一大批研究游戏的学者,包括英国斯宾塞(Herbert

Spencer,1820—1903 年)、美国霍尔(Granville Stanley Hall,1844—1924 年)、德国格罗斯(Karl Groos,1861—1946 年)等。斯宾塞重新审视了席勒的精力过剩的游戏学说,修正为达尔文适应理论的心理学版本。霍尔由于对达尔文理论的误读,提出了游戏的"复演论",强调的是适应,并没有反映达尔文进化论的主旨,但提供了一条思考儿童游戏的路径,至今仍影响着多数人的思考路径。格罗斯指出游戏为进化性的适应做出了贡献,把未成熟期的游戏视为练习物种成年期适应性行为的机会,并提出两种他认为有效的游戏,即实验性游戏和社会性游戏。

美国杜威(John Dewey,1859—1952 年)认为除非去做,否则是不可能获得任何印象或观念的,内在驱动、自由选择、交流性的假装是学前儿童的主要教育经验,开展交流的游戏活动是儿童形成观念的途径,民主的价值根植于游戏的选择。

20 世纪三四十年代,研究者们关注游戏兴趣,是因为认识到游戏是了解儿童动力源的窗口。

由此可见,游戏的历史源远流长,游戏与人类行为之间的联系显而易见,游戏活动是人类社会发展中社会客观现实的体现,它蕴含了丰富的社会文化,也随着社会的发展而不断变化着。

二、游戏的理论

虽然在历史上人们很早就有了游戏的存在,也曾有一些专家的著作中出现过零星的论述,但直到 19 世纪后半期才开始有系统的游戏理论的形成。此时比较有代表性的理论有"剩余精力说""前练习说""复演论""松弛说"等。这些理论基本都在人类本性或本能层面去寻找解释,不同程度地解释并说明了游戏这种客观存在又令人困惑的现象,有着明显的生物学色彩。

精神分析学派是现代西方心理学派中一个重要的派别,精神分析学家们首先将游戏应用在了儿童心理问题的治疗当中。认为游戏是一个可供个人支配的自由天地,在游戏中儿童可以想干什么就干什么,想有什么就有什么,满足他们在现实生活中不能得到满足的想法。精神分析学派认为游戏是早期人格形成的重要组成部分,并提出了各自的游戏治疗观点,其中比较有代表性的有安娜·弗洛伊德(Anna Freud,1895—1982 年)和梅兰妮·克莱茵(Melanie Klein,1882—1960 年)的分析性游戏治疗、大卫·莱温(David Levy)的发泄性游戏治疗,以及杰西·塔夫脱(Jesse Taft)的关系性游戏治疗。

认知发展学派的游戏理论形成于儿童游戏研究飞速发展的时代,以瑞士著名心理学家、生物学家 Jean Piaget 为代表的学者们认为游戏是儿童智力活动的一种表现,儿童认知的发展阶段决定了他们不同的游戏方式,从认知活动的本质出发,游戏的特征是"同化"超过了"顺应",是对新的心理机能的练习。他们提出儿童进行的练习性游戏、象征性游戏和规则性游戏,分别与认知发展的感知运动阶段、前运算阶段和具体运算阶段相对应,这种认知发展的游戏理论逐步占据了当代游戏理论的主导地位。

社会文化历史学派的游戏理论是苏联以维果茨基、列昂节夫(Alexei Nikolaevich Leontyev,1903—1979 年)和鲁利亚(Alexander Romanovich Luria,1902—1977 年)为代表的心理学派。该学派强调在成人的教育与引导下,掌握以语言符号系统为载体的社会文化历史经验在儿童心理发展中的重要作用。维果茨基认为一个人从出生到成年的心理发展,是在环境与教育的影响下,在低级心理机能的基础上,逐渐向高级心理机能的转化过程,如婴儿从模仿母亲的表情等到用言语、行为主动地表达自己的想法。还提出在儿童的发展过程中会出现了大量的、超出儿童实际能力的、不能立即实现的愿望,游戏就在这样的情况下发生了。如一个儿童想像鸟儿一样飞翔,强烈的愿望得不到满足时,他可能会挥动双臂快速地跑来跑去,游戏便是在这些愿望的驱使下发生的。因此,维果茨基认为游戏的实质是愿望的满足,这种愿望不是一时的"冲动",而是一种持续时间较长的、概括化的情感倾向。

虽然对于游戏理论的解释可谓百家争鸣,各有不同,但都一致认为游戏是儿童发展所必须、最基础的工作。因此,游戏是儿童成长中必不可少的重要部分,只有通过游戏儿童的各项运动、情绪及社会技能才能更好地建立和形成。

三、游戏的剥夺

游戏的理论研究表明,儿童的发展与游戏有着密不可分的关系,儿童在享受游戏带来快乐的过程中不断成长,更好地认识世界。反之,如果剥夺了儿童游戏的机会,势必对儿童的发展带来诸多不利影响。一些关于杀人犯和酒后驾车致人死亡者的调查研究显示,这些人中约80%以上的人员在童年时期不玩游戏,或者玩一些非正常游戏,如欺辱、虐待、残害动物等。由此可见,参与正常的游戏在儿童健康成长的过程中扮演着尤为重要的角色,它有利于儿童运动、认知、心理等各方面的发展。所以无论出于何种原因都不可以剥夺儿童参与游戏的机会,而应该尽一切可能创造条件让儿童们自然、自由地进行游戏。

第二节 儿童阶段的游戏

一、0～2 岁的游戏

在0～2岁儿童发展期间,新生儿从完全依赖父母或照料者到能够移动身体,到逐步与人形成互动,游戏在其中发挥了十分重要的促进作用。0～2岁是儿童生长发育最快的两年,出生后一年婴儿的体重是出生时的三倍,身高增长也达50%;同时脑部的迅速发育和牙齿的出现也是这一阶段身体发育的重要特征。

随着身体的发育,婴幼儿的动作能力、认知水平也在不断提高,这一阶段的儿童最主要的游戏是操作游戏。1岁以内大部分的儿童第一个游戏都是以自己的身体为对象的,玩自己的舌头、手、脚,用踢和抓来玩耍物品等。他们重复这些动作,享受掌握新动作后的喜悦和兴奋。接下来会尝试更多摆弄玩具的方法,逐渐学会推、拉、敲、按等,在快乐游戏的过程中,婴幼儿的粗大和精细运动功能、认知水平都得到了很好的发展。这个阶段婴幼儿常进行的游戏有照镜子、藏猫猫、纱巾舞、模仿动物等,常选用一些可以发出声音、不同形状、不同质地,且较柔软、安全系数较高的玩具。此阶段游戏应侧重活动性,时间不宜太长,需要注意安全性及在必要的时刻给予个别指导。

二、2～6 岁的游戏

2～6岁对儿童来说是一个发育的黄金时期。粗大运动的发展,使他们可以自如地走、跑、跳,进行攀登、越过障碍物等活动;精细运动能力和小肌肉的运用也更加精确,他们能轻松控制手指的活动,从而进行绘画、写字、弹奏、搭建等游戏活动。言语与词汇也处于快速积累发展中,他们的认知和思考能力也在不断提高,儿童学会了在动作之前先进行思考,对所进行的活动有了一定的目的性和预见性,并初步形成了自己的个性心理特征。

这一阶段儿童大脑皮质的兴奋和抑制过程都有所增强,兴奋机能的增强使儿童觉醒时间延长,睡眠时间相对减少,条件反射建立的速度加快;而抑制机能的增强使儿童能较好地用言语控制自己的行动,对事情的分辨也更加准确,但是思维仍离不开事物的形象。因此他们开始进入以象征性游戏、结构性游戏为主的游戏阶段。儿童开始模仿成人的动作,扮演自己喜欢的角色,甚至用玩偶来代替同伴,满足自身的交往需要。他们开始更喜欢户外的运动游戏,如追赶游戏、球类游戏等。各种拼板、套插、搭建类的结构性游戏也是他们所喜爱的,如玩橡皮泥、搭积木等。此阶段的儿童注意力易受到干扰,较难长时间关注在同一个游戏上,因此应注重观察儿童们的游戏状况,及时提供适当的指导或改变,引导儿童们在游戏中的行为,鼓励他们积极参与到丰富多彩的游戏中。

三、学龄儿童的游戏

学龄期儿童的粗大和精细动作功能进一步发展,他们可以娴熟地单脚跳、攀爬、追赶,还学会了绘画、使用电脑、制作较为复杂的模型等。这阶段的儿童会热衷于各种户外游戏和规则游戏,喜欢跟同伴一起在广场、球场活动,也乐于在体育课或课间参加到一些有规则的游戏中。与学前儿童相比,学龄儿童们可以专心致志在当前的游戏中,且有了选择性思维,懂得何时需要更加专注。

此阶段儿童常进行的游戏较为丰富,仍会对一些复杂的建构游戏产生兴趣,如大型的积木、乐高等组装游戏;还会喜欢创造性游戏,如将珠子等做成漂亮的饰品,利用陶土制作器皿等;同时这阶段儿童由于入学的原因,自由游戏的时间逐步减少,更多进行的是规则性运动游戏,如各种球类活动、跳绳、滑雪等。值得关注的是,打斗游戏在这个阶段也达到了一个高峰,儿童们经常更换角色,进行追击、逃离、摔跤等行为,会在打斗游戏结束后继续开始下一个游戏,而儿童间真正的打斗则不会有角色互换、一起游戏等行为,老师需注意对儿童们间的打斗行为进行区分。

第三节 游戏治疗

儿童对于游戏的喜爱似乎是与生俱来的,在游戏中尽情地表现自我,宣泄不快,达成心中所想而现实暂无法满足的愿望。因此可以说游戏是儿童内心世界的折射,如果想去了解儿童或者帮助特殊儿童,通过了解他们的游戏是一条自然而便捷的途径。

一、历史与理论

通过对游戏的了解,我们知道游戏不仅是儿童的天职,更因为儿童运用语言符号和表述能力的不足,游戏已成了儿童表达内心世界的一种特殊语言方式,也是成人与儿童沟通的最佳手段。心理治疗作为一项帮助成人解除心理障碍的专业方法,在适用于儿童时常常收效甚微,甚至无法实施。因为在对儿童进行心理治疗的过程中,儿童往往没有对心理不适的觉知、主动求助的愿望、希望咨询的动机等。而游戏可以很好地帮助我们去了解儿童的内心世界,并让儿童主动地参与到心理治疗中来,因此游戏成了开展儿童心理治疗的有效手段,游戏治疗也在不断地研究过程中应运而生。

游戏治疗的产生源于对儿童行为心理问题的干预,但最初并非应用在心理健康领域,而是智力障碍儿童研究领域。早在 19 世纪埃德温·塞贡(Edwin Seguin)拓宽了对于智力障碍人群的研究,在美国还为智力障碍的儿童成立了专门的寄宿学校,这些寄宿学校作为教育机构存在,与以往的收容所有所不同,首要目标是教会智力障碍儿童最基本的社会生存技能,然后再送回到自己家中。随后儿童福利事业又开始关注反对虐待儿童等,社会对于儿童心理健康的关注不断提高。

真正以游戏作为交流媒介的心理治疗方法,萌芽于 20 世纪初的儿童精神分析的研究。该学派的创始人西格蒙德·弗洛伊德,第一次将游戏应用在处理儿童的心理问题中,为儿童游戏治疗奠定了基石。随后该学派赫尔姆斯(Hermine von Hug-Hellmuth)架起了精神分析学派和游戏治疗的桥梁;安娜·弗洛伊德和梅兰妮·克莱茵正式拓展了精神分析学派的游戏治疗。安娜强调游戏是一条通道,可以帮助儿童与游戏治疗师间建立正向的情感联结。她在建立这种良好关系的基础上,鼓励儿童说出自己的想法,然后分析这些想法背后的心理意义,再帮助儿童培养健全的人格。因此安娜的这种治疗又被称为教育性游戏治疗。克莱茵则是通过观察儿童游戏中最自然的表现,然后对表现进行分析解释,发现儿童内心深处压抑着的体验和感受,再通过游戏和玩具帮助儿童释放或宣泄情绪获得改善。因此克莱茵的治疗方式被称为分析性游戏治疗。

到了 20 世纪 50 年代,一些著名心理学家认为,游戏治疗也非常符合罗杰斯(Carl Ransom Rogers,1902—1987 年)创立的以人本主义思想为基础的治疗。尊重儿童的感受,让儿童自由地表现自我的心灵,游戏治疗师与儿童之间建立一种温暖的、信赖的关系,这对于解决儿童的心理成长问题是非常有效的。

维尔雷特·奥克兰德(Violet Oaklander)采用了格式塔理论应用于游戏治疗当中,并强调对于年幼的儿童来说,游戏是一种即兴的戏剧表演形式,是儿童将他们的世界展现出来并了解世界的方式。通过游戏儿童能够进行自我心理治疗，儿童在游戏中可以随心所欲地表现为具有敌对、温柔、体贴、危险等特点的各类角色，从而发现可能处理自己的焦虑、冲突、困扰的方法。奥克兰德重视在儿童游戏治疗中应用格式塔的基本概念，如图形/背景、"我-你"关系等，通过观察儿童在游戏及活动中流露的各类关系，了解儿童，帮助儿童解决问题。

从 20 世纪 70 年代到 80 年代，游戏治疗不仅是国外学校心理健康教育中的重要手段，同时也是教育和治疗情绪障碍儿童、发展障碍儿童的一种重要手段。随着社会的发展，为了应对更多的问题，对游戏治疗提出了进一步的要求。如游戏治疗的发展必须普遍关注工作在不同环境中游戏治疗师的临床实践，主张把他们的游戏理念和治疗经验有机结合起来，并从以下四个方面提出了新的要求：日益强调游戏治疗师的角色特征以及对文化的适应性；提倡把游作为一种诊断工具；鼓励改革游戏治疗程序，整合传统和当代游戏治疗模式的优点；强调从临床治疗向预防和发展性教育扩展。

二、游戏治疗的实施

任何一个游戏治疗目标的实现，都需要具体的实施过程来保障。为了游戏治疗更加顺畅的开展，需要了解游戏治疗的构成和实施流程。

（一）游戏治疗的基本构成

为了保证游戏治疗的顺利开展，常需要一些物件和环境的支持。物件主要是指各种需要的玩具，而环境主要指游戏治疗的空间和时间，它有广义和狭义之分。从广义上讲，游戏治疗的空间可随地而设，可以在儿童熟悉的任何生活环境中，如公园、家庭、学校等；狭义的游戏治疗空间，则是指专门设置的一个游戏治疗室，有着具体的面积和布局等要求。而广义的游戏治疗时间也可随时而行，当儿童有需要的时候都可以实施，不限定时间长短；狭义的游戏治疗时间则是指根据儿童的实际情况而设置的具体时段。下面将主要介绍一下狭义的治疗空间、时间和玩具的选择。

1. 游戏治疗的适宜空间

在一般情况下，为了更好地开展儿童游戏治疗，需专门准备一个房间作为游戏治疗的场所。房间内灯光与装饰色彩应尽量柔和，面积一般以 25～30 平方米左右较为适宜，以达到可以让儿童舒适、方便进行游戏活动，又不超出游戏治疗师视野、方便互动的目的。游戏治疗室整体布置应该尽量营造出轻松、自由、愉快、安全的氛围，这个安全不仅指情感上的安全，同时也要注意环境的安全，如电源接口要安装儿童安全装置，家居玩具等要放置稳妥等。同时还可以依据游戏治疗的需要，在治疗室内设沙盘区、娃娃屋、角色扮演区、布偶剧场、手工操作区、图画区以及愤怒发泄区等不同区域。若有条件还应在治疗室中设计一个水槽，便于儿童玩水，画画、玩沙、洗手等。

2. 游戏治疗的适宜时间

一般开展游戏治疗应有一个较严格的时间表，一周安排一至两次，每次时间为 1～1.5 小时，以此保证儿童有充足的时间表现自己，但也不可随意延长或缩短每次预订的治疗时间。为避免儿童因为喜欢游戏治疗而不愿意结束治疗，游戏治疗师应提前温和提示儿童时间快到了。在儿童偶尔拖延或要解决很重要的问题时，游戏治疗师可以适当放宽限制；但如果拖延成了一种习惯，每次都延时，游戏治疗师必须温和而坚定地提醒儿童时间的限制。游戏治疗所需的疗程，根据每个儿童不同的情况而有所不同。一般而言，对轻微适应不良的特殊儿童大约需4～6周时间，对伴有心理困扰的特殊儿童则需16周或更长的时间。

　　3. 玩具的选择

　　玩具和各种游戏材料是游戏治疗师开展治疗需借助的主要媒介，所选玩具可根据治疗室的空间和接诊儿童的年龄段来进行选择。一般选择耐用、安全、美观，适合儿童心理特点的玩具。不同的学派对于玩具的选择有所不同，治疗师也可根据当地的风俗适当调整选用的玩具。如宗教环境里工作的治疗师，可能会选用十字架、圣经、玫瑰花坛等；印第安人会选用羽毛、石头、陶器等。一些特殊的玩具，如仿真蛇、蜘蛛等，如果游戏治疗师本身不能接受，也可不进行选用。一般情况下象征性游戏治疗，主要应用洋娃娃、布偶、面具、电话和积木等玩具；自然媒介的游戏治疗，主要应用沙、水、泥土、食物等物品；艺术的游戏治疗，主要应用乱画游戏、指画游戏等；必须借助言语完成的游戏治疗，主要应用包括说故事、角色扮演、放松想象等游戏；规则游戏治疗主要应用各种棋类游戏等。

　　（二）游戏治疗的进程

　　常规游戏治疗应包括以下几个部分：第一，获得来访者，一般为相关机构转介有需求的儿童或经历创伤性事件后的儿童。现随着游戏治疗的发展，现已广泛用于情绪障碍和发展障碍的儿童。第二，收集信息，通过交流获取一般信息，并建立关系。第三，评估诊断，采用专业的量表等对来访儿童进行评估，诊断分析儿童需要介入的治疗方式。第四，实施游戏治疗，包括准备阶段、具体实施治疗、结束游戏治疗。第五，治疗后的记录和分析。

　　（三）游戏治疗的注意事项

　　在具体实施游戏治疗的过程中，有一些重要的事项需提前知晓并引起注意。首先在启动治疗前应有一个导入程序，包括了获取知情同意协议、来访儿童的联系方式及基本情况、预接受游戏治疗的原因等；治疗师让儿童及家长了解相关的保密原则，以及应建立明确的游戏治疗室制度等。

　　以下是一些常用的游戏治疗室规则：

　　第一，儿童不可以把游戏室里的玩具带回家，除了自己画的画或手工作品。

　　第二，儿童不可以在玩具上乱涂乱画，不可以乱扔除海绵玩具以外的其他玩具，不可以故意损坏物品，唯一例外的是可以撕掉自己画的画。

　　第三，游戏室里不允许玩火或抽烟，不可以有火柴、打火机等危险品。

　　第四，儿童不可以在游戏室里读书或写作业，不可以随意延长治疗时间。

　　第五，儿童不可以用绳子、手铐束缚游戏治疗师，不可以有向治疗师喷水等伤害行为。

　　第六，儿童不可以食用或饮用任何带入或放在游戏室里的食品，使用奶瓶除外。

　　第七，儿童需穿合适的衣服，不可以在游戏室地板上大小便。

　　（四）游戏治疗的案例分享

　　下面将以两个案例来了解下儿童游戏治疗开展的具体方法。

1. 游戏治疗应用于智障儿童

小明是一位 6 岁的中度智力障碍儿童,胆小害羞,不会与人打招呼,对于别人的提问经常只回答:"我不会。"可行走,但不会跑、跳,偶尔摔倒,生活基本依赖家人照顾,喜欢球但不会拍球等活动。家长求助康复机构,希望可以帮助孩子提高活动和自理能力,争取将来能独立安全生活。

智力障碍是由于染色体异常或大脑器质性损伤等生理原因所致,不仅智力水平明显低于同年龄儿童,还会存在一些社会适应性行为的缺陷。但游戏是儿童的天职,任何儿童的成长都不应离开游戏。对于智力障碍儿童来说,尽管游戏能力有限,可以进行的游戏复杂程度相对较低,但参与游戏活动同样可以帮助他们接触社会、表达内心的感受,游戏治疗师也可以从中分析出儿童的心理水平和功能状况。因此,游戏治疗可能是最适合智力障碍儿童的干预方法。

根据小明的能力和家长的期望给小明制定目标。近期目标:4 周内可以主动跟游戏治疗师及家人打招呼(每天不少于三次主动打招呼),可以独立拍球十下;长期目标:6 个月内可以主动跟熟人甚至陌生人打招呼,可以与同伴进行球类游戏,生活大部分独立。

根据这个目标及小明的喜好,可以开展下列游戏治疗:

(1)音乐手指操。智障儿童大多对音乐感兴趣,轻快、简单的节奏会吸引他们尽快加入游戏中来。而智障儿童的肢体活动相对是优势,可以引导他们做手指操,例如"手指变变变",一根手指变呀变,变成毛毛虫爬呀爬;两根手指变呀变,变成小兔跳呀跳……五个手指变呀变,变成小鸟飞呀飞。让儿童在快乐的音乐中感受律动,在熟悉的儿歌中认识双手,并区辨自己与他人的双手。通过仿学、互动,逐步与大家熟悉后,可以拓展新的手部操,加入我的小手说再见、我要与你握握手等等互动环节。

(2)多感官拍球游戏。让儿童拿取不同的球,通过触摸、拍、踢、追球等,视、听、前庭、本体感觉一起调动,充分感受球的特征。然后通过定点抛球、接球等,慢慢训练出儿童的拍球和玩球能力。注意在游戏的过程中,既要给予儿童自由也要明确告知边界,恰当而及时地给予鼓励或指正,引导儿童快乐且恰当地进行球类游戏活动。

(3)智障儿童的游戏还要注意转化抽象为具体内容、结合生活中有趣的事情、注意反复循环的策略,促进智障儿童在游戏活动中获得各项能力的提高。

2. 游戏应用于运动功能障碍的儿童

儿童天生喜欢游戏,所以为了更好地调动运动功能障碍儿童参与训练的主动性,治疗师也常将儿童需要强化的练习与其感兴趣的游戏结合在一起。此时游戏犹如一个非常优质的载体,让儿童在快乐游戏的同时进行针对性的运动训练,从而达到功能的进步。

小婷是一个痉挛偏瘫型脑瘫儿童,5 岁,左侧肢体功能障碍,很喜欢音乐。在活动踝足支具的辅助下可以独立步行,但左下肢有轻度髋外旋及跛行表现。日常活动习惯右上肢单独完成,左上肢基本被忽略使用,现右上肢长度较左侧长 1.5 cm。小婷家长希望她可以提高左上肢的活动能力,改善步态,顺利进入幼儿园学习。但小婷胆子较小,对治疗有抵触,进入治疗室常哭闹不配合。

根据小婷的实际情况制定目标。近期目标:4 周内适应治疗室活动,可以在 20 cm 宽的线段内连续步行 50 米而不踩线;4 周内每天主动双手参与的活动不少 6 次;长期目标:

6个月内左手成为辅助手正常参与活动,独立在安全社区步行。

根据小婷的目标,主要需要通过游戏活动来调整小婷的情绪,让她感受到游戏的快乐,适应治疗室活动,并在这种快乐的活动中增强她左侧下肢的支撑能力,建立正确的重心转移模式,诱发左上肢分离运动出现,促进参与到日常活动中。

根据上述分析,结合小婷对音乐的喜爱,可以开展下列游戏治疗:

(1)选用轻柔舒缓的音乐《雪绒花》,观察小婷可以随音乐节奏左右晃动,从而引导其在坐位或立位下进行玩具回家或拼图等游戏。具体操作时,治疗师随着音乐的重、轻拍,引导儿童转移重心,如重拍时重心在左侧停留,同时让儿童伸同侧手去拿左上方的图片或玩具,诱导负重侧躯干拉伸。轻拍时重心转换,玩具也由左手交替给右手,再由右手向右上方送至玩具家中,重复进行。

(2)选用音乐《小蜘蛛》,根据音乐内容和节拍,模拟蜘蛛的活动进行舞蹈,促进儿童双侧肩前屈、外展,前臂旋转,手指及手内肌活动等多种目的。

(3)左上肢推小框撞倒木钉游戏,在塑料小框内装入孩子喜欢的玩具和适当重量的砝码,在目标位置放置木钉,引导儿童推动小框去撞倒木钉,木钉撞倒后发出的声音等会激发儿童不断努力去撞击更多木钉,从而在反复练习中促进儿童屈肩伸肘、腕背伸等动作的形成。还可以告诉儿童每撞倒十个木钉,就可以从小框里选出一件自己喜欢的玩具,激发儿童持续练习的兴趣。

(4)安排多名儿童一起游戏,如模拟传递游戏(可采用与日常生活相关的,儿童经努力能实现的双手活动),前一位儿童通过动作告知下一个儿童,音乐声暂停时由那位儿童来讲述是什么动作。并做一个新的动作,继续下一轮传递游戏。

(5)治疗中或结束时可选用《摇篮曲》等柔缓的音乐,设计相关的活动,帮助儿童进行放松和牵伸,缓解紧张,避免痉挛加重。在上述的游戏活动过程中,治疗师可轻轻引导或辅助儿童学习游戏动作,但一定是尽量轻地接触和尽量小的辅助,以调动儿童最大程度的参与。同时应注意利用言语及调整音乐、游戏等方式,确保儿童活动的积极性,并控制情绪避免过分激动。通过这样以游戏为载体的治疗,让儿童在快乐的主动活动中提升功能,增强参与能力。

本章主要讲述了游戏的历史、理论,不同年龄儿童适合的游戏,及具体游戏治疗的开展,梳理并期盼大家知晓游戏在儿童发展中的重要性和必然性。我们应重视儿童对于游戏的需求,懂得不同儿童需要的游戏,并在儿童的游戏活动中观察分析出其想表述的含义有哪些。只有让儿童在自然、自由、自主的游戏活动中形成的各种技能,才是儿童发展的最佳模式。

能力测验

思考题

1. 游戏与游戏治疗有何区别?
2. 请结合举例说明游戏治疗如何实施。

参考文献

1. Kathleen M. Galotti. Cognitive Psychology：In and Out of the Laboratory，5th edition. SAGE Publications，Inc. 2014.

2. 李林，武丽杰. 人体发育学（第3版）[M]. 北京：人民卫生出版社，2018.

3. 江钟立. 人体发育学（第2版）[M]. 北京：华夏出版社，2011.

4. 罗伯特·S.菲尔德曼. 苏彦捷等译. 发展心理学：探索人生发展的轨迹（第3版）[M]. 北京：机械工业出版社，2017.

5. 理查德·格里格，菲利普·津巴多. 王垒等译. 心理学与生活[M]. 北京：人民邮电出版社，2016.

6. 约翰·W.桑特洛克. 田媛，吴娜等译. 发展心理学：桑特洛克带你游历人的一生（第2版）[M]. 北京：机械工业出版社，2014.

7. 刘梅，赵楠. 发展心理学[M]. 北京：清华大学出版社，2017.

8. 理查德·M.勒纳. 张文新主译. 人类发展的概念与理论（第3版）[M]. 北京：北京大学出版社，2011.

9. 丹尼斯·博伊德，海伦·比. 夏卫萍译. 儿童发展心理学（第13版）[M]. 北京：电子工业出版社，2016.

10. 杨玉凤. 儿童发育行为心理评定量表[M]. 北京：人民卫生出版社，2016.

11. 何侃. 特殊儿童康复概论[M]. 南京：南京师范大学出版社，2015.

12. 中国康复医学会儿童康复专业委员会，中国残疾人康复协会小儿脑性瘫痪康复专业委员会，《中国脑性瘫痪康复指南》编委会. 中国脑性瘫痪康复指南（2015）[J]. 中国康复医学杂志，2015(7)—2016(5).

13. Martha C. Piper，Johanna Darrah. 黄真，李明主译. 发育中婴儿的运动评估——Alberta婴儿运动量表. [M]. 北京：北京大学医学出版社，2009.

14. 有马正高，北原佶. 陈秀洁主译. 小儿的姿势. [M]. 北京：北京大学医学出版社，2014.

15. 李林，武丽杰. 人体发育学（第3版）[M]. 北京：人民卫生出版社，2018.

16. 黛安娜·帕帕拉，萨莉·奥尔兹，露丝·费尔德曼. 郝嘉佳，岳盈盈，陈福美等译. 孩子的世界——从婴儿期到青春期[M]. 北京：人民邮电出版社，2013.

17. 左天香，徐冬晨，李小玲. 人体发育学[M]. 武汉：华中科技大学出版社，2018.

18. 徐捷，曾金霞. 儿童发展[M]. 北京：高等教育出版社，2016.

19. 刘梅，赵楠等. 发展心理学[M]. 北京：清华大学出版社，2017.

20. 王丹. 婴幼儿心理学[M]. 重庆：西南师范大学出版社，2016.

21. 乔·L.佛罗斯特,苏·C.沃瑟姆,斯图尔特·赖费尔.唐晓娟,张胤,史明洁译.游戏与儿童发展[M].北京:机械工业出版社,2015.

22. 陈英和.发展心理学[M].北京:北京师范大学出版社,2015.

23. 黄绍鸣,朱群怡,卢红云.言语治疗学[M].上海:华东师范大学出版社,2017.

24. 卢红云,黄绍鸣.口部运动治疗学[M].上海:华东师范大学出版社,2010.

25. 边玉芳,张瑞平.儿童发展心理学[M].杭州:浙江教育出版社,2015.

26. 黛安娜·J.拉塞尔,彼得·L.罗森鲍姆,莉萨·M.埃弗里,等.吴卫红,陆华保,韩彤立等译.粗大运动功能测量(GMFM－66和GMFM－88)使用手册[M].北京:华夏出版社,2015.

27. 洪清一.知觉-动作训练[M].台北:五南图书出版公司,1999.

28. 李红.幼儿心理学[M].北京:人民教育出版社,2007.

29. 萨莉·J.罗杰斯,杰拉尔丁·道森,劳里·A.维斯马拉.张庆长,何逸君,秦博雅等译.孤独症儿童早期干预丹佛模式:利用日常活动培养参与、沟通和学习能力[M].北京:华夏出版社,2016.